PSICOLOGIA DA SAÚDE APLICADA À ENFERMAGEM

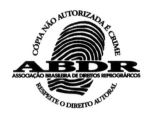

Dados Internacionais de Catalogação na Publicação (CIP)
(Câmara Brasileira do Livro, SP, Brasil)

Scorsolini-Comin, Fabio
  Psicologia da Saúde aplicada à Enfermagem / Fabio Scorsolini-Comin. – Petrópolis, RJ : Vozes, 2022.

  ISBN 978-65-5713-413-9

  1. Enfermagem – Aspectos psicológicos 2. Psicologia da Saúde I. Título.

22-98771   CDD-155.916

Índices para catálogo sistemático:
1. Psicologia da Saúde   155.916
Aline Graziele Benitez – Bibliotecária – CRB-1/3129

Fabio Scorsolini-Comin

PSICOLOGIA DA SAÚDE APLICADA À ENFERMAGEM

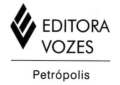

EDITORA VOZES

Petrópolis

© 2022, Editora Vozes Ltda.
Rua Frei Luís, 100
25689-900 Petrópolis, RJ
www.vozes.com.br
Brasil

Todos os direitos reservados. Nenhuma parte desta obra poderá ser reproduzida ou transmitida por qualquer forma e/ou quaisquer meios (eletrônico ou mecânico, incluindo fotocópia e gravação) ou arquivada em qualquer sistema ou banco de dados sem permissão escrita da editora.

CONSELHO EDITORIAL

Diretor
Gilberto Gonçalves Garcia

Editores
Aline dos Santos Carneiro
Edrian Josué Pasini
Marilac Loraine Oleniki
Welder Lancieri Marchini

Conselheiros
Francisco Morás
Ludovico Garmus
Teobaldo Heidemann
Volney J. Berkenbrock

Secretário executivo
Leonardo A.R.T. dos Santos

Editoração: Elaine Mayworm
Diagramação: Sheilandre Desenv. Gráfico
Revisão gráfica: Lorena Delduca Herédias
Capa: Ygor Moretti

ISBN 978-65-5713-413-9

Este livro foi composto e impresso pela Editora Vozes Ltda.

Sumário

Lista de quadros, 8

Lista de figuras, 9

Apresentação, 11

CAPÍTULO 1 O campo da Psicologia da Saúde e sua importância na formação profissional em contextos de promoção de cuidado, 19
 Psicologia da Saúde: Histórico e aplicações, 22
 Situando o campo da Psicologia da Saúde e seus tensionamentos, 25
 Retomando a Psicologia da Saúde como fio condutor para pensarmos o cuidado, 29
 A Psicologia na formação em Enfermagem, 34
 Humanização das práticas de saúde e o papel da Psicologia da Saúde, 37
 Reflexões sobre o CAPÍTULO 1, 45

CAPÍTULO 2 O conceito de personalidade e seu papel mediador no cuidado em saúde, 47
 Por uma definição plural de personalidade, 50
 Principais teorias da personalidade, 58
 Personalidade e seu aspecto mediador no cuidado em saúde, 63
 Uma discussão prática sobre o conceito de personalidade, 67
 Reflexões sobre o CAPÍTULO 2, 70

CAPÍTULO 3 O conceito de família e sua interface com a saúde, 73
 Família: Por uma definição impermanente, 76
 Como podemos pensar os processos de saúde e doença a partir da noção de família?, 82
 Novas e velhas configurações: Para pensar as nomenclaturas e o cuidado, 88
 Reflexões sobre o CAPÍTULO 3, 91

CAPÍTULO 4 A religiosidade/espiritualidade e sua relação com a saúde, 95
Reconhecendo a ancestralidade dessa discussão, 98
As aproximações e os distanciamentos entre os conceitos de religião, religiosidade e espiritualidade, 99
Evidências acerca dos efeitos da R/E nos desfechos em saúde, 107
Recomendações para o reconhecimento e o manejo da R/E no cuidado em saúde, 108
Reflexões sobre o CAPÍTULO 4, 116

CAPÍTULO 5 Contribuições do modelo bioecológico para o cuidado em saúde, 119
Pressupostos básicos, 122
Concepção de desenvolvimento, 124
O modelo PPCT, 126
Retomando a definição de desenvolvimento, 133
Transições ecológicas, 133
Como o modelo bioecológico pode contribuir para pensarmos o cuidado em Enfermagem, 135
Reflexões sobre o CAPÍTULO 5, 138

CAPÍTULO 6 Contribuições da Etnopsicologia para o cuidado em saúde, 141
Etnopsicologias plurais, 145
Histórico e ancoragens da Etnopsicologia, 151
Recomendações da Etnopsicologia para a promoção do cuidado em saúde, 153
Reflexões sobre o CAPÍTULO 6, 160

CAPÍTULO 7 Contribuições das diferentes abordagens psicológicas para o cuidado em saúde, 163
Abordagens psicodinâmicas, 167
Abordagens comportamentais, 175
Abordagens cognitivo-comportamentais, 181
Abordagens humanistas, 186
Abordagem da Psicologia Positiva, 193
Principais conceitos da Psicologia Positiva, 196
Por uma Psicologia Positiva em movimento, 209

Contribuições para o cuidado em Enfermagem, 212
Reflexões sobre o CAPÍTULO 7, 213

CAPÍTULO 8 A morte, o morrer e seu enfrentamento, 217
Como podemos falar sobre a morte, 220
A morte, o morrer e o luto, 222
Por que falar em morte é tão difícil? As dificuldades dos estudantes de saúde com as temáticas da morte e do morrer, 226
Aspectos históricos, sociais, culturais e religiosos associados à morte e ao morrer, 229
A morte e a produção do cuidado em saúde, 235
Recomendações finais para a prática em Enfermagem, 240
Reflexões sobre o CAPÍTULO 8, 241

CAPÍTULO 9 Recursos humanistas para a mudança em saúde, 243
Ponto de partida: A escuta, 247
As ferramentas para o cuidado em saúde: Contribuições humanistas, 252
Reflexões sobre o CAPÍTULO 9, 265

CAPÍTULO 10 Estratégias e recursos promotores de mudança em saúde, 267
Estratégias e recursos, 269
Potencialização de recursos em saúde, 285
Recomendações finais para a oferta de ajuda ao paciente/cliente em contextos de saúde, 289
Reflexão sobre o CAPÍTULO 10, 293

Conclusão, 295

Referências, 297
Referências complementares, 315
Referências recomendadas para a disciplina de Psicologia da Saúde aplicada à Enfermagem, 319

Lista de quadros

Quadro 1: Definições de personalidade, 54

Quadro 2: Fatores de personalidade do Modelo *Big Five*, 60

Quadro 3: Definições dos termos religião, religiosidade e espiritualidade, 102

Quadro 4: Definições dos termos religião, religiosidade e espiritualidade, 102

Quadro 5: Matriz religiosa brasileira, 104

Quadro 6: Recomendações da WPA e da SBC para a incorporação da R/E no cuidado em saúde, 110

Quadro 7: Reflexões gerais para nortear a inclusão da R/E no cuidado em saúde, 114

Quadro 8: Cuidados e recomendações gerais para nortear a inclusão da R/E no cuidado em saúde, 115

Quadro 9: Principais recursos humanistas para a mudança do paciente--cliente-usuário, 263

Quadro 10: Principais ferramentas para um cuidado comprometido com a mudança do paciente-cliente-usuário, 280

Lista de figuras

Figura 1: Representação do modelo PPCT, de Bronfenbrenner, 131

Figura 2: Representação dos elementos que compõem a dimensão do Contexto segundo o modelo PPCT, de Bronfenbrenner, 131

Figura 3: Representação dos elementos que compõem a dimensão da Pessoa segundo o modelo PPCT, de Bronfenbrenner, 132

Figura 4: Representação do modelo da hierarquia das necessidades de Maslow, 188

Figura 5: Representação do modelo PERMA, 197

Figura 6: Representação das forças de caráter relacionadas à sabedoria, 205

Figura 7: Forças de caráter relacionadas à humanidade, 206

Figura 8: Forças de caráter relacionadas à justiça, 206

Figura 9: Forças de caráter relacionadas à moderação, 207

Figura 10: Forças de caráter relacionadas à coragem, 207

Figura 11: Forças de caráter relacionadas à transcendência, 208

Figura 12: Representação das fases do luto descritas no modelo de Kübler--Ross, 238

Apresentação

> *O senhor sabe: há coisas de medonhas*
> *demais, tem. Dor do corpo e dor da ideia*
> *marcam forte, tão forte como o todo amor e*
> *raiva de ódio. Vai, mar...*
> (Guimarães Rosa. *Grande Sertão: Veredas.*)

É com muita satisfação que este livro, no momento em que passa a ser lido, toma a forma para a qual foi originariamente pensado e, portanto, se concretiza. É apenas desse modo que compreendo que um livro pode existir, sendo lido, sendo reavivado constantemente por nossos (des)conhecidos interlocutores. Esses personagens estão presentes ao longo de toda a feitura de um livro, sobretudo quando a obra se propõe justamente a avivar-se por meio dessas pessoas, estudantes, pesquisadores, professores e profissionais com quem dialogamos quando escrevemos e que nos leem quando já não mais conseguimos intervir na narrativa. E, mesmo assim, a narrativa é sempre outra, sempre nova. Por isso que a escrita é tão fascinante e por isso que este contato que teremos a partir desse momento me é particularmente motivador no sentido de que um novo diálogo, uma nova escuta e uma nova descoberta podem sempre emergir.

Penso que todo livro com uma finalidade didática tenha de ser permanentemente capaz de refletir sobre a sua pertinência e sobre as suas reais contribuições, a fim de cumprir com o seu objetivo primeiro, que é participar dos processos de ensino e aprendizagem de determinados conteúdos a um público em particular. Este livro foi escrito a partir de duas balizas principais que foram revisitadas ao longo de cada capítulo e da organização de cada estrutura e de cada sequência que agora podem ser compartilhadas com você, leitor(a): a necessidade de produzir conhecimentos relevantes em seu campo de pertencimento, ou seja, da Psicologia da Saúde, e também a manutenção perene de seu diálogo com enfermeiros e enfermeiras em processo formativo, com os profissionais de saúde já em atuação e também com os docentes dessa área. A tentativa, no fazer deste livro, foi de manter vivo este diálogo, priorizando a transformação que ocorre sempre que uma nova ideia nos invade e nos permite a construção de novos caminhos, de novas possibilidades.

E como este livro foi escrito? Nenhum livro pode ser produzido de modo apartado da experiência de seu narrador. Assim, tomo a liberdade de iniciar a escrita deste livro por uma apresentação pessoal. Sou graduado em Psicologia pela Faculdade de Filosofia, Ciências e Letras de Ribeirão Preto da Universidade de São Paulo, instituição pela qual também concluí mestrado, doutorado e pós-doutorado na área de Tratamento e Prevenção Psicológica. Desde 2018 tenho lecionado os conteúdos de Psicologia da Saúde, Psicologia do Desenvolvimento e Psicologia da Educação junto aos cursos de Bacharelado em Enfermagem e de Bacharelado e Licenciatura em Enfermagem na Escola de Enfermagem de Ribeirão Preto da Universidade de São Paulo, Centro Colaborador da Organização Pan-Americana de Saúde e da Organização Mundial da Saúde para o Desenvolvimento da Pesquisa em Enfermagem.

Lecionar conteúdos de Psicologia para alunos que não possuem uma formação no campo psicológico tem sido um grande desafio e igualmente um prazer. Desafio, pois muitos dos conhecimentos produzidos na Psicologia aplicada a outros campos têm se mostrado insuficientes para debater aspectos vivenciados no campo empírico da Enfermagem. E prazer pela possibilidade de entrar em contato com alunas e alunos disponíveis a novos conhecimentos e interessados no modo como a Psicologia pode ser útil para aprimorar práticas e técnicas que são desenvolvidas no contexto de promoção de saúde e de cuidado aos pacientes-clientes-usuários que encontramos nos mais variados cenários de prática.

A produção de conhecimentos específicos a esses alunos tem sido uma tarefa importante no sentido de trazer à baila um diálogo que muitas vezes ocorre de modo truncado e fragmentado. A mera aplicação de conhecimentos psicológicos no campo da saúde não nos exime da tarefa de construir conteúdos que possam, de fato, atender às necessidades dos alunos em cursos envolvidos na assistência à saúde. A aplicação de conhecimentos produzidos em campos distintos e com epistemologias próprias não se trata de um processo simples de transposição de inteligibilidades entre áreas, mas de reavaliação e readequação de conteúdos para que estes possam contribuir com a produção de práticas, conhecimentos e novas formas de cuidar.

Trata-se, em outras palavras, de um processo de constante revisitação de teorias e referenciais, a fim de que os mesmos se coloquem a serviço de um campo para o qual não foram originariamente pensados, mas que, inevitavelmente, encontram ancoragem, ressonância e pertencimento. É por essa razão que a disciplina de Psicologia tem sido considerada basilar nos cursos de Enfermagem, em uma atitude de permanente abertura para o diálogo e também para a provocação a qual toda disciplina deve responder: *a que* e *a quem* esse conteúdo se destina?

A resposta a essa pergunta, tomando por base a Psicologia da Saúde aplicada à Enfermagem, não pode se dar sem que importantes interlocutores sejam trazidos para essa conversa. É por esse motivo que gosto da metáfora da conversa interna com nossos alunos quando produzimos um material didático. Sem esse endereçamento um livro didático torna-se uma compilação de teorias que podem ser mais ou menos aproveitadas por seus leitores. Nosso objetivo visa a superar essa visão: queremos que este livro possa ser importante em sua formação, em sua construção profissional, em sua prática, na composição de um rol de competências e sensibilidades que você irá colecionar em seu processo não apenas de tornar-se enfermeiro(a), mas de tornar-se pessoa.

Este livro surgiu da necessidade de sistematizar conhecimentos relacionados ao modo como a Psicologia enquanto ciência pode ser aplicada em contextos de atuação em saúde, especificamente no campo da Enfermagem. Como docente da disciplina de Psicologia da Saúde em cursos de Enfermagem, julguei a necessidade de trazer atualizações de conteúdo em relação aos aspectos trabalhados nessas disciplinas, bem como articular um diálogo entre Psicologia e Enfermagem de modo mais apropriado do que vem sendo conduzido, que ora prioriza conteúdos de Enfermagem e ora prioriza conteúdos exclusivos da Psicologia, sem uma adequada integração entre os mesmos.

Para que possamos pensar em uma integração é mister desconstruir as barreiras entre essas áreas, de modo que Psicologia e Enfermagem não se apresentem como conhecimentos concorrentes, mas que permanentemente se reconhecem e se construem mutuamente. A Psicologia não visa a ensinar à Enfermagem quais as melhores estratégias ou como determinado conhecimento deve ser investigado, mas como podemos reconhecer os saberes psicológicos em uma prática de Enfermagem e produzir uma atenção mais crítica, humanizada e comprometida a partir do diálogo entre esses campos. Como costumo dizer sempre às(aos) minhas(meus) alunas(os): o profissional de Enfermagem não apenas deve saber o momento em que deve solicitar a presença de um psicólogo ou fazer um encaminhamento, mas como ele mesmo, munido de conhecimentos da área de Psicologia, pode realizar uma escuta atenta, genuína e que promova cuidado no momento em que o paciente-cliente-usuário precisa desse olhar, desse acolhimento, dessa compreensão empática.

Assim, trata-se de pensar em uma Psicologia que se coloca a serviço e que, ao mesmo tempo, reconhece a especificidade do seu fazer. Enquanto enfermeiros não seremos psicólogos, mas é fundamental reconhecer como os conhecimentos adquiridos a partir da Psicologia poderão ser empregados na atuação em Enfermagem, buscando sempre seu desenvolvimento, seu aprimoramento e a oferta de um cuidado adequado, respeitoso e atento às diretrizes profissionais da prática de Enfermagem.

A Psicologia da Saúde é um campo interdisciplinar que recebe influências da Psicologia enquanto ciência e também dos diversos campos empíricos nos quais esses conhecimentos podem ser colocados à prova. Como área de aplicação, a Psicologia não é um campo exclusivo de atuação dos profissionais de Psicologia, mas que pode se beneficiar do diálogo com diferentes áreas do saber, a exemplo dos profissionais de Enfermagem. Obviamente que se tratam de formações distintas. Ensinar Psicologia em um curso de formação em saúde que não a Psicologia é uma tarefa que requer do docente uma tentativa constante de não apenas adequar conteúdos a públicos distintos, mas de pensar como esses conteúdos classicamente trabalhados na Psicologia podem ser úteis na atuação em outra área do conhecimento, em outra área de aplicação.

Sempre que me coloco diante dos meus alunos busco não necessariamente a adequação dos conteúdos, mas de como estes podem ser importantes na formação de outros profissionais. O domínio dos conteúdos psicológicos deve ser encarado de maneira aplicada, ou seja, na medida em que sejam úteis para o fazer profissional integrado e multifacetado.

A organização deste livro tem como inspiração a proposta das disciplinas de Psicologia da Saúde disponíveis na Escola de Enfermagem de Ribeirão Preto da Universidade de São Paulo. Essa instituição tem sido classicamente uma referência em termos de como os conteúdos de ciências humanas têm sido aplicados aos contextos de saúde e, especificamente, da prática do profissional de Enfermagem. Não se trata apenas de destacar a importância dos saberes psicológicos nas práticas dos enfermeiros, mas também de como os enfermeiros podem contribuir para a construção de conteúdos nessa área de intersecção entre Psicologia e Enfermagem.

O livro parte de conhecimentos psicológicos que podem ser aprimorados no contexto da saúde. Um exemplo disso é quando discutimos a ideia de ajuda e de como podemos, de fato, ajudar alguém quando estamos promovendo cuidado. No contexto da saúde são frequentes as discussões sobre como podemos ajudar uma pessoa a mudar. Essa mudança refere-se, muitas vezes, a padrões de comportamentos que são considerados desadaptativos e que podem promover prejuízos na saúde de um paciente-cliente-usuário. Determinadas estratégias e atitudes têm sido cada vez mais discutidas, a fim de que possam contribuir para essa modificação do comportamento e para a orientação de novas formas de se relacionar e de promover o cuidado, buscando sempre mais bem-estar e melhor qualidade de vida.

Este livro foi organizado tendo como premissa o cotejamento de conteúdos clássicos da Psicologia aplicados às ciências da saúde, como a noção de personalidade, por exemplo, e também temáticas que tradicionalmente requerem uma atenção especial e para as quais nem sempre possuímos repertórios solidamente desenvolvidos, como as representações sobre família, religiosidade, espiritualidade e morte. Ainda, são oferecidas as contribuições de referenciais teóricos que nem sempre emergem em abordagens mais conservadoras da Psicologia da Saúde, como a Psicologia Positiva, a Etnopsicologia, a Abordagem Centrada na Pessoa e o Modelo Bioecológico. O emprego desses referenciais neste livro revela não apenas sua aplicação em contextos de promoção de cuidado, mas também acenam para a necessidade de que novos conhecimentos possam sempre ser compartilhados e questionados, em uma perspectiva de amadurecimento teórico e prático.

No Capítulo 1 apresentamos o campo da Psicologia da Saúde e refletimos sobre a sua importância na formação profissional em contextos de promoção de cuidado. Na sequência, o Capítulo 2 aborda o conceito de personalidade e o seu papel mediador no cuidado em saúde. O Capítulo 3 trata do conceito de família em sua interface com a saúde. O Capítulo 4 apresenta o domínio da religiosidade/espiritualidade e como esses elementos podem atravessar a assistência em saúde. Em relação a algumas abordagens existentes no campo da Psicologia da Saúde, o Capítulo 5 trata do Modelo Bioecológico, o Capítulo 6 da Etnopsicologia e o Capítulo 7 apresenta um panorama sobre as abordagens psicodinâmicas, comportamentais, cognitivo-comportamentais e humanistas, aprofundando-se na perspectiva da Psicologia Positiva. Na sequência, o Capítulo 8 aborda as noções de morte, de morrer e de enlutamento. Em uma vertente mais aplicada dos conhecimentos compartilhados ao longo de todo o livro, o Capítulo 9 explora mais detidamente os recursos inspirados na Psicologia Humanista para a mudança em saúde e, por fim, o Capítulo 10 sumariza estratégias e recursos promotores de saúde.

Mais do que um campo de aplicação, a Psicologia da Saúde deve estar em constante evolução e movimento, abarcando o aprimoramento dos saberes psicológicos e suas ressonâncias na saúde. Obviamente que lecionar essas disciplinas exige do docente um contato inicial com a própria Psicologia e o modo como essa ciência vem sendo desenvolvida no mundo. Antes de adentrarmos nos conteúdos de Psicologia da Saúde precisamos discutir e dominar de que modo a Psicologia enquanto ciência foi sendo construída ao longo do tempo, tornando-se importante como uma ferramenta essencial ao desenvolvimento de diversas práticas no campo da saúde, como podemos observar na Enfermagem. Por fim, este livro deseja acompanhá-la(o) em seu processo formativo enquanto enfermeira(o), é voltado a alunas e alunos de graduação e pós-graduação envolvidos nessas disciplinas e também é uma homenagem às/aos discentes com quem tenho convivido e aprendido ao longo da minha trajetória docente.

Como veremos a seguir, em cada abertura de capítulo trarei uma epígrafe. Essas epígrafes resgatam trechos de importantes obras da Literatura em Língua Portuguesa e pretendem ser disparadoras de algumas reflexões oportunizadas a cada capítulo. Essas epígrafes nos revelam que o conhecimento científico nunca pode ser apartado do nosso conhecimento de mundo, que passa pelo nosso pertencimento, pelas nossas raízes, pelas nossas ancoragens no belo, no verso e no modo como produzimos sentidos por meio de todas essas linguagens que tateiam o viver. Desejo que esses versos também sejam inspiradores, mostrando toda a sua força e a sua potência, como narrado por Guimarães Rosa no convite inicial desta *Apresentação*.

Boa leitura! E que esse aprendizado possa acontecer repleto de sentido.

CAPÍTULO 1

O campo da Psicologia da Saúde e sua importância na formação profissional em contextos de promoção de cuidado

Objetivo do capítulo:

- Permitir uma aproximação do estudante com a área da Psicologia da Saúde e discutir as suas ressonâncias para a promoção do cuidado em Enfermagem.

O que abordaremos neste capítulo?

- Vamos apresentar os diversos sentidos existentes sobre os processos de saúde e doença e como eles podem ser problematizados pela Psicologia da Saúde.
- Vamos apresentar a importância da Psicologia da Saúde para a atuação dos profissionais de Enfermagem.
- Vamos refletir sobre como a Psicologia da Saúde pode contribuir para a compreensão das políticas de humanização do cuidado em saúde e sua operacionalização.

Ao final, serão apresentados exercícios reflexivos para solidificar a aprendizagem desses conteúdos.

CAPÍTULO 1

O campo da Psicologia da Saúde e sua importância na formação profissional em contextos de promoção de cuidado

> *Entendo aqui por humanização (já que tenho falado tanto nela) o processo que confirma no homem aqueles traços que reputamos essenciais, como o exercício da reflexão, a aquisição do saber, a boa disposição para com o próximo, o afinamento das emoções, a capacidade de penetrar nos problemas da vida, o senso da beleza, a percepção da complexidade do mundo e dos seres, o cultivo do humor.*
> (Antonio Candido. *O direito à literatura*, 2011, p. 182.)

Este capítulo inicial cumpre uma dupla função: de um lado, deve permitir ao leitor um primeiro contato com a Psicologia da Saúde, compreendendo a sua importância e aplicação em diversas áreas da atuação em saúde, sobretudo da Enfermagem; de outro lado, deve possibilitar uma visão de Psicologia de Saúde mais generalista que, nos capítulos em sequência, receberão importantes contribuições de abordagens e referenciais que não foram desenvolvidos, *a priori*, para a sua aplicação no contexto da saúde. Assim, este livro trabalha com abordagens em Psicologia da Saúde que nem sempre podem ser consideradas clássicas/tradicionais, como a Etnopsicologia e mesmo o Modelo Bioecológico do Desenvolvimento, mas que podem disparar importantes reflexões que nem sempre atravessam perspectivas mais frequentemente representadas nos manuais da área.

O objetivo do presente capítulo é permitir uma aproximação do estudante com a área da Psicologia da Saúde e discutir as suas ressonâncias para a promoção do cuidado em Enfermagem. Assim, uma diferenciação precisa ficar clara desde o início: embora este livro possa ser endereçado aos profissionais de Psicologia, o nosso objetivo centra-se na discussão dos saberes produzidos em Psicologia da Saúde que podem ser úteis à formação e à atuação dos estudantes e profissionais de Enfermagem. Neste capítulo essa articulação será trabalhada particularmente em uma perspectiva de integração.

Esperamos que isso permita às(aos) leitoras(es) uma visão mais ampliada também de como este livro tem pensado a atuação em Enfermagem que considere os saberes e fazeres trabalhados de modo especial pela Psicologia da Saúde. E, remetendo-nos à epígrafe que abre este capítulo, ao falarmos sobre saúde estaremos, inequivocamente, também nos colocando dentro desse cenário. Assim, a tarefa por vezes será a de retratar um cenário do qual nós mesmos fazemos parte, o que torna esse exercício não apenas complexo, mas também desafiador. Na busca por não enquadrarmos o humano e possibilitar leituras vivas, iniciaremos este percurso pela apresentação do histórico desse campo e algumas das suas principais aplicações.

Psicologia da Saúde: Histórico e aplicações

Antes de iniciarmos o histórico e a conceitualização do campo da Psicologia da Saúde é importante partimos das definições de saúde e de doença correntes na literatura científica. Embora essas definições estejam presentes em muitas disciplinas em cursos de formação em saúde, apregoa-se a necessidade de retomar esses aportes teóricos para que seja possível o diálogo com um campo específico de aplicação que é o da Psicologia da Saúde.

As noções de saúde e de doença variam de acordo com diversos elementos e marcadores: dependem da conjuntura social, econômica, política e cultural, do desenvolvimento científico e tecnológico de cada período, não representando o mesmo sentido para todas as pessoas e comunidades. Assim, esses termos podem variar de acordo com a época, com o lugar, a classe social, os valores individuais e as concepções científicas, religiosas e filosóficas em trânsito.

A primeira definição de saúde adotada pela Organização Mundial da Saúde foi a de saúde como sendo um estado de completo bem-estar físico, mental, e não apenas a ausência de enfermidade. Esta definição, datada de 1948, apresenta a saúde como sendo algo inatingível e que nem sempre poderia ser mensurado e objetivado. Essa definição foi seguida pela de ausência de doença (BOORSE, 1977), que traria como referência o grau de eficiência das funções biológicas, sem necessidade de juízos de valor. Em 1998, ou seja, 50 anos após a primeira definição, a Organização Mundial da Saúde propôs uma definição que liga a saúde a um estado dinâmico de completo bem-estar físico, mental, espiritual e social, e não meramente a ausência de doenças ou enfermidades.

Essa definição multidimensional, desde então, tem sido apropriada pelas ciências da saúde não sem que críticas também sejam endereçadas. Ainda que essa definição seja essencialmente política, observa-se o cotejamento de dimensões anteriormente negligenciadas, como é o caso da religiosidade e da espiritualidade. Ao estabelecer a saúde como um conceito dinâmico, a OMS apregoa a necessidade de dinamizar os processos de compreensão tanto do que é o adoecimento quanto do que é a saúde. E corporifica também a transitoriedade da definição, em busca de que, no futuro, outras definições possam ser propostas com vistas a cotejar a complexidade inerente aos fenômenos da saúde e da doença.

Na história da Medicina há referências que apresentam a saúde como algo essencialmente ligado ao contexto histórico e cultural, uma vez que determinadas condições já foram consideradas patologias no passado e atualmente são consideradas expressões naturais e normais dos comportamentos humanos, como é o caso da masturbação, que tempos atrás já foi associada aos transtornos mentais, sendo tratada por meio de dieta e também por aparelhos elétricos que davam choques na genitália quando o pênis era manipulado, por exemplo (SCLIAR, 2007).

Quando empregamos a terminologia processo saúde-doença, estamos assinalando uma proposta que tenta ultrapassar o foco apenas na saúde ou na doença, dando uma ideia de processo, ou seja, de movimento, algo que ocorre ao longo do tempo, com determinados passos e determinadas características. Ultimamente uma dúvida que deve ser esclarecida é quando trazemos a noção de doente e de pessoa adoecida. Ao tratarmos a pessoa adoecida compreendemos que a doença não é uma condição que define *quem é o sujeito*, mas um processo pelo qual *a pessoa está passando*. Já quando empregamos a terminologia doente estamos definindo que esta categoria está centralizada na identidade do próprio sujeito. A partir desses esclarecimentos, temos nos orientado no sentido de considerar como mais adequadas as expressões **adoecimento** e **pessoa adoecida**, em contraposição às noções de doença e doente, respectivamente.

Ao longo do tempo, diferentes modelos foram construídos para explicar os processos de saúde-doença, atravessando desde modelos considerados mais simples ou primitivos, como no caso da visão mágico-religiosa, até modelos mais complexos, a exemplo do biomédico e do sistêmico. Esses modelos são construídos tendo por base conhecimentos que eram veiculados em dados momentos históricos, refletindo conhecimentos e modos de ser e de se relacionar próprios de cada contexto e de cada tempo.

Apenas para citar um exemplo, traremos a questão da visão mágico-religiosa. Nessa perspectiva, quem causa a doença é um espírito ou um elemento sobrenatural. Quem medeia a cura é uma pessoa reconhecida como feiticeira, xamã ou sacerdote e quem participa do processo são deuses, espíritos bons e maus, bem como a religião. Nesse modelo de saúde-doença todas as explicações sobre o que é saúde e sobre o que é doença são atravessadas por concepções religiosas e mágicas acerca de causas, consequências e desdobramentos desses processos (LAPLANTINE, 1986).

O modelo biomédico, em contraposição, trata-se de um modo de se ver e de se conceber o ser humano a partir de uma rede de relações considerada reducionista e mecanicista, o que orientaria o modo como as intervenções em saúde são realizadas e como o cuidado é promovido. O médico é considerado um especialista em determinada parte ou função do corpo, sendo o responsável por liderar os processos de tratamento e as equipes de saúde, submetendo os diversos profissionais aos seus saberes. O médico é a figura do especialista e o cuidado está submetido a uma lógica de controle do espaço social e também dos corpos (FOUCAULT, 1979).

Com a evolução desses diferentes modelos, a Psicologia passou a ser considerada como importante ou parceira na produção de conhecimentos e intervenções nos campos empíricos, isso considerando a emergência da Psicologia científica ao final do século XIX. O surgimento da Psicologia aplicada aos contextos de saúde foi evidenciada na vigência do modelo biomédico. Embora existam críticas suficientemente densas acerca desse modelo de atenção, considera-se que a Psicologia ganhou espaço nesse referencial. A Psicologia enquanto ciência foi baseada no advento do Positivismo, em que os comportamentos poderiam ser mensurados, avaliados e modificados segundo uma lógica que desconsidera os efeitos da subjetividade, daquilo que não podemos controlar.

Situando o campo da Psicologia da Saúde e seus tensionamentos

A Psicologia foi sendo construída enquanto uma ciência, separando-se gradativamente da Filosofia e buscando um lugar de referência e de pertencimento em relação à produção de saberes científicos e que pudessem ter um lugar, por exemplo, no campo da saúde, considerado altamente competitivo e dominado pela lógica médica. A Psicologia da Saúde contribuiu muito para esse processo justamente por se colocar mais próxima dos modelos valorizados no século XX e mais próximos da Medicina. A prática baseada em evidências recupera um pouco dessa tradição, o que vem sendo trazido de modo articulado à produção de saberes contemporâneos em Psicologia da Saúde.

Embora a emergência da Psicologia da Saúde enquanto área deva ser celebrada, promovendo um inequívoco reconhecimento da figura do profissional de Psicologia em um campo dominado por outras categorias, há que se destacar que, sobretudo em sua origem, essa área não conseguiu romper com as influências biomédicas e da compreensão exclusivamente fisiopatogênica do adoecer. Isso pode ser verificado a partir das diferentes nomenclaturas que foram sendo produzidas *por* e *nesse* campo de atuação, sobretudo no início da década de 1970, como Medicina Psicossomática, Medicina Comportamental, Psicologia Hospitalar e Psicologia Médica. Tais terminologias associam-se inequivocamente à Medicina, pressupondo não apenas uma imprecisão sobre quais seriam, de fato, os conhecimentos e a atuação do profissional dedicado à Psicologia da Saúde e, sobretudo, submetendo os saberes e a atuação em Psicologia ao crivo, ao domínio e ao controle da categoria médica. É por essa razão que tais nomenclaturas passaram a ser questionadas, muitas delas sendo veementemente combatidas (ALMEIDA; MALAGRIS, 2011).

Com o tempo e o surgimento de novas perspectivas teóricas acerca desse fazer, outras possibilidades de leitura da atuação em Psicologia da Saúde, menos fragmentadas e que ensaiavam uma ruptura com os modelos vigentes, passaram a entrar em cena. Tais dificuldades não foram reportadas apenas pela Psicologia, mas por todas as demais categorias que, de alguma forma, estavam submetidas ao saber médico em equipamentos de saúde.

Essa ruptura com os saberes mais conservadores da área tem sido proposta a partir de nomenclaturas amplas como a chamada abordagem psicossocial (STRAUB, 2014). Nessa perspectiva, parte-se da necessidade de que a atuação em Psicologia da Saúde considere a sua inequívoca interdependência com outros campos do saber em saúde, e não apenas isso: ao compreendermos os processos de saúde e de doença em uma lógica biopsicossocial, sistêmica, também oportunizamos a emergência de uma atuação que se paute nessa necessidade de manejo da diversidade e dessa multideterminação.

No entanto, ao contrário do que se observa no termo biopsicossocial, muitas vezes predominam atuações fragmentadas. Isso porque, apesar de considerarem os múltiplos vértices do cuidar, acabam reproduzindo práticas que se assentam, sobretudo, em determinado aspecto. Como exemplo, podemos citar psicólogos que não ultrapassam a consideração do aparelho psíquico e mesmo enfermeiros que não contemplam o sujeito para além de aspectos físicos, reforçando um modelo de atenção centralizado na doença e em seus aspectos fisiopatogênicos. Assim, muitas vezes, o biopsicossocial acaba sendo um "lugar-comum" que reforça, em suma, os modelos hegemônicos de cisão e despersonalização no cuidado ao paciente-cliente-usuário.

Essa tendência é expressa, muitas vezes, em grandes manuais de Psicologia da Saúde produzidos, em sua maioria, por autores norte-americanos e europeus, em uma perspectiva euro e americanocentrada do que seja a saúde, a doença e também o cuidado. Essas perspectivas, embora amplamente aceitas, desconsideram a produção de uma Psicologia da Saúde endoperspectivada[1], suleada[2], que permita a emergência de novos sentidos sobre o cuidar e sobre o que pode ser, de fato, a Psicologia da Saúde. Nesse sentido, o presente livro busca compartilhar diferentes inteligibilidades em Psicologia da Saúde, trazendo referências tanto a abordagens mais clássicas quanto a outras que se propõem a realizar rupturas importantes. Como um exercício perene e de recusa à fragmentação, tais abordagens serão apresentadas ao longo dos próximos capítulos, em um movimento que pressupõe que suas leitoras e leitores também possam contrapô-las e questioná-las, em uma perspectiva crítica.

Outra tentativa de ruptura com o modelo biomédico ocorre com o termo Psicologia Social e da Saúde (SPINK, 2003; 2010). Essa nomenclatura, longe de uma pretensão de construção de um modo novo, único e fixo de olhar para o fazer em Psicologia da Saúde, reconhece a necessidade de que essa atuação seja pensada de modo complexo, considerando a diversidade inerente ao fazer do psicólogo e à complexidade como uma característica fundamental da saúde. Nessa busca, os saberes técnicos e mesmo as teorizações acabam sendo insuficientes para orientarem uma prática, sendo necessário recorrer ao que Spink chama de erudição como base para a ação:

> Minha experiência pessoal de pesquisa ao longo desses muitos anos me levou à conclusão de que a erudição, nesse caso, abarca a produção de conhecimento derivada da Antropologia, Sociologia, Política, Administração e Medicina, assim como da própria Psicologia Social. A familiaridade com esses domínios é necessária com referência a, pelo menos, três

---

1 Em referência a uma Psicologia da Saúde que se constrói a partir das próprias problemáticas que levam em conta questões como contextos particulares, realidades locais e desafios locais. Uma perspectiva que não parta de teorizações estrangeiras, mas justamente "de dentro", em atenção ao contexto de referências e suas características.

2 A perspectiva suleada refere-se a uma direção contra-hegemônica que busca romper com o caráter ideológico do termo nortear, "considerando que a referência ao norte como o primeiro mundo também se associa à ideia de que o norte está acima, uma vez que os mapas frequentemente são apresentados no plano vertical e não no horizontal" (FREITAS, 2019, p. 296), e permitindo, com isso, uma identificação do norte como sendo algo superior e o sul como inferior. Uma perspectiva suleada, portanto, busca romper com essa orientação. Freitas (2019) refere que a origem dessa reflexão partiu do físico Márcio D'Olme Campos, também empregada por Paulo Freire.

domínios de práticas de caráter político: sentidos culturais (e históricos) contextualizados sobre saúde e doença; a atenção à saúde como estratégia de governamentalidade e suas tensões referentes à ressignificação da saúde como direito e dever (SPINK, 2010, p. 47).

Para se atingir essa erudição, Spink (2010) recomenda, entre outros, a necessidade de reconhecer as diversidades que atravessam os processos de saúde e de doença, o que passa pela necessidade de uma postura crítica e que recuse de modo automatizado a adoção de protocolos de cuidado que não nos permitam reflexões que orientarão todo o nosso fazer. Observa-se, desse modo, que essa proposta ultrapassa o modo como os tradicionais manuais de Psicologia da Saúde têm se posicionado diante da questão, oferecendo, quase sempre, itinerários possíveis aos profissionais e com pouco espaço para que os mesmos reflitam para além de uma mera aplicação de referenciais às práticas em tela.

Tais movimentos de ruptura aqui brevemente citados compõem um repertório importante que deve ser perenemente amadurecido pelos profissionais de saúde, sobretudo pelo psicólogo. Aos enfermeiros, tais discussões também podem ser disparadoras de diferentes reflexões. Abarcar a complexidade do fazer em saúde é um desafio multi e interdisciplinar, o que passa pelo acolhimento da diversidade e pela construção contínua de uma erudição necessária à ação em saúde. Um dos convites, nesse sentido, é o de que a atuação em saúde seja perenemente revisitada por tais reflexões, permitindo uma atuação que não apenas responda às demandas apresentadas, mas que proponha novos caminhos e novas perguntas.

Na contemporaneidade, isso pode ser representado pelo que Spink (2020) denomina como a gestão da incerteza, em referência à pandemia do novo coronavírus (SARS-CoV-2) e da COVID-19 deflagrada pela Organização Mundial da Saúde no início de 2020. Embora se remeta diretamente aos profissionais de Psicologia, suas recomendações podem ser aproximadas do fazer dos profissionais de saúde como uma categoria mais ampla.

Entre as recomendações, Spink (2020) destaca a emergência de duas habilidades: a capacidade de comunicação sobre riscos e a capacidade de entender como essas informações são processadas e significadas em distintos segmentos sociais, ou seja, integrando saberes ligados à saúde, mas também à política, à sociedade e à nossa cultura. Essas capacidades permitiriam uma melhor gestão da incerteza justamente por direcioná-las não a um campo do não saber, mas a um lugar em que podemos, enquanto profissionais de saúde, reconhecer e situar posicionamentos em busca de uma gestão que não parta do caos, mas prime pelo esclarecimento, pela responsabilização e pelo cuidado coletivo que ultrapasse a responsabilização individual. Mas retomemos a definição de Psicologia da Saúde, agora já devidamente esclarecidos sobre as complexidades que atravessam essa tarefa.

Retomando a Psicologia da Saúde como fio condutor para pensarmos o cuidado

Na conceituação da Psicologia da Saúde, uma ideia subjacente é a de que a Psicologia enquanto ciência pode trazer contribuições para se pensar os processos de saúde-doença e os aspectos a eles relacionados. Embora haja diferentes definições acerca do conceito de Psicologia da Saúde, podemos destacar que se trata da aplicação de princípios e pesquisas de cunho psicológico para a melhoria da saúde, a prevenção e o tratamento da doença (STRAUB, 2014).

Um dos objetivos da Psicologia da Saúde é compreender como os fatores biológicos podem influenciar na saúde e na doença (APA, 2003). A Psicologia da Saúde envolve o trabalho multiprofissional para a realização de pesquisas e intervenções clínicas, além de avaliar, diagnosticar, tratar, modificar e prevenir os problemas físicos, bem como outros relevantes para os processos de saúde e doença.

Segundo Rudnicki (2014), a partir da década de 1950 iniciaram-se as primeiras intervenções da Psicologia da Saúde no contexto hospitalar, no bojo do modelo biomédico. A American Psychological Association (APA) criou em 1978 a Divisão de número 38, que trata da Psicologia da Saúde (Society for Health Psychology), com o objetivo de "fomentar e difundir a contribuição profissional dos psicólogos para um melhor conhecimento da saúde e da doença" (CASTRO; REMOR, 2018, p. 9). Em 1986 foi criada a European Health Psychology Society. Em 1983 foi criado o Grupo de

Trabalho em Psicologia da Saúde e Medicina Comportamental, vinculado à Sociedade Interamericana de Psicologia. Entre 2001 e 2003, na América Latina, surgiu a Asociación Latinoamericana de Psicología de la Salud.

No Brasil, mais recentemente, tivemos a criação da Sociedade Brasileira de Psicologia Hospitalar (1997) e a Associação Brasileira de Psicologia da Saúde (2006) (CASTRO; REMOR, 2018). A criação dessas associações revela a representatividade e a importância crescente da Psicologia da Saúde que, desde o seu reconhecimento, passou a se diferenciar de outras áreas mais tradicionais da Psicologia, como a Psicologia do Desenvolvimento e a Psicologia das Diferenças Individuais.

Como área específica do cuidar, a Psicologia da Saúde também passou a revisitar seus objetos de estudo e intervenção para além daqueles que eram assumidos por áreas correlatas, a exemplo da Psicologia do Desenvolvimento. Nesse sentido, destaca-se que a Psicologia do Desenvolvimento é um campo que contribui para a construção de conhecimentos dentro da Psicologia da Saúde. A intervenção em Psicologia da Saúde possui especificidades, ainda que dialogue diretamente com os conhecimentos produzidos pela Psicologia do Desenvolvimento, pela Avaliação Psicológica e por outros campos de interface. Mas o que seria propriamente o objeto da Psicologia da Saúde?

Algumas das dimensões ou questões sobre as quais a Psicologia da Saúde se debruça envolvem o relacionamento entre pacientes e familiares e profissionais de saúde, os aspectos emocionais relacionados ao adoecimento, os processos de comunicação e os eventos significativos do ciclo vital, como o crescimento, as transições, o amadurecimento, o envelhecimento, o adoecimento e a morte. Para Castro e Remor (2018, p. 11), essa área "procura intervir sobre as condições psicossociais para a promoção e manutenção da saúde, com foco também em prevenção".

Nesse escopo, diferentes abordagens psicológicas podem oferecer suporte para tal atuação, como a Terapia Cognitivo-Comportamental (RUDNICKI, 2014), a Abordagem Centrada na Pessoa, a Psicologia Positiva (SILVA; GIACOMONI; SCORSOLINI-COMIN, 2020) e outros referenciais como a Etnopsicologia, este último abordado no presente livro. Ainda na tentativa de delimitar de modo mais particular o objeto de estudo da Psicologia da Saúde, Borges e Soares (2018, p. 22) destacam que:

> [...] a utilização de conhecimentos e técnicas do arsenal psico-
> lógico busca não somente a investigação e intervenções em si-
> tuações de adoecimento – sejam elas preventivas, terapêuticas
> ou de reabilitação –, mas focaliza ainda a busca por melhores
> condições de saúde em nível individual ou comunitário, bem
> como contribuições para o aperfeiçoamento dos serviços de
> saúde e das políticas públicas vigentes na área.

Essa definição é especialmente importante por ampliar o foco de atenção – de um olhar para a saúde e a doença – para a consideração de processos coletivos que envolvem condições sociais, marcadores culturais e a necessidade de engajamento político nas práticas de saúde e de cuidado. Espera-se que os profissionais dessa área, portanto, consigam transitar por diferentes espaços de promoção de saúde e de cuidado, "de pensar e propor alternativas de ação – e não somente reproduzir modelos" (BORGES; SOA-RES, 2018, p. 22). Mas essa é uma compreensão mais contemporânea e que reflete um longo processo de amadurecimento da área, ainda que se possa falar em uma história recente quando consideramos o marco da criação da divisão da Psicologia da Saúde junto à APA.

Ressalta-se que a Psicologia da Saúde ganhou particular impulso a partir da década de 1970 não apenas pelo seu reconhecimento como área pela APA, mas por uma série de fatores sumarizados por Castro e Remor (2018), como a crescente consideração que os processos de adoecimento poderiam ser causados por hábitos e comportamentos, pela construção de uma cultura de responsabilização da pessoa em relação aos seus possíveis adoecimentos, de constante separação com o fazer mais tradicional e biomédico transmitido pela Medicina, pelos conhecimentos cada vez mais avançados na compreensão de doenças crônicas e, por fim, pelo surgimento de surtos das chamadas doenças comunicáveis, como a pandemia do novo coronavírus a partir do final de 2019. Tais eventos são importantes por mostrarem o papel que a Psicologia da Saúde pode ter não apenas na explicação dos mesmos, mas também na produção de recursos e respostas associadas a melhores desfechos em saúde.

Mas voltemos às terminologias existentes no amplo campo da Psicologia da Saúde. Uma diferenciação que se mostra importante envolve a **Psicologia da Saúde** e a **Psicologia Hospitalar**. Nesta última, o foco está no local onde ocorrem as práticas profissionais, ou seja, dentro de hospitais. Outras nomenclaturas envolvem ambos os campos; por exemplo, quando mencionamos a Psicologia Hospitalar e da Saúde de modo integrado. Este livro adota a expressão Psicologia da Saúde por reconhecê-la como mais ampla, permitindo pensar o cuidado em diferentes cenários e na interface com a atuação profissional de diversas categorias, como a Enfermagem, por exemplo.

Outra diferenciação importante, e talvez esta se aplique mais aos próprios psicólogos, é entre a **Psicologia da Saúde** e a **Psicologia Clínica**. A Psicologia Clínica é uma das áreas mais tradicionais da atuação do profissional de Psicologia. O trabalho do psicoterapeuta em consultórios privados representou grande parte da categoria por muitos anos no Brasil, de modo que a imagem social do psicólogo clínico é bastante recorrente até os dias de hoje (DUTRA, 2004). Por muito tempo a atuação em contextos de saúde por parte desse profissional também foi confundida com uma transposição da área da Psicologia Clínica (DIMENSTEIN, 1998).

Embora em contextos de saúde os psicólogos possam fazer uso das ferramentas da Psicologia Clínica, é importante diferenciar essas áreas e essas atuações. A atuação em saúde, quer seja no hospital ou em quaisquer outros espaços de promoção do cuidado, possui especificidades que extrapolam a atuação clínica. Assim, é esperado que esse profissional possa se dedicar a uma atuação a partir de um paradigma multidisciplinar, de contato com diferentes saberes, fazendo uso de diferentes técnicas e instrumentos, reconfigurando constantemente o seu fazer em função dos desafios que vão se apresentando, como nos alertam Sobrosa et al. (2014, p. 4):

> A prática do psicólogo na área da saúde deve abranger novas ações e compreensões do homem e sua relação com o coletivo. São necessários novos modelos teóricos e novas modalidades de práticas, que enfoquem as questões de saúde e, não apenas, os processos psicopatológicos. É preciso que o psicólogo trabalhe com o desenvolvimento humano [...]. Assim, considera-se necessário desenvolver a responsabilização do sujeito com sua saúde, podendo este reivindicar melhorias ao Estado. Reconhece-se que a prática clínica também pode ser utilizada, mas essa não deve ser a única forma de trabalho, uma vez que a Psicologia dispõe de outros referenciais [...].

A Psicologia da Saúde tem cada vez mais se aproximado de contextos de cuidado que extrapolam a visão tradicional representada pelos hospitais. No domínio da saúde pública e a partir da emergência do Sistema Único de Saúde (SUS) no Brasil, a Psicologia da Saúde tem sido cada vez mais convocada a atuar em campos não apenas de tratamento de alguma patologia, mas também na promoção da saúde e na educação em saúde (SOBROSA et al., 2014). Essa Psicologia da Saúde mais comprometida com o cuidar e a promoção do bem-estar emerge de modo integrado às premissas do SUS celebradas por meio da VIII Conferência Nacional de Saúde, em 1986.

As mudanças decorrentes desse evento, que dava início à reforma sanitária brasileira, produziam uma concepção mais ampliada de saúde, alçada à condição de direito e responsabilidade do Estado (DIMENSTEIN, 1998; SOBROSA et al., 2014; TRAVERSO-YÉPEZ, 2001). O SUS tem como premissa a organização pública da saúde a partir de vértices como a universalidade do sistema de saúde, sua integralidade, equidade e direito à informação no que tange a uma gestão participativa. Esses vértices também acabaram por direcionar o modo como as diferentes especialidades passaram a se apresentar no cuidado à saúde.

O saber da Psicologia da Saúde, nesse sentido, passa a se colocar a serviço não apenas de profissionais de Psicologia que atuam em algum equipamento de saúde, mas passa a ser compartilhado com as equipes multi e interdisciplinares, o que nos coloca diretamente em contato com a possibilidade desses conhecimentos serem empregados no fazer da Enfermagem. Essa questão, no entanto, não é recente, remontando aos primeiros cursos de Enfermagem no Brasil. Nesse percurso, observa-se que a Psicologia nunca possuiu um lugar fixo junto a esses cursos, embora sempre estivesse presente.

Para além dessa presença, também deve-se considerar o modo como os conhecimentos psicológicos foram se desenvolvendo e sendo absorvidos também por uma Enfermagem cada vez mais especializada e fortalecida enquanto categoria profissional no país. Para tanto, é fundamental resgatarmos, ainda que brevemente, o histórico de como os conteúdos de Psicologia têm emergido na formação em Enfermagem no Brasil (CARVALHO; CAMARGO, 2001).

A Psicologia na formação em Enfermagem

A presença da disciplina de Psicologia em cursos de Enfermagem remonta à primeira metade do século XX, com as primeiras escolas de Enfermagem no Brasil. A análise das disciplinas oferecidas em instituições tradicionais de formação dos enfermeiros no Brasil, como a Escola de Enfermagem Ana Nery, a Escola de Enfermagem Carlos Chagas e a Escola de Enfermagem Alfredo Pinto revelam conteúdos bastante generalistas e pouco voltados a uma ligação mais significativa com o fazer do enfermeiro. Como exemplos de conteúdos tínhamos noções sobre emoções, inteligência, aspectos cognitivos, personalidade e comportamentos, reconhecendo-se a Psicologia como disciplina multifacetada (MELO; MIRANDA; CIRINO; CAMPOS, 2014).

Já ao final da década de 1950, a Psicologia passa a ser uma disciplina obrigatória no ensino superior em Enfermagem. Entre as diferentes inserções da Psicologia nesses cursos havia propostas mais alinhadas à chamada Psicologia Geral, outras evocando a necessidade de se pensar o apoio ao estudante de Enfermagem, em um diálogo maior com a Psicologia Educacional. Um exemplo dessa aproximação com a Psicologia Educacional é apresentado por Carvalho e Fukushima (2001), ao resgatarem as contribuições de Maria Cecília Manzolli no ensino de Psicologia na Escola de Enfermagem de Ribeirão Preto da Universidade de São Paulo. Para Manzolli (1985), o amadurecimento do lugar da Psicologia em cursos de Enfermagem ocorreu apenas na década de 1980, acompanhando também um movimento de maior maturidade da própria Psicologia, o que impactou no modo como o diálogo entre as áreas passou a ser proposto.

De uma abordagem generalista da Psicologia Geral, como a representada em livros clássicos da área (BOCHEREAU, 1978; DALLY; HARRINGTON, 1978), passando pelas interfaces com a tradição da Psicologia Médica e mesmo da Psicologia Educacional, pode-se considerar que a presença da Psicologia da Saúde passou a ser mais significativa na Enfermagem ao mesmo tempo que se solidificou junto aos currículos de formação em Psicologia. Esse movimento estabelece um diálogo direto com o advento do SUS na década de 1990 e as próprias discussões sobre a promoção da saúde e a educação para a saúde. Assim, pode-se afirmar que ainda é recente a presença da Psicologia da Saúde na formação em Enfermagem, mas que, desde o surgimento do ensino superior em Enfermagem no país, observou-se um crescimento da importância dos saberes psicológicos na formação desses profissionais.

Desse modo, também os currículos desses cursos passaram a se modificar e a incorporar as especificidades da Psicologia da Saúde em diálogo com a Enfermagem. E qual o papel da Psicologia na formação em Enfermagem? Esquerdo e Pegoraro (2010) destacam que:

> Ao propor o diálogo com as Ciências Humanas, a Enfermagem obtém, a partir da disciplina de Psicologia, a leitura de fenômenos emocionais que intervêm na situação de doença, criando e ampliando a compreensão da situação singular de cada pessoa. Além disso, também aperfeiçoa o atendimento aos pacientes e o relacionamento da equipe, na medida em que, ao enfocar a interação humana de maneira científica e humanizada, possibilita o esclarecimento de variáveis relevantes e possíveis dificuldades presentes em tais relacionamentos, bem como a troca de conhecimentos entre todos os agentes envolvidos no processo saúde-doença (ESQUERDO; PEGORARO, 2010, p. 257).

Carvalho e Fukushima (2001), em uma extensa análise de disciplinas de Psicologia oferecidas em cursos superiores de Enfermagem à época, destacaram, ainda, o predomínio dos conteúdos da Psicologia Geral. Esse movimento pode ser compreendido como um retrocesso no sentido de que diminuem as possibilidades de maior integração com as questões específicas dos contextos de cuidado em saúde:

> Se a Psicologia enquanto área de conhecimento é jovem, sua relação com a Saúde, visando à construção de conhecimento delimitado nessa área, é ainda mais recente. Possivelmente essa interação seja um objeto de estudo para pesquisas futuras, assim como a sistematização do conhecimento em torno do que seja "Psicologia Aplicada à Saúde" [...]. Esse diálogo interdisciplinar é necessário dentro de uma proposta de formação de profissionais, como é o caso da Enfermagem, que ultrapassa o modelo médico biológico [...] (CARVALHO; FUKUSHIMA, 2001, p. 32-33).

Essas autoras, no início do século XXI, já apontavam para a necessidade de que a Psicologia fosse um componente curricular da formação em Enfermagem que estivesse mais articulado às necessidades observadas tanto na formação de futuras enfermeiras quanto na própria prática. Buscando essa interface com a atuação em saúde é que a Psicologia da Saúde tem emergido nesses cursos não como uma forma de se fazer Psicologia na Enfermagem, mas de reafirmar o papel da Psicologia no oferecimento de reflexões que possam se integrar ao fazer em Enfermagem.

Segundo as Diretrizes Curriculares Nacionais do Curso de Graduação em Enfermagem, instituídas pela Câmara de Educação Superior do Conselho Nacional de Educação, por meio da Resolução CNE/CES n. 3, de 7 de novembro de 2001, os conteúdos de Psicologia estão presentes no segundo eixo, que envolve as disciplinas das áreas de ciências humanas e sociais essenciais à formação do profissional de Enfermagem: "incluem-se os conteúdos referentes às diversas dimensões da relação indivíduo/sociedade, contribuindo para a compreensão dos determinantes sociais, culturais, comportamentais, psicológicos, ecológicos, éticos e legais, nos níveis individual e coletivo, do processo saúde-doença". No entanto, o modo como cada curso organiza esses conteúdos é diverso. Na Escola de Enfermagem de Ribeirão Preto da Universidade de São Paulo, por exemplo, os componentes de Psicologia no curso de Bacharelado em Enfermagem perfazem 60 horas, sendo metade delas dedicadas ao ensino de Psicologia da Saúde e a outra metade à Psicologia do Desenvolvimento. No curso de Bacharelado e Licenciatura da mesma instituição são 120 horas. Além dessas duas disciplinas, encontramos Psicologia da Educação I e Psicologia da Educação II, ambas com 30 horas cada.

Este livro não visa a apresentar a Psicologia da Saúde ao profissional de Psicologia, mas justamente ao profissional de Enfermagem. A nossa necessidade, a todo o momento, é a de pensar como tais saberes podem atravessar e contribuir para a formação e a atuação em Enfermagem, em um paradigma de atuação em saúde alinhado aos pressupostos do SUS e da saúde pública em nosso país. É por essa razão que, a seguir, exploraremos de modo mais detido como os conhecimentos da Psicologia da Saúde podem ser úteis na compreensão da humanização, conceito este que guarda grande proximidade com elementos que serão discutidos ao longo de todo este livro.

Humanização das práticas de saúde e o papel da Psicologia da Saúde

Desde o início do século XXI a palavra humanização tem se tornado cada vez mais presente no cenário da saúde. Desde então, o resgate de possíveis sentidos associados à humanização tem sido diretamente discutido pela Enfermagem e, em menor monta, pela Psicologia. Esses sentidos não são estanques e têm permitido que, de um modo renovado, possam ser revisitados e, principalmente, pensados em sua materialidade, em sua concretude no modo de se problematizar e de se ofertar o cuidado. Assim, permanece como questão premente na formação de todo profissional de saúde.

A Política Nacional de Humanização foi lançada em 2003 como forma de "colocar em prática os princípios do SUS no cotidiano dos serviços de saúde, produzindo mudanças nos modos de gerir e cuidar. Essa política estimula a comunicação entre os gestores, trabalhadores e pacientes-clientes-usuários para construir processos coletivos de enfrentamento de relações de poder, trabalho e afeto que, muitas vezes, produzem atitudes e práticas consideradas desumanizadoras e que inibem a autonomia e a corresponsabilidade dos profissionais de saúde em seu trabalho e dos pacientes-clientes-usuários no cuidado de si"[3]. Tal política é vinculada à Secretaria de Atenção à Saúde do Ministério da Saúde e passou a ser discutida com maior ênfase a partir do ano de 2000, com a 11ª Conferência Nacional de Saúde que tinha como título "Acesso, qualidade e humanização na atenção à saúde como controle social".

Essa política aposta na inclusão de trabalhadores, usuários e gestores na produção e gestão do cuidado e dos processos de trabalho, havendo a comunicação entre esses três atores do SUS. A humanização pode ser traduzida como a inclusão das diferenças nos processos de gestão e de cuidado que são construídas de modo coletivo.

Entre os princípios da humanização (BRASIL, 2004) temos a transversalidade, a indissociabilidade entre atenção e gestão e o protagonismo. A **transversalidade** refere-se ao fato de reconhecer que as diferentes especialidades e práticas de saúde podem conversar com a experiência daquele

---

3 http://bvsms.saude.gov.br/bvs/publicacoes/politica_nacional_humanizacao_pnh_folheto.pdf

que é assistido. Esses saberes, juntos, podem produzir saúde de forma mais corresponsável. A **indissociabilidade entre atenção e gestão** refere-se ao fato de que o cuidado e a assistência em saúde não se restringem às responsabilidades da equipe de saúde. O usuário e sua rede de apoio familiar também devem se corresponsabilizar pelo cuidado de si nos tratamentos. Outros princípios envolvem o **protagonismo**, a **corresponsabilidade** e a **autonomia** dos sujeitos e coletivos. Um SUS humanizado reconhece cada pessoa como legítima cidadã de direitos e valoriza e incentiva sua atuação na produção de saúde.

Entre as diretrizes da humanização (BRASIL, 2004), o **acolhimento** é o ato de reconhecer o que o outro traz como legítima e singular necessidade de saúde e deve acompanhar e sustentar a relação entre as equipes e serviços e os usuários. O acolhimento é uma prática coletiva que deve promover uma escuta qualificada aos trabalhadores.

A **gestão participativa** e a **cogestão** envolvem a inclusão de novos sujeitos nos processos de análise e decisão quanto à ampliação das tarefas de gestão. Deve-se promover rodas de conversa e compartilhamento para colocar as diferenças em contato de modo a produzir movimentos de desestabilização que favoreçam mudanças nas práticas de gestão e atenção (BRASIL, 2004).

A **ambiência** é o ato de criar espaços saudáveis, acolhedores e confortáveis que respeitem a privacidade e propiciem mudanças no processo de trabalho e sejam lugares de encontro entre as pessoas. A clínica ampliada e compartilhada é uma ferramenta teórica e prática cuja finalidade é contribuir para uma abordagem clínica do adoecimento e do sofrimento considerando a singularidade do sujeito e a complexidade do processo de saúde-doença, evitando a fragmentação do conhecimento (BRASIL, 2004).

Nesse processo também é fundamental a valorização do trabalhador da saúde. É importante dar visibilidade às experiências dos trabalhadores e incluí-los na tomada de decisão, apostando em sua capacidade de análise e de qualificação dos processos de trabalho. Além disso, parte-se da necessidade de garantia da defesa dos direitos dos usuários. Os direitos garantidos por lei devem ser fiscalizados tanto pelos usuários quanto pelos trabalhadores (BRASIL, 2004).

Segundo levantamento de Casate e Correa (2005), a temática da humanização vem sendo construída de forma muito heterogênea na produção científica, havendo tanto perspectivas caritativas até a preocupação atual com a valorização da saúde como direito do cidadão. A humanização deve ultrapassar uma atenção fragmentada e imprecisa. Deve-se desligar a humanização da sua relação com o voluntarismo, o assistencialismo, o paternalismo e o tecnicismo.

Assegurar a humanização no cuidado é uma parte do projeto político de saúde. É importante valorizar o trabalhador e sua dimensão subjetiva, investindo em formação adequada. A humanização do atendimento envolve o encontro de sujeitos que compartilham experiências que podem conduzir a transformações políticas, administrativas e subjetivas.

A literatura também tem apontado aspectos considerados desumanizantes no cuidado em Enfermagem (SILVA; SANCHES; CARVALHO, 2007; SILVA; CHERNICHARO; FERREIRA, 2011). Entre esses aspectos podemos citar falhas que comprometem a política de humanização. Entre os exemplos estão as longas esperas, o adiamento de consultas e exames, a ausência de regulamentos, normas e rotinas, bem como a deficiência de instalações e equipamentos adequados (CASATE; CORREA, 2005). Em termos emocionais, as falhas consideradas desumanizantes se referem à relação com a pessoa adoecida, como o anonimato, a despersonalização, a falta de privacidade, a aglomeração, a falta de preparo psicológico, de fornecimento de informação, bem como a falta de ética. As condições precárias de trabalho também são apontadas como falhas desumanizantes, assim como a racionalização, a mecanização e a burocratização excessiva do trabalho, o que impediria o desenvolvimento de uma capacidade crítica e criativa.

No cuidado em Enfermagem é preciso superar a noção de fragilidade, que deve ser convertida em potencialidade. O paciente-cliente-usuário deve ser compreendido como um sujeito de direito e que possui a sua individualidade, bem como necessidades específicas que se referem à sua autonomia.

No que se refere ao trabalhador da saúde, há a necessidade de se investir nesse profissional para que ele tenha condições de prestar um atendimento humanizado. No caso da Enfermagem, isso envolve o respeito às condições de trabalho e suas legislações específicas, bem como a valorização desse profissional e a sua possibilidade de amadurecimento e desenvolvimento.

A humanização não deve ser vista apenas em seu processo de relação interpessoal, mas também como um projeto político de saúde. No que tange ao domínio da Psicologia da Saúde, portanto, não basta explorar as características humanizadoras que devem partir dos profissionais de Enfermagem, mas de retomar, a todo o tempo, a dimensão política dessa prática. Isso envolve a necessidade de participar dos processos de gestão e de reflexão sobre o fazer em Enfermagem, em uma perspectiva que possa ser menos individualizante e culpabilizadora, mas coletivamente organizada.

Ao longo dos anos a humanização deixou de ser uma prática caritativa e meramente assistencialista para ser um paradigma de valorização do sujeito enquanto um cidadão. Deve-se romper com o discurso caritativo que constitui historicamente a Enfermagem, como se esses profissionais fossem benevolentes ou tivessem que prestar um cuidado aceitando baixas remunerações ou mesmo uma baixa valorização do seu fazer.

Alguns direcionadores para uma prática de Enfermagem comprometida com a humanização podem aqui ser compartilhadas. É necessário que os profissionais tenham "sensibilidade para a escuta e o diálogo, mantendo relações éticas e solidárias que envolvem um aprendizado contínuo e vivencial" (CASATE; CORREA, 2005, p. 110). Em termos de formação, é importante ultrapassar o aprendizado meramente técnico, racional e individualizado, o que se aproxima do que Spink (2010) teoriza como erudição para a ação, como apresentamos anteriormente neste capítulo.

Há que se reconhecer, ainda, que essa política tem tido grandes dificuldades de ser corporificada nos cuidados em Enfermagem. Segundo Benevides e Passos (2005), muitos pacientes-clientes-usuários reivindicam o direito a um atendimento com acolhimento e resolutividade. Já os profissionais lutam por melhores condições de trabalho.

É importante compreender que o processo de humanização não remonta apenas aos anos 2000, mas a todo o seu contexto de criação nos anos de 1970 e 1980, bem como às contribuições do movimento feminista da década de 1960 (FERRAZ, 2016). Segundo Benevides e Passos (2005), a política de humanização só pode ser efetivada assim que conseguir sintonizar *o que* fazer com o *como* fazer. Transformar os modos de construir as políticas públicas de saúde impõe o enfrentamento de um *modus operandi* fragmentado e fragmentador marcado pela lógica do especialismo e do que se supõe como especificidade da humanização em determinadas áreas.

Como temos apresentado, a humanização não é um princípio, mas sim uma política que possui uma efetividade enquanto uma proposta que se propõe corporificada:

> A humanização como política transversal supõe necessariamente ultrapassar as fronteiras, muitas vezes rígidas, dos diferentes núcleos de saber/poder que se ocupam da produção da saúde. Entendemos, entretanto, que tal situação de transversalidade não deve significar um ficar fora, ou ao lado, do SUS. A humanização deve caminhar, cada vez mais, para se constituir como vertente orgânica do Sistema Único de Saúde fomentando um processo contínuo de contratação, de pactuação que só se efetiva a partir do aquecimento das redes e fortalecimento dos coletivos (BENEVIDES; PASSOS, 2005, p. 393).

Ainda segundo a Política Nacional de Humanização (2013), o confronto de ideias, o planejamento, os mecanismos de decisão, as estratégias de implementação e avaliação devem confluir na construção de trocas solidárias e comprometidas com a produção da saúde. O discurso biomédico influenciado pelo dualismo cartesiano marca o relacionamento entre profissional e paciente a partir de uma decisão entre o mundo físico e o mundo subjetivo do paciente. Alguns profissionais acabam se distanciando do paciente-cliente-usuário (BRASIL, 2004).

Muitos profissionais de saúde afirmam ter dificuldades em manejar reações emocionais intensas de pacientes durante o tratamento, como, por exemplo, no contexto dos transtornos alimentares. Estudos como o de Souza e Santos (2013) têm mostrado que a proximidade entre profissionais e pacientes-clientes-usuários tem sido potencializadora de uma relação mais compreensiva e também promotora de aspectos como a empatia, a confiança, o compromisso e o relacionamento genuíno.

Há que se destacar que o tema da **afetividade** no relacionamento entre o profissional e o paciente-cliente-usuário ainda é evitado nos debates em saúde. A partir do discurso construcionista social, "quando se entende que não existe uma única verdade aceitável sobre o mundo, mas verdades situadas em contextos de produção local, os repertórios interpretativos disponibilizados pelo discurso científico moderno passam a ser vistos como algumas possibilidades para a produção de sentidos em saúde" (SOUZA; SANTOS, 2013, p. 403). A noção de ética, portanto, passa a ser relacional, e não individual.

Também deve-se ultrapassar o discurso que legitima o profissional como o único responsável pela defesa do bem-estar do paciente-cliente-usuário. A busca pela neutralidade científica não pode obscurecer o espaço de relacionamento entre profissional e paciente para o exercício político em saúde. À guisa de conclusão deste capítulo, oferecemos, a seguir, alguns recursos que podem ser úteis para se pensar em uma atuação em Enfermagem mais humanizada. Esses recursos não possuem uma única epistemologia norteadora, mas devem ser apreendidos em termos das suas potencialidades para a corporificação do cuidado.

Em primeiro lugar, podemos explorar as noções de **autenticidade** ou de **congruência**. Esses termos significam que o profissional tem que ser, no encontro com o cliente, o mais próximo possível do que é em todas as suas relações, ou seja, que deve permitir-se "ser o que se é" (ROGERS, 2009), "estando integralmente a serviço daquele processo de ajuda e sendo coerente com o seu modo de ser, pensar, agir e se relacionar" (SCORSOLINI-COMIN, 2014a, p. 8).

Quando o profissional possui a capacidade de compreender a si mesmo e a de se identificar também como alguém que demanda cuidados, permite-se uma atuação mais humanizadora. Assim, quando é permitido ao profissional que ele atue tendo como parâmetro a autoaceitação, pode se relacionar com os seus pacientes-clientes-usuários de maneira menos distanciada e também mais compreensiva dos diferentes movimentos que essas pessoas podem adotar ao atravessarem os processos de saúde e de doença.

Outro elemento também inspirado na Abordagem Centrada na Pessoa, proposta por Carl Rogers (1977), refere-se à **consideração positiva incondicional** pelo outro. Isso equivale a dizer que o profissional de saúde deve "acreditar profundamente que aquela pessoa em busca de ajuda tem condições de amadurecer e resolver seus conflitos a partir desse crescimento e da potencialização das suas capacidades" (SCORSOLINI-COMIN, 2014a, p. 8). É a aceitação do paciente-cliente-usuário sem reservas, julgamentos ou questionamentos sobre o seu modo de ser e as escolhas que têm tomado em sua vida. Mesmo que essas pessoas estejam passando por graves processos de adoecimento, na atenção de Enfermagem o profissional pode se relacionar com esse paciente-cliente-usuário como alguém que possui recursos.

O enfermeiro, nesse sentido, pode contribuir para a identificação e o reconhecimento desses recursos porventura preservados, a fim de que possam ser empregados no itinerário terapêutico. Quando o enfermeiro se relaciona com o seu paciente-cliente-usuário como alguém que não possui quaisquer recursos para o enfrentamento do adoecimento – e isso não tem relação com os possíveis desfechos de cada caso –, opera-se uma prática que o desumaniza, que não lhe permite reagir ou enfrentar de modo amadurecido uma dada situação.

Outro recurso inspirado na Abordagem Centrada na Pessoa é a **empatia**. A empatia refere-se à capacidade do "profissional abrir-se à possibilidade de experienciar, juntamente com o cliente, as suas dores, angústias e apreensões, conservando a capacidade de afetar-se e de conseguir refletir claramente sobre essa experiência a partir do ponto de vista dessa pessoa em sofrimento" (SCORSOLINI-COMIN, 2014b, p. 195). Essa atitude é considerada a mais difícil de ser desenvolvida pelo profissional (SANTOS, 1982), haja vista que a nossa própria tradição de escuta nos autoriza mais à emissão de um parecer ou de uma opinião sobre os eventos que ocorrem com as outras pessoas em forma de julgamento, sem um real e necessário exercício de pensar em referência à pessoa que está imersa na situação. A empatia também demanda que esse profissional não apenas seja capaz de se identificar com o cliente-paciente-usuário e se colocar em seu lugar, mas de poder retornar ao seu lugar de enfermeiro, que possui objetivos específicos a cada caso, bem como itinerários que deve perseguir.

Por fim, outro conceito que nos ajuda a promover um cuidado mais humanizado é o de **vínculo**. Aqui a inspiração parte da psicanálise – embora a vincularidade possa ser discutida a partir de diferentes perspectivas, e não exclusivamente pela Psicologia ou por uma abordagem em específico. Pierre Benghozi (2010) é um autor filiado à psicanálise na contemporaneidade, chamada especificamente de Psicanálise dos Vínculos Sociais. Em sua concepção, as nossas principais vinculações não necessariamente se remetem às pessoas com quem mantemos ligações consanguíneas ou familiares, por exemplo. Assim, abre-se espaço para se pensar em vinculações significativas e que rompam com essas estruturas tradicionais, o que pode envolver as relações interpessoais com amigos, pessoas próximas, até mesmo com os profissionais de saúde ao longo de um processo de cuidado considerado significativo.

Em contraposição a uma tradição em psicanálise que explora de modo aprofundado o papel das primeiras relações estabelecidas entre o bebê e seus cuidadores, notadamente a mãe, Benghozi (2010) parece focar sua atenção nas relações estabelecidas posteriormente, na vida adulta – qual seria, então, o papel dessas primeiras relações em nossa vida adulta? Para este autor, tal papel poderia ser reduzido se o vínculo também pudesse ser investigado e compreendido como algo que pode ser construído – bem como desfeito ou fortalecido – na vida adulta e a partir dos relacionamentos interpessoais estabelecidos nessa fase da vida.

O que deve ser destacado na tese de Benghozi (2010) é a possibilidade sempre aberta de que ocorra a remalhagem, ou seja, a reconstrução da rede de vínculos de filiação e de afiliação, que poderiam se dar por meio do conceito de resiliência familiar, ou seja, os processos de mudança. Na prática e de modo mais didático, a concepção de Benghozi nos chama a atenção para a possibilidade de que, no processo de desenvolvimento e a partir das diferentes relações interpessoais que estabelecemos ao longo do tempo, podem ser retrabalhadas as vinculações iniciais consideradas insatisfatórias ou traumáticas. O processo de cuidado em saúde, por exemplo, pode permitir a construção de vínculos significativos para o sujeito, desfazendo vinculações consideradas traumáticas vivenciadas em família, por exemplo.

Aqui o cuidado em saúde é alçado a uma condição de promotor de saúde, de restabelecimento do bem-estar. O traumático poderia encontrar nas relações interpessoais da vida adulta, como nas relações de promoção de cuidado, uma possibilidade de se remalhar, de se tornar uma experiência menos negativa ou até mesmo positiva, a depender da qualidade desses relacionamentos experienciados posteriormente.

Com esses recursos chegamos ao final do primeiro capítulo deste livro. Esperamos que os conhecimentos aqui compartilhados estejam sendo apropriados por nossos leitores considerando a necessidade de construção contínua de posicionamentos críticos, e não apenas de assimilação de conteúdos. Nesse sentido, apresentamos a seguir alguns exercícios que visam a contribuir com as reflexões que esperamos de nossos leitores e leitoras ao longo de toda esta obra.

Reflexões sobre o CAPÍTULO 1

1) A partir do que foi apresentado neste capítulo sobre a presença das disciplinas de Psicologia em cursos de formação superior em Enfermagem, quais as razões que você elencaria para defender a manutenção desses conhecimentos na formação dos futuros profissionais de Enfermagem?

Para refletir melhor:

Aqui você pode retomar as próprias ementas dessas disciplinas. Em seu curso de Enfermagem, por exemplo, qual o objetivo da disciplina ou das disciplinas de Psicologia? Essas disciplinas, tal como se apresentam, contribuem ou não para a formação do enfermeiro? Se você pudesse sugerir conteúdos a serem explorados nessas disciplinas, quais seriam e por quê?

2) Pensando na atuação do profissional de Enfermagem, qual aspecto do cuidado humanizado você pensa ser o mais importante? Justifique a sua resposta.

Para refletir melhor:

Para responder a esta pergunta você pode partir de uma experiência pessoal, tanto atuando profissionalmente como em um estágio ou, ainda, sendo um paciente-cliente-usuário de um equipamento de saúde. A partir dessa experiência específica, qual o aspecto central para a promoção de um cuidado mais humanizado? O cuidado humanizado pode ser observado nessa situação que você escolheu?

CAPÍTULO 2

O conceito de personalidade e seu papel mediador no cuidado em saúde

Objetivo do capítulo:

- Discutir de que modo o conceito de personalidade pode ser um mediador do cuidado em saúde, com destaque para o seu emprego na assistência em Enfermagem.

O que abordaremos neste capítulo?

- Vamos apresentar um breve histórico sobre a construção do conceito de personalidade, compreendendo que o mesmo não é um construto exclusivo da Psicologia, mas que guarda sua origem na Filosofia.
- Vamos conhecer como os diferentes conceitos de personalidade podem produzir distintas práticas de cuidado em saúde, problematizando a adoção de noções exclusivamente individualizantes ou com reduzido espaço para o cotejamento dos processos de mudança.

Ao final, serão apresentados exercícios reflexivos para solidificar a aprendizagem desses conteúdos, com destaque para a possibilidade de empregar de modo crítico o conceito de personalidade na atenção em Enfermagem.

CAPÍTULO 2

O conceito de personalidade e seu papel mediador no cuidado em saúde

Aceito as dificuldades da vida porque são o destino,
Como aceito o frio excessivo no alto do Inverno –
Calmamente, sem me queixar, como quem meramente aceita,
E encontra uma alegria no fato de aceitar –
No fato sublimemente científico e difícil de aceitar o natural inevitável.
(Fernando Pessoa. *Poemas inconjuntos.*)

Para falarmos de personalidade podemos recorrer, incialmente, às ideias do senso comum que frequentemente destacam o que é ser alguém "de personalidade". Frequentemente ouvimos expressões como "eu tenho personalidade forte", "essa pessoa é de personalidade", ou, ainda, "essa pessoa não tem personalidade alguma". Essas frases evocam uma noção de que a personalidade é algo que se possui ou não, bem como da personalidade como sendo um estado de humor que pode ser modulado.

Podemos considerar que a personalidade é frequentemente associada a algo que dá ao sujeito certa estabilidade e força para ser o que se é e para impor o seu modo de ser em sociedade e nos relacionamentos interpessoais. A popular "personalidade forte" é muitas vezes associada a uma noção de firmeza, de pulso firme e de rigidez que tornaria a pessoa mais confiável ou até mesmo com quem seria mais difícil lidar. A personalidade seria algo que tornaria alguém mais firme para se relacionar com as pessoas, o que também seria um aspecto considerado complexo por justamente tornar suas relações submetidas ao modo de ser daquela pessoa.

Por expansão de sentido, pessoas "*com* personalidade" ou "*de* personalidade" seriam consideradas mais confiáveis, mas, ao mesmo tempo, mais difíceis de se relacionar. Embora essas leituras não correspondam ao sentido científico do termo, nos ajudam a compreender a importância que esse construto possui em nossas vidas e as representações sociais existentes e transmitidas ao longo do tempo. A partir desse panorama, o objetivo deste capítulo é discutir de que modo o conceito de personalidade pode ser um mediador do cuidado em saúde, com destaque para o seu emprego na assistência em Enfermagem.

Por uma definição plural de personalidade

A personalidade é um conceito bastante antigo, uma vez que há sinais de seu aparecimento na Antiguidade clássica na noção de *persona* ou de personagem. No teatro, a *persona* é uma palavra de origem latina que emerge como equivalente à máscara usada por um determinado personagem. Assim, essa *persona* não equivaleria ao que a pessoa é, de fato, mas ao que ela representaria. A *persona*, por extensão de sentido, seria a máscara que precisaríamos usar para demonstrar qual personagem somos, em uma noção de que a personalidade é algo que nos coloca em contato com o mundo, mediando quem somos e o modo como nos colocamos e nos mostramos para as outras pessoas. Revelar a personalidade ao outro seria como mostrar a máscara que se utiliza para viver em sociedade.

No Renascimento, a noção de personalidade foi evoluindo como forma de dominar e formar o "eu". Assim, a personalidade seria algo que daria uma composição ao "eu", de modo que quem eu sou passa pelo modo como a minha personalidade existe e me influencia, ou seja, o "eu" seria a minha personalidade. No século XIX ocorreram diversos movimentos, como a intensa industrialização, a urbanização, uma vida interna mais voltada para a família e a noção de sujeito separado do seu mundo, como se pudéssemos isolar quem "eu sou" do mundo em que vivo. Nessa perspectiva, a personalidade passa a ser desenvolvida com algo ligado a quem eu sou e ao meu mundo interno, revelando traços de quem eu também posso me tornar e do modo como eu posso me relacionar comigo e com as outras pessoas.

No século XX, com o fim das "verdades" e o surgimento de um relativismo epistemológico e cultural, a noção de personalidade passa a ser situada diante deste cenário cultural. O desenvolvimento da Psicologia enquanto ciência acaba atravessando o modo como esse conceito vai evoluir e se alocar diante das diferentes teorias que passam a ser criadas para se compreender o humano e suas vicissitudes. No paradigma da Pós-modernidade opera-se uma fragmentação da noção de "eu", gerando a ideia de complexidade. Esta atravessa o modo como definimos a personalidade e como problematizamos esse conceito, em um processo dinâmico.

Mas essas reflexões são pautadas, em sua maioria, em um paradigma ocidental, recuperando conhecimentos que são compartilhados em grandes manuais de Psicologia da Personalidade geralmente de autoria de pesquisadores brancos e oriundos dos Estados Unidos e da Europa (FEIST; FEIST; ROBERTS, 2015; PERVIN; JOHN, 2004). Assim, podemos problematizar que tais definições ainda são muito orientadas por referenciais euro e americanocentrados, dificultando que conheçamos outros modos de produção sobre esse conceito – e até mesmo questionarmos se tal conceito existe em outras sociedades.

Para tanto, vamos compartilhar um exemplo a partir dos povos iorubás. As tradições iorubás são muito importantes para o contexto brasileiro por conta de processos como os da diáspora africana, e mesmo da escravidão em nosso país, trazendo para o ocidente determinadas representações de sujeito que atravessam, por exemplo, as religiosidades e ancestralidades de matrizes africanas, como em religiões como a umbanda e o candomblé brasileiros. Mas voltemos à noção de personalidade.

Para os iorubás, a dimensão pessoa não pode ser pensada de maneira desintegrada ou particular, haja vista que o mundo material e o imaterial estão intimamente ligados, sendo o sagrado uma dimensão que atravessa toda e qualquer forma de vida. É por essa razão que submeter essa inteligibilidade ao que costumamos compreender no ocidente como personalidade nem sempre é uma tarefa simples. Para a sabedoria iorubá, a pessoa é formada por elementos intrínsecos e extrínsecos. Embora seja constituída por partes que se relacionam entre si e com forças cósmicas e naturais, trata-se de uma dimensão integrada, em que as noções de "dentro" e "fora", típicas do ocidente, mostram-se insuficientes para representar esse sistema complexo.

Segundo a literatura (FRIAS, 2016; RIBEIRO; SALAMI; DIAZ, 2004), os elementos intrínsecos são chamados de *ará* (corpo físico, também recobrindo as noções de família e da localidade em que se vive), *ojiji* (representação da essência espiritual ligada ao corpo físico), *okan* (dimensão espiritual próxima à noção de consciência), *emi* (noção de eu, também ligada ao lado espiritual, representando uma espécie de centelha divina) e *orí* (divindade pessoal, orixá pessoal, noção mais próxima da definição ocidental de personalidade, envolvendo caráter, atitudes e condutas). Segundo Ribeiro et al. (2004, p. 93), o *orí* é a "essência do ser, guia e ajuda a pessoa desde antes do nascimento, durante toda a vida e após a morte".

A dimensão pessoa, desse modo, envolve a integração desses elementos, havendo reflexões que consideram, por exemplo, o destino e a predestinação da pessoa ligados às suas ancestralidades e não determinadas apenas por uma expressão no mundo. Como podemos apreender pela noção de *orí*, uma palavra que pode traduzir essa dimensão é justamente a continuidade, de modo que o nosso ciclo vital não se encerraria com a morte, mas seria uma continuidade entre uma existência e outra, sendo essa dimensão uma representação de tudo aquilo que permanece, independentemente da experiência material. Assim, para os iorubás, pode-se dizer que a dimensão pessoa seria até mais ampla do que aquela que se encerra com a morte:

> [...] no universo entendido como uma grande rede de participação, em que ocorrências do plano visível relacionam-se intimamente a outras do plano invisível, a pessoa, constituída de porções visíveis e invisíveis, capaz de atuar conscientemente nos vários planos e instâncias e de neles manipular a força vital, pode, ao administrar o jogo de forças estabelecido pela qualidade de seu *orí* (*ori rere*[4] ou *ori buruku*[5]) e do próprio caráter e conduta, promover seu desenvolvimento para tornar-se forte (longeva, fecunda e próspera) e contribuir para o bem--estar de sua coletividade (RIBEIRO et al., 2004, p. 98).

---

4 De boa sorte, abençoado.

5 Amaldiçoado.

A personalidade, nesse sentido, seria construída por essas ancestralidades, pelos laços familiares e de parentesco, representando não apenas elementos individuais, mas, sobretudo, coletivos. Entre os elementos extrínsecos temos *egbé* (sociedade, família, comunidades), *ojó* (tempo, ciclos e fases) e *ilê* (casa, lar, universo ou contextos desenvolvimentais). Por essa breve explanação podemos apreender, portanto, um sistema complexo e integrativo que pode nos dizer, de fato, quem é a pessoa e a sua personalidade dentro do sistema iorubá.

O ponto de maior diferenciação com as tradições ocidentais reside justamente no modo como a noção de personalidade para os iorubás é atravessada por elementos que extrapolam uma noção mais autocontida de sujeito. Se na tradição ocidental a personalidade emerge como um conceito eminentemente individual, que diferencia uma pessoa da outra e lhe atribui certa singularidade, para os iorubás só pode fazer sentido se estiver, de fato, integrada a dimensões ancestrais e coletivas, em um sistema complexo e que também inclui a vida material e a imaterial.

A partir deste breve histórico podemos afirmar que a personalidade foi compreendida de modos distintos ao longo do tempo, recuperando influências de diferentes conhecimentos, como a Filosofia, a Psicologia, a Medicina, a Arte e mesmo as inteligibilidades populares, as crenças e os mitos. Essas definições são interessantes do ponto de vista científico por permitirem comparações e avanços no modo de se estudar e tentar apreender esse construto. No domínio popular, essas expressões revelam um modo de também compreender o ser humano, de conhecer suas características e, principalmente, suas variações individuais. No domínio cultural, é mister que possamos desconstruir as tentativas de elaboração de um conceito único e definitivo, possibilitando uma escuta perene para diferentes sistemas que só asseveram a necessidade de assegurar a esse construto, a personalidade, a sua complexidade.

Assim, quando estudamos a personalidade estamos buscando, grosso modo, uma possibilidade de compreensão do humano. No contexto do cuidado em saúde, como será abordado especificamente neste capítulo e ao longo de todo o livro, essa busca tem como objetivo permitir uma maior aproximação com o sujeito que se apresenta na linha de cuidado, aqui denominado paciente-cliente-usuário, com vistas à promoção de uma atenção que possa cotejar suas expressões, seus comportamentos, o seu modo de ser, ou seja, a sua personalidade.

Mesmo contemporaneamente diversos autores têm se destacado no sentido de buscar uma definição mais apropriada acerca desse conceito. Alguns desses autores serão aqui nomeados para que possamos perceber as semelhanças e diferenças entre as conceituações propostas pelos principais manuais de personalidade. Como poderemos notar a partir das noções trazidas no Quadro 1, alguns pontos de encontro podem ser mais expressivos, como discutiremos a seguir.

Autores	Definição
Allport (1966)	Refere-se à "a organização dinâmica, no indivíduo, dos sistemas psicofísicos que determinam seu comportamento e seus pensamentos característicos" (1966, p. 50).
Dally e Harrington (1978)	A personalidade é determinada pela hereditariedade e pelo meio ambiente, com destaque para as influências familiares e culturais. Nesse construto devemos distinguir o temperamento e o caráter. O temperamento é relativo ao humor da pessoa. O caráter envolve qualidades, atitudes e comportamentos.
Clapier-Valladon (1988)	A personalidade trata-se de uma estrutura dinâmica integrativa e integrante que assegura uma unidade relativa e sua continuidade no tempo do conjunto dos sistemas que explicam as particularidades próprias de um indivíduo, sua maneira de sentir, pensar e agir em situações concretas.
Feist, Feist e Roberts (2015)	A personalidade é um construto psicológico relacionado às diferenças de comportamento observadas nas pessoas desde muito cedo. Tais diferenças devem ser observadas e se manter ao longo do desenvolvimento, demonstrando certa estabilidade na vida adulta.

Roberts e Mroczek (2008)	A personalidade é um padrão de traços relativamente permanentes e características únicas que dão consistência e individualidade ao comportamento de uma pessoa. Os traços de comportamento, a consciência do comportamento ao longo do tempo e também a estabilidade do comportamento nas diversas situações devem ser considerados.
McCrae (2006)	A personalidade é entendida como um sistema no qual as características inatas da pessoa interagem com o ambiente social para produzir as ações e as experiências de uma vida individual.
Rebollo e Harris (2006)	Refere-se a padrões de comportamento e atitudes que são típicas de um determinado indivíduo, de forma que os traços de personalidade difeririam de um indivíduo para outro, sendo, entretanto, relativamente constantes em cada pessoa e estáveis.

Quadro 1: Definições de personalidade.
Fonte: Elaborado pelo autor.

A partir dessas definições aqui recuperadas e que tomam por base um rol reduzido de referências disponíveis, em sua maioria, em manuais de Psicologia da Personalidade e também em livros didáticos de disciplinas de Psicologia aplicada à Enfermagem, podemos notar alguns elementos centrais que atravessam as diferentes definições de personalidade ao longo do tempo. Essas noções centrais são formas de recuperar a essência do conceito, ainda que diferenças individuais no modo de se compreender a noção sejam importantes para a constante evolução dos estudos acerca da personalidade.

Entre os traços comuns dessas definições, um primeiro elemento a ser considerado é a importância da existência de um **padrão**. A personalidade possui um determinado padrão que a diferencia de outras noções ditas "psicológicas". Esse padrão também nos ajuda a considerar a personalidade como uma noção que possui uma estruturação e uma organização específicas que compõem uma forma recorrente e sistematizada de pensar os comportamentos, as atitudes e toda a gama de expressões por ela abarcadas.

Uma segunda característica é a noção das **diferenças individuais**. Ainda que exista um padrão predominante, há a necessidade de incluir experiências individuais e particulares que também fazem parte da noção de personalidade. O que é da personalidade e o que é pessoal têm a ver com aquilo que me diferencia do outro e do todo. Nesse sentido, por mais que tenhamos um determinado padrão aplicado a diversas pessoas e que as caracterize, variações individuais podem ocorrer. Quando falamos, por exemplo, de uma personalidade mais extrovertida ou introvertida, estamos considerando que existem variações importantes em um rol amplo do que pode ser caracterizado como extroversão ou introversão. Essas variações individuais podem ocorrer por muitos fatores, como a socialização, as experiências pessoais, entre outros elementos.

Uma terceira característica é o **compartilhamento** de diferentes características entre os indivíduos. Esse compartilhamento refere-se a uma certa repetição de estrutura entre diferentes pessoas, ainda que sejam respeitadas as noções de diferenças individuais apresentadas anteriormente.

Outras noções que emergem trazem a personalidade como um construto que existe desde a infância e que atravessa toda a vida do sujeito. Embora possamos falar em desenvolvimento da personalidade ao longo do tempo, destaca-se a existência dessa noção desde a tenra infância e a sua construção com uma forma do sujeito se colocar no mundo e revelar quem ele é. Alguns teóricos se posicionam de maneiras distintas em relação ao tema, mas podemos considerar que a personalidade é um conceito que está presente ao longo de todo o ciclo vital, não sendo algo fixo e construído exclusivamente em um dado período nem algo que não possa se alterar ao longo do tempo.

Outra característica importante que atravessa as diferentes definições existentes na literatura científica é a questão da **estabilidade** ao longo do tempo, havendo constância e consistência. A personalidade não é uma dimensão que se modificaria muitas vezes ao longo do tempo, mas revelaria um certo padrão constante ao longo do tempo, embora possa haver modificações em função de diversos comportamentos aprendidos e também das experiências pessoais que modificam o sujeito no sentido de atribuir-lhe novas oportunidades de crescimento emocional. Assim, podemos falar de uma certa estabilidade ao longo do tempo, independentemente de flutuações decorrentes de eventos de vida e demais fatores que podem interferir no desenvolvimento do sujeito.

A personalidade também emerge como um construto que guarda constante interação com o meio e de modo expressivo como algo interno. O que é da ordem dos sujeitos estaria em constante interação com o ambiente e os contextos desenvolvimentais. Em outras palavras, isso significa que, embora a personalidade possa ser reconhecida como algo que se aloca internamente no sujeito, podemos apreender as expressões dessa personalidade no mundo exterior, no modo como as pessoas se relacionam e interagem em sociedade e nos relacionamentos interpessoais.

Por fim, uma noção que emerge como semelhante nessas definições é a de **integração**. A personalidade é frequentemente evocada dentro da noção de integração entre as partes, formando um todo único que pode definir o sujeito e posicioná-lo diante dos demais. As diferentes características, os diferentes comportamentos e atitudes, bem como as diversas formas de funcionamento psíquico devem estar integradas dentro de um sujeito. Assim, cada pessoa possuiria uma personalidade e esta seria integrada, reunindo diversos aspectos, facetas e características. Quando esta personalidade não se mostra integrada podemos falar em processos de adoecimento, demandando cuidados específicos em saúde mental.

Como podemos notar, essas características atravessam o modo como se pode definir a noção de personalidade. As diferenças entre cada teórico são possivelmente marcadoras do modo como cada teoria apreende e maneja as diferenças individuais e o modo como traços semelhantes podem ser agrupados sob um construto mais amplo. Ainda, tais definições revelam também tendências que podem mudar em função do tempo e do avanço dos estudos no campo da personalidade. Ainda que uma certa permanência possa ser observada quando avaliamos as datas em que essas proposições foram apresentadas, pode-se considerar que existe um desenvolvimento contínuo que permite definições mais apropriadas, mais avançadas e que possibilitam uma melhor e mais adequada compreensão do humano. A seguir, compartilharemos de que modo essas diferentes formas de se definir e explicar a personalidade deram origem às teorias de personalidade.

Principais teorias da personalidade

Como mencionamos anteriormente, existem diversas teorias da personalidade. Podemos destacar na primeira metade do século XX as grandes escolas ou movimentos que possuem concepções acerca desse conceito, como o estruturalismo, o funcionalismo, o behaviorismo, a gestalt e a psicanálise. Já na segunda metade do século XX observamos o surgimento de teorias menos abrangentes acerca da noção de personalidade como as abordagens biológicas, comportamentais, cognitivistas, psicanalíticas, fenomenológicas, humanistas e existenciais.

Nos diferentes manuais de Psicologia da Personalidade encontramos muitos autores mencionados enquanto propositores de noções de personalidade ou como estudiosos do conceito, entre eles Rogers, Freud, Jung, Skinner, Allport e Adler, apenas para citar alguns exemplos mais expressivos. Em cada uma dessas teorias encontramos questões importantes que são responsáveis pelas diferenças existentes entre cada uma dessas perspectivas teóricas, como a visão filosófica de pessoa, as diferenças e interações entre os determinantes internos e externos, a noção de consistência (situação e tempo), de unidade (padrão/self), os estados de consistência, de cognição, afeto e comportamento, bem como as noções de passado, presente e futuro. Assim, cada teoria pensa e problematiza a personalidade de um modo específico, ainda que se mantenha um determinado padrão por se tratar de referenciais ocidentais que se baseiam na noção ocidental de personalidade, ou seja, conservam uma certa unidade dentro da diversidade.

Na atualidade nenhuma área da Psicologia da Personalidade é tão ativa e promissora quanto a chamada Psicologia Diferencial, Psicologia do Traço ou a Psicologia das Diferenças Individuais (REBOLLO; HARRIS, 2006). A emergência e sucesso da ênfase no traço deve-se ao fato de que diversos estudos recentes usando diferentes métodos deram origem às teorias fatoriais da personalidade. Entre os pontos centrais da teoria de Allport, encontramos que a personalidade seria uma espécie de organização dinâmica dos sistemas psicofísicos que determinam o comportamento e o pensamento de um indivíduo (ALLPORT, 1966). Nessa perspectiva, os traços comuns seriam características marcantes em uma dada cultura e que todos podem reconhecer e nomear. O conjunto de diferentes traços daria origem à noção de personalidade.

As teorias fatoriais acreditam serem os traços as unidades principais da personalidade humana, uma vez que podem resumir, prever e explicar a conduta de uma pessoa. Para as teorias fatoriais a personalidade pode ser entendida como um conjunto de padrões estáveis e consistentes das dimensões afetivas, cognitivas e comportamentais dos seres humanos, estruturantes em uma hierarquia que vai do particular para o geral (PACHECO; SISTO, 2003). As teorias fatoriais representam uma maneira objetiva e parcimoniosa de compreender e estudar a personalidade humana, as quais deram origem a diversos instrumentos psicológicos que facilitam a avaliação da personalidade ao longo do ciclo vital (SILVA; NAKANO, 2011).

Entre as teorias fatoriais da personalidade encontramos o modelo dos Cinco Grandes Fatores, ou *Big Five*, inspirado na teoria de McDougall, datada da década de 1930 (HUTZ; NUNES; 2001; NUNES; HUTZ; GIACOMONI, 2009), considerada uma das mais objetivas e que permitiriam uma mensuração mais adequada da personalidade justamente por representar os traços de um modo mais abrangente e integrativo do que outras teorias de traços, que tendiam a descrever uma multiplicidade de traços que, obviamente, dificultavam a sua avaliação. Segundo Silva e Nakano (2011), os fatores que compõem o Modelo *Big Five*, no Brasil, foram traduzidos como extroversão, neuroticismo, socialização, realização e abertura à experiência.

Na dimensão neuroticismo encontramos facetas como ansiedade, raiva, hostilidade, depressão, constrangimento, impulsividade e vulnerabilidade. Em contrapartida, na dimensão extroversão encontramos aspectos como acolhimento, assertividade, atividade, busca de sensações e emoções positivas. O fator extroversão refere-se à quantidade e intensidade das interações interpessoais, em nível de atividade, à necessidade de estimulação e à capacidade de alegrar-se, por exemplo. Pessoas com maior pontuação em extroversão tendem a ser mais sociáveis, ativas, afetuosas, engajadas e otimistas. As baixas pontuações podem revelar pessoas mais reservadas, independentes e também indiferentes (NUNES, 2009).

Na dimensão abertura encontramos facetas como fantasia, estética, sentimentos, valores, bem como a necessidade de comportamentos exploratórios e o reconhecimento da importância em ter novas experiências. Indivíduos com altas pontuações nessas facetas tendem a ser mais curiosos, imaginativos e não convencionais. Quando observamos a sua oposição, encontramos pessoas que tendem a ser mais convencionais em suas crenças e atitudes, sendo conservadoras em suas preferências e até mesmo rígidas em relação às possibilidades de mudanças.

Na dimensão socialização encontramos facetas como confiança e franqueza, altruísmo, complacência, modéstia e sensibilidade, além de uma maior proximidade com as pessoas e disponibilidade para o estabelecimento de relacionamentos interpessoais. Na dimensão realização encontramos facetas como ordem, senso de dever, esforço por realização, autodisciplina e ponderação, em uma perspectiva na qual a realização de objetivos e metas é algo prazeroso e que permite ao sujeito a construção de um sentido de vida. Os cinco fatores de personalidade são sumarizados no Quadro 2 a seguir.

Fator	Características
Extroversão	Quantidade e intensidade de interações interpessoais. Envolve atividade, estimulação, socialização e maior nível de atividade e abertura para o outro.
Socialização	Dimensão interpessoal que se refere aos tipos de interação, envolvendo atributos como generosidade, altruísmo, bondade e empatia, bem como responsividade e confiança.
Realização	Envolve organização, persistência, controle e motivação para alcançar objetivos, envolvendo atributos como dedicação ao trabalho, organização de ideias, planejamento e ambição.
Neuroticismo	Trata-se do nível crônico de ajustamento emocional que envolve instabilidade, vulnerabilidade, desajustamento psicossocial, bem como pode ser acompanhado de sintomas de ansiedade e depressão.

Abertura	Envolve a necessidade de comportamentos exploratórios, sendo atribuída a pessoas curiosas, imaginativas, criativas, que se mostram abertas a novas experiências e aprendizados, com elevada responsividade emocional.

Quadro 2: Fatores de personalidade do Modelo *Big Five*.
Fonte: Elaborado pelo autor a partir da literatura da área.

Embora este modelo dos cinco grandes fatores tenha ganhado força especialmente nas últimas três décadas, sua origem remonta à década de 1940 (SILVA; NAKANO, 2011). Na perspectiva da Psicologia do Traço, a maior parte das psicopatologias pode ser mais entendida como manifestações extremas de um traço ou de uma combinação de traços. A combinação de características de personalidade poderia predispor um indivíduo a desenvolver uma dada psicopatologia, sendo os traços de personalidade extremamente úteis para aumentar a compreensão sobre a dinâmica e a estrutura da psicopatologia. As características de personalidade são boas preditoras da resposta do indivíduo ao tratamento e das estratégias utilizadas para enfrentar fatores estressantes do cotidiano e promover o bem-estar psicológico.

Esse modelo ganha especial importância no campo da avaliação psicológica[6], pois permite uma mensuração de personalidade a partir desses grandes traços que, em si, recuperam e abrangem uma gama importante de comportamentos e expressões que podem caracterizar uma pessoa e permitir uma compreensão melhor a seu respeito. Essa compreensão também permite identificar traços mais comprometidos e possíveis psicopatologias associadas a algum desses traços. Assim, pode-se afirmar que a personalidade representa um componente fundamental para o prognóstico de um caso clínico e para o sucesso da terapia indicada. Entre as escalas brasileiras para investigação dessas facetas encontramos a Escala Fatorial de Neuroticismo (EFN) (HUTZ;

---

6 A avaliação psicológica é uma das áreas mais tradicionais da Psicologia, tanto na pesquisa, no ensino, como na atuação profissional. Segundo o Conselho Federal de Psicologia, em sua Resolução n. 007/2003, trata-se de um processo técnico-científico de coleta de dados, estudos e interpretação de informações a respeito dos fenômenos psicológicos, podendo ser empregadas estratégias de investigação como métodos, técnicas e instrumentos, entre eles os popularmente conhecidos testes psicológicos (MENDES; NAKANO; SILVA; SAMPAIO, 2013).

NUNES, 2001), a Escala Fatorial de Socialização (EFS) (NUNES; HUTZ, 2007a), a Escala Fatorial de Extroversão (EFEx) (NUNES; HUTZ, 2007b), a Escala Fatorial de Abertura à Experiência (EFA) (VASCONCELLOS; HUTZ, 2008), a Escala Fatorial de Realização (EFR) (NUNES, 2007) e a Bateria Fatorial de Personalidade (BFP) (NUNES; HUTZ; NUNES, 2010).

Outra teoria bastante difundida é a Classificação Tipológica de Myers Briggs. A classificação tipológica MBTI (do inglês *Myers-Briggs Type Indicator*) é um instrumento utilizado para identificar características e preferências pessoais. Trata-se de um indicador desenvolvido durante a Segunda Guerra Mundial e que está baseado nas teorias de Jung sobre os tipos psicológicos. Atualmente, é uma das classificações mais utilizadas no mundo em diferentes cenários, como os clínicos e organizacionais, sendo bastante difundida entre o público leigo, inclusive (MICHAEL, 2003; ROSA et al., 2019). Essa tipologia trabalha com as noções de oposição básicas entre as diferentes facetas psicológicas. O componente extroversão apresenta-se em oposição ao componente introversão. O componente sensorial é oposto à intuição, de modo que a razão é oposta à emoção e o julgamento é oposto à percepção.

Em termos dessas oposições, podemos mencionar as que se referem aos sensoriais e intuitivos, que descrevem como uma informação é entendida e interpretada pelo sujeito. Os chamados "sensoriais" confiam mais em coisas palpáveis, concretas e em informações sensoriais. Já os "intuitivos" preferem informações abstratas e teóricas, gostando de interpretar os dados com base em suas crenças. Os "racionalistas" apresentam-se em oposição aos "emocionais". Os racionalistas tendem a decidir de forma fria, sistemática, lógica e consistente, ao passo que os emocionais tendem a decidir com base nas suas emoções e sentimentos.

Seguindo essa mesma linha de raciocínio, os "extrovertidos" obtêm sua energia por meio da ação e, em geral, tendem a ser mais ativos e enérgicos. Já os "introvertidos" obtêm energia quando estão envolvidos com ideias, preferindo refletir antes de agir e necessitando de tempo para pensar e recuperar essa energia. Extrovertidos tendem a ser mais sociáveis, e introvertido menos sociáveis. Os "julgadores" tendem a gostar de rotina e odiar surpresas, ao passo que os "perceptivos" gostam de se arriscar e preferem as mudanças.

Como podemos observar, as diferentes teorias de personalidade revelam posicionamentos epistemológicos importantes acerca do que se compreende como sendo da ordem do indivíduo e como sendo da ordem do coletivo. Outro aspecto central é como cada uma compreende os processos de mudança e de continuidade nesse construto, o que nos permite investigar se a dimensão da personalidade seria algo dinâmico ou não. Pela maioria da literatura aqui recuperada, trata-se de um construto dinâmico, mas relativamente estável ao longo do tempo, oferecendo estruturação à noção de pessoa.

Embora as diferenças entre as conceituações de personalidade possam atravessar as diferentes teorias, considera-se a importância de empregar tais noções no cuidado em saúde ou, ainda, discutir se o conceito de personalidade está ou não presente quando pensamos a atenção à saúde de um paciente-cliente-usuário. Assim, no tópico seguinte, discutiremos de que modo essa noção e suas diferentes compreensões podem ser importantes para mediar o cuidado promovido pelos profissionais de saúde, assim como anunciado no objetivo do capítulo. Trata-se, portanto, de empregar a noção de personalidade não para diferenciar os sujeitos, mas para promover um cuidado que seja, de fato, necessário à pessoa e integrado às suas características.

Personalidade e seu aspecto mediador no cuidado em saúde

A personalidade não é uma noção trabalhada exclusivamente pela Psicologia. O modo como as diferentes profissões dialogam com essa noção revela que esse conceito possui uma aplicação prática, de modo que refletir sobre o mesmo é igualmente importante dentro da ciência psicológica e dentro das ciências que envolvem o cuidado, entre elas a Enfermagem. Assim, defendemos neste capítulo não apenas a importância de definirmos o que pode ser a personalidade, mas, sobretudo, as suas possibilidades na compreensão dos processos de saúde e de doença e também do cuidado.

Apenas para citar um exemplo, em 1952 a teorista em Enfermagem Hildegar Peplau (1909-1999) criou a Teoria das Relações Interpessoais (PEPLAU, 1988; SANTOS; NÓBREGA, 1996). Essa teoria está baseada em fundamentos psicológicos como, por exemplo, nas noções de crescimento e de desenvolvimento emocional. Assim, o crescimento e o desenvolvimento enquanto construtos psicológicos formam a base para se pensar as relações interpessoais entre enfermeiras(os) e pacientes:

> [...] podemos constatar que nesta teoria Peplau enfoca o potencial terapêutico do relacionamento de pessoa-para-pessoa e mostra que, embora o enfermeiro possa administrar medicamentos e auxiliar em outros tratamentos psiquiátricos, o principal modo como ele influencia diretamente no atendimento ao paciente é através do uso que faz de si mesmo enquanto lida com um cliente em interações individuais. Para lidar em interações individuais, a referida autora apresentou as fases da relação interpessoal, os papéis nas situações de enfermagem e os métodos para o estudo da enfermagem como um processo interpessoal com foco no desenvolvimento das relações entre o paciente e o enfermeiro, os quais têm como base o interacionismo, a fenomenologia, o existencialismo filosófico e o humanismo (SILVA; NÓBREGA, 1996, p. 56).

Observamos nessa teoria de Enfermagem uma forte influência de teóricos da personalidade como Erick Fromm e Sullivan, de modo que a personalidade não é um conceito exclusivamente de uso psicológico, mas que pode ser integrado às diferentes práticas profissionais na produção de saberes acerca do modo como se estabelecem relações entre as diferentes categorias e os pacientes ou clientes por elas atendidos. Assim, em toda teoria de Enfermagem, por exemplo, é possível identificar alguns pressupostos que nos permitam discutir a noção de personalidade ou, ainda, como a noção de personalidade está representada neste corpo teórico e pode direcionar o modo como o cuidado é promovido quando orientado por essa teoria.

Em outras palavras, a personalidade também pode ser traduzida, nessas teorias, na maneira como as relações entre profissionais de Enfermagem e pacientes-clientes-usuários são definidas, pensadas e construídas. Mesmo havendo ou não o destaque à categoria personalidade, pode-se compreender que tal noção atravessa e constitui tais teorias, o que pode ser corporificado no modo como o cuidado é ofertado.

Para discutir de que modo a noção de personalidade pode ser empregada para mediar o cuidado em saúde é importante que nos remetamos à noção de cuidado. Para isso abordaremos o modo como a Enfermagem compreende o cuidado, ou uma das formas possíveis. Segundo Collière (1999), a finalidade primeira dos cuidados de Enfermagem é permitir transpor um limiar, ultrapassar uma etapa e comunicar vida. Para Waldow (2004), o cuidado em Enfermagem busca desenvolver atitudes e comportamentos que visam a aliviar o sofrimento, manter a dignidade e facilitar meios para manejar as crises e as experiências do viver e do morrer.

Tendo por base essas definições básicas, é importante retomarmos a nossa leitura prévia acerca dos conceitos de personalidade. Retomando as nossas construções prévias, a personalidade trata-se de um conceito que atravessa o tempo, que é vivo, está em acontecimento, sendo um conceito complexo que dirige a nossa compreensão do humano e o modo como ele pensa, age, sente e se expressa. Assim, como empregar o conceito de personalidade no cuidado em saúde? Para responder a esta pergunta vamos trabalhar com algumas diretrizes ligadas ao cuidado.

A primeira diretriz nos traz que o cuidado envolve o alívio do sofrimento (WALDOW, 2004). Nesse sentido, é importante compreender que cada paciente-cliente-usuário possui uma característica de funcionamento e uma noção específica do que é sofrimento. Cada paciente-cliente-usuário pode expressar suas necessidades de diferentes maneiras, o que se liga diretamente à noção de personalidade. Mesmo seguindo determinados protocolos de cuidado, deve-se sempre conhecer e considerar as particularidades de cada caso. O desafio é justamente reajustar constantemente as práticas, propondo perguntas novas.

A segunda diretriz nos diz que o cuidado busca facilitar meios para amenizar as crises e as experiências do viver e do morrer (WALDOW, 2004). Nessa diretriz devemos considerar a necessidade de buscar pontos de encontro com cada paciente-cliente-usuário, criando o que chamamos de conexão. O foco apreciativo defendido pelas teorias construcionistas sociais e também pela abordagem da Psicologia Positiva, esta última apresentada em detalhes no Capítulo 7, destaca a necessidade de compreender e reconhecer quais recursos o paciente-cliente-usuário já possui para, a despeito de suas características consideradas disfuncionais, vivenciar essa experiência. Algumas perguntas possíveis neste contexto são: como eu, enquanto profissional de saúde, posso ajudar nessa descoberta? Como eu posso contribuir para que essa pessoa descubra os seus recursos para viver com dignidade mesmo possuindo condições de adoecimento e disfuncionalidades bastante comprometidas?

Uma terceira diretriz exemplificada neste capítulo é a que se refere aos cuidados de manutenção da vida que podem sustentar e manter as capacidades adquiridas para a sobrevivência cotidiana, como a alimentação, a higiene, o vestir-se e o deslocar-se (COLLIÈRE, 1999). Aqui mostra-se importante desenvolver técnicas e protocolos de cuidado que possam planejar o modo como esse cuidado será prestado a cada indivíduo. Por mais que esses protocolos sejam importantes na prestação desses serviços e desses cuidados, é necessário realizar ajustes em função de características individuais dos pacientes-clientes-usuários. De modo similar, é importante refletir também sobre a personalidade e o funcionamento de quem oferece esse cuidado (BORGES; SILVA, 2010).

Estabelecidas as diretrizes que exemplificam o modo como a noção de cuidado pode ser conduzida a partir de diferentes perspectivas acerca do que é a personalidade, cabe-nos questionar: o que é mediar o cuidado a partir do conceito de personalidade? Para tentar responder a esta pergunta é necessário estabelecer relações entre conceitos e práticas de modo integrador e crítico, possibilitando uma leitura que seja propositiva de um cuidado. Mediar o cuidado a partir da personalidade é oferecer uma leitura do conceito que dispare a construção de recursos para o cuidado em saúde. Aqui é mister relembrar como alguns posicionamentos foram construídos até este momento do livro: é sempre importante recuperar a visão do ser humano enquanto ser integral, inconcluso, diverso e polissêmico, por meio do qual podemos pensar a personalidade enquanto um acontecimento.

No século XXI tem havido um convite para que as teorias de personalidade clássicas sejam repensadas, havendo maior fluidez nas relações entre o eu e o outro. O chamado sujeito biopsicossocial envolve considerar que o eu é constituído pelo olhar do outro. A busca pela compreensão da personalidade não envolve apenas uma necessidade de caracterizar e hierarquizar os sujeitos como se observava no passado, mas justamente para um elemento bastante positivo do que é o desejo de conhecer o outro.

A partir desse posicionamento podemos compreender que se conhecemos bem o outro aumentamos as possibilidades de que possamos prestar uma ajuda que, de fato, seja importante para este outro. Quando eu conheço o outro eu posso ajudá-lo. Nessa perspectiva, concebemos que o melhor da pessoa pode emergir justamente na relação com o outro. O modo como eu olho o outro e me relaciono com ele pode ampliar ou limitar as possibilidades do cuidado. Eu me relaciono com esta pessoa como alguém incapacitado ou como uma pessoa que, mesmo possuindo necessidades de cuidado, tem recursos para buscar adaptações e novas formas de existir? Trata-se da capacidade de separar a pessoa do seu problema, desenvolvendo um recurso apreciativo (COOPER-RIDER; WHITNEY, 2005): como eu posso olhar para o outro de outra forma?

Quando falamos em personalidade como mediadora do cuidado devemos compreender que a personalidade oferece um determinado retrato do outro. O profissional de saúde não deve se relacionar apenas com esse retrato, mas também com modelo vivo e em ação, como se fosse um **retrato em movimento**. Na Pós-modernidade encontramos críticas às visões essencialmente psicométricas da personalidade, ou seja, que buscam apenas identificar características e promover julgamentos acerca do que é mais ou menos ajustado e adaptativo a algum determinado padrão de comportamento apregoado como referência. Para além dessas identificações de tipologias, a personalidade na Pós-modernidade pressupõe um encontro com um movimento constante de ser e de acontecer, o que emerge nas relações que estabelecemos e também no modo como promovemos o cuidado.

Uma discussão prática sobre o conceito de personalidade

A fim de compreender como a noção de personalidade pode atravessar a promoção do cuidado, destaco um estudo de caso conduzido a partir do atendimento a uma jovem solteira, de 20 anos de idade, auxiliar de cozinha e que possuía um filho de dois anos à época. Trata-se de um caso atendido em psicoterapia e que foi narrado em um artigo sobre o plantão psicológico desenvolvido em uma instituição (SCORSOLINI-COMIN, 2014c). Embora seja um caso atendido em psicoterapia, há elementos que fazem referência direta aos atendimentos realizados em um equipamento de saúde público e com a participação de diferentes profissionais, como médicos e enfermeiros. As discussões aqui recuperadas não dizem respeito à psicoterapia enquanto técnica, mas ao modo como as explicações sobre quem é a paciente--cliente-usuária atravessam o modo como o cuidado é prestado a ela.

O nome fictício dessa paciente-cliente-usuária é Cristal. Assim que o psicoterapeuta entrou em contato com o caso, recebeu algumas informações sobre a paciente-cliente-usuária. As pessoas diziam que se tratava de uma mulher "louca", "perturbada" e um caso de "PQU", em alusão à especialidade psiquiatria. Essa moça tentava interagir com as pessoas ao seu redor perguntando constantemente se poderia adicionar as pessoas em suas redes sociais, fazia perguntas e comentários considerados "desconcertantes". As suas queixas para o atendimento psicológico eram a intensa dor no peito e o medo de morrer.

Nas consultas prévias com os médicos eles destacaram que não havia qualquer comprometimento cardiológico, mas sim um problema de "ordem psicológica", que deveria ser melhor investigado em psicoterapia, por isso o encaminhamento. O pai de Cristal havia falecido à época dos atendimentos, vítima de uma cardiopatia. Os familiares consideravam a queixa de Cristal como sendo uma "frescura". Os médicos diziam que ela deveria passar por um tratamento psiquiátrico, mas a paciente afirmava que não conversavam direito com ela a respeito de qual seria esse tratamento, nem deixavam claros os objetivos desse tipo de acompanhamento.

No equipamento de saúde que frequentava era considerada uma paciente "difícil", pois mobilizava toda a equipe de saúde, que possuía dificuldades de ouvi-la e de estar em contato com ela. O que podemos observar neste caso é que existe uma história saturada de problema, ou seja, sem qualquer espaço para uma narrativa que não envolva algum tipo de problema ou que não associe Cristal a alguma dificuldade ou adoecimento. A necessidade premente era de romper com a descrição da paciente-cliente-usuária a partir da sua personalidade, ou seja, romper com a classificação de Cristal como sendo louca, difícil, cansativa e custosa.

Quando lançamos outros olhares podemos ter outras visões acerca dessa mesma paciente-cliente-usuária. Outras possibilidades de visão sobre ela eram a de que se tratava de uma mãe extremamente dedicada ao filho e que necessitava de elaborar o luto pela perda do pai, algo que não lhe fora permitido nos atendimentos de saúde justamente pelos "rótulos" construídos sobre a mesma, descrições essas que não a apresentavam como uma pessoa que deveria ser ouvida, mas como alguém que deveria ser encaminhada a um atendimento específico, o psiquiátrico, sem que qualquer tentativa de escuta fosse empregada anteriormente por outros profissionais, entre eles os da Enfermagem. Não que ela não precisasse de atendimento psiquiátrico, pelo contrário – mas este caso coloca em tela o modo como esse encaminhamento, muitas vezes, é realizado não por se identificar uma real demanda por parte do paciente-cliente-usuário, mas como um lugar-comum que dê espaço à expressão de um sujeito com o qual nem sempre essa equipe de saúde consegue conviver e, de fato, cuidar. Ao buscar constantemente a equipe, ela estava buscando afeto por meio das relações interpessoais.

E onde está o conceito de personalidade no caso de Cristal? A personalidade envolve as características que tornam uma pessoa única. Compreender o funcionamento da personalidade é importante para delinear o tratamento e atender às suas necessidades, por exemplo, de tratamento psiquiátrico. Essa compreensão não pode obscurecer o principal: o contato com uma pessoa que precisa ser ouvida também em seu modo de funcionar. O foco na personalidade não pode tomar a parte pelo todo, ou seja, ela não pode ser definida a partir da sua queixa ou do problema que apresenta. Essa queixa é apenas uma parte da sua vida. Assim, é importante recusar o que chamamos de "discurso do déficit" (RIBEIRO; CACCIA-BAVA; GUANAES-LORENZI, 2013).

As características observadas pela equipe de saúde no caso de Cristal que se inscrevem em uma ampla gama de definições, as quais podem ser resumidas na noção de personalidade, não podem ser elementos que afastam o paciente-cliente-usuário do cuidado, pelo contrário. O cuidado pode e deve ser oferecido tendo acesso a essas características e podendo trabalhar com as mesmas de modo dinâmico, respeitoso e recusando um discurso que aprisione essa pessoa ou a resuma a tais características. Assim, a pessoa "não é", mas "possui" determinadas características, elementos esses que podem se alterar, que estão em movimento e que não podem, de modo determinista e unívoco, definir uma pessoa em sua complexidade.

Para concluir este capítulo é importante retomar que a personalidade deve ser um conceito que medeia um cuidado mais humanizado em saúde. Assim, não devemos cristalizá-lo em termos de explicações essencialmente individuais e rígidas. As teorias de personalidade estão abertas, pois a personalidade é um conceito vivo, assim como o cuidado. Deve-se buscar o foco no desenvolvimento de recursos e na oferta de olhares menos estigmatizantes sobre o paciente e a própria equipe (BORGES; SILVA, 2010; SOU-ZA; SCORSOLINI-COMIN, 2011). O que pode ser útil quando enfrentamos diferentes problemáticas no cuidado à saúde é pensar como o conceito de personalidade pode ser apreendido em cada caso especificamente.

É importante pensar como os diferentes posicionamentos assumidos pela equipe e pelos familiares podem construir visões distintas sobre a personalidade do paciente-cliente-usuário. O mesmo paciente-cliente-usuário pode ser interpretado como possuindo diferentes personalidades a partir do modo como ele é visto por diferentes pessoas que assumem diferentes posicionamentos em relação a ele e ao próprio conceito.

O mais importante nessa reflexão é pensar como o conceito de personalidade pode nos ajudar a mediar o cuidado em relação a cada um dos pacientes-clientes-usuários. A proposta de uma compreensão de personalidade para além daquilo que a pessoa possui e é, mas como sendo aquilo que a pessoa pode desenvolver de modo fluido, constante e em movimento, torna-se mais importante para oferta de um cuidado humanizado e que considere o sujeito enquanto complexo e multifacetado. A partir dos conhecimentos compartilhados neste capítulo, responda às questões apresentadas a seguir.

Reflexões sobre o CAPÍTULO 2

1) A partir do que foi apresentado neste capítulo, tente elaborar uma definição própria do que seja a personalidade.

Para refletir melhor:

Para essa definição você pode se basear nos conceitos explorados no capítulo e também em suas percepções e experiências pessoais. Tente dividir essa noção nos aspectos que normalmente estão presentes no senso comum e aqueles que são trazidos pelas perspectivas científicas. Quais as aproximações e os distanciamentos entre essas noções? Como você se posiciona diante desse conceito? As percepções que você possuía antes da leitura deste capítulo se modificaram? Se sim, em que sentido? Reflita sobre isso e compartilhe aqui o seu pensamento.

2) Agora vamos pensar sobre como esse conceito pode estar presente na promoção do cuidado em saúde. Como você, enquanto futuro profissional de saúde, pensa ser possível acessar ou conhecer a personalidade do seu paciente-cliente-usuário?

Para refletir melhor:

Lembre-se de que existem muitos instrumentos construídos para a mensuração da personalidade, ou seja, para que possamos "conhecer qual o tipo de personalidade de uma pessoa". Os testes de personalidade ocupam uma posição de destaque na Psicologia, sobretudo no campo da Avaliação Psicológica. E a maioria desses testes é de uso privativo dos profissionais de Psicologia. Esses testes, ainda, estão comprometidos com determinadas visões acerca do humano, da personalidade e da própria forma de investigar esse construto. Assim, cada teste pode ter pressupostos distintos e revelar diferentes formas de compreender o que é a personalidade. Mas como você, como futuro enfermeiro, pode acessar a personalidade desse paciente--cliente-usuário na linha de cuidado sem usar esses recursos? Quais outras formas de cuidado podem ser úteis nesse processo? Quais os recursos que você tem aprendido em seu curso e que podem ser úteis nesse processo de acessar o paciente-cliente-usuário e conhecê-lo melhor?

CAPÍTULO 3

O conceito de família e sua interface com a saúde

Objetivo do capítulo:

- Problematizar o conceito de família e refletir de que modo tais construções acerca do tema podem ser disparadoras de diferentes protocolos para se pensar o cuidado e a educação em nossa sociedade.

O que abordaremos neste capítulo?

- Vamos apresentar os diversos sentidos existentes sobre o que é a família e o modo como essas definições podem repercutir na oferta de um cuidado em saúde que seja alinhado a essas diferentes possibilidades de ser família.
- Vamos conhecer alguns princípios norteadores de duas abordagens psicológicas que mais trabalham com o conceito de família no cuidado em saúde: a psicanálise e a sistêmica.
- Vamos refletir sobre como as diferentes configurações familiares existentes podem orientar o modo como promovemos o cuidado e como os profissionais de Enfermagem podem reconhecer suas próprias configurações, suas limitações e potencialidades.

Ao final, serão apresentados exercícios reflexivos para solidificar a aprendizagem desses conteúdos.

CAPÍTULO 3

O conceito de família e sua interface com a saúde

> *– Agora que estamos a chegar, você prometa ter cuidado.*
> *– Cuidado? Por que, Tio?*
> *– Não esqueça: você recebeu o nome do velho Mariano. Não esqueça.*
> *O Tio se minguou no esclarecimento. Já não era ele que falava. Uma voz infinita se esfumava em meus ouvidos: não apenas eu continuava a vida do falecido. Eu era a vida dele.*
> (Mia Couto. *Um rio chamado tempo, uma casa chamada terra*, 2003, p. 22.)

Há, na contemporaneidade, um questionamento constante que coloca a família como uma instituição em permanente mudança. O binômio "família do passado-família do presente" opera-se a partir de uma contraposição, abrindo-se espaço para reflexões sobre o que seria a síntese desses modelos ou mesmo de uma ruptura desse binômio para a emergência do que viria a ser, então, a "família do futuro". Pensar a família no futuro tem sido um importante exercício, permeado, muitas vezes, por teorias que tanto asseveram a perpetuação da estrutura e da organização familiar como a conhecemos quanto a sua disrupção e substituição por outros modelos equivalentes ou mesmo renovados em função dos novos desafios. O exercício de pensar em formas de organização da família no futuro baseia-se, quase sempre, na avaliação dessa instituição na contemporaneidade e como a mesma foi evoluindo até os nossos dias. Este capítulo parte da necessidade, portanto, de refletir sobre esses modelos.

Em que pesem essas delimitações, imersas no senso comum e também acolhidas pelos teóricos da Psicologia do Desenvolvimento, por exemplo, abre-se espaço, cada vez mais, para a discussão sobre a importância da família na contemporaneidade como instância não apenas responsável pela socialização, ao lado da escola, mas como espaço de conhecimento, de transmissão de valores, de convívio, de pertencimento e de proteção. Assim, a família é alçada a uma dupla função: como objeto de estudo em si e como materialidade sobre a qual podemos observar alguns processos mais amplos, de caráter cultural, histórico, econômico e social.

Essa dupla função vem recebendo o interesse de diferentes pesquisadores ligados à Psicologia e às ciências sociais, em uma perspectiva de se compreender a família não apenas de modo endoperspectivado, mas abrindo-se a todos os diálogos possíveis desse sistema com os demais que nos cercam e nos constituem. Esse posicionamento é defendido por James Casey em sua célebre obra *A história da família* (1992), em que reclama a essa área de estudos a necessidade de ampliação do foco, compreendendo a família como uma estrutura fundamental para pensarmos também a sociedade.

A família se apresenta como uma noção diretamente associada à educação e também aos processos de saúde e de doença, motivo que nos leva a elegê-la como unidade de análise privilegiada na construção de conhecimentos sobre o cuidado. Assim, este capítulo parte do seguinte questionamento: como o conceito de família pode ser útil para pensarmos o cuidado em saúde? A partir desse breve preâmbulo, o objetivo deste capítulo é problematizar o conceito de família e refletir de que modo tais construções acerca do tema podem ser disparadoras de diferentes protocolos para se pensar o cuidado e a educação em nossa sociedade. Para iniciar o diálogo, será explorado o modo como o conceito de família tem se apresentado nesse importante debate.

Família: Por uma definição impermanente

O primeiro ponto que precisa ser explicitado é: qual a importância de refletirmos sobre o conceito de família ou, ainda, quais as repercussões da adoção de diferentes perspectivas para se pensar a família? Como discorreremos ao longo do capítulo, a definição de família nem sempre é clara e unívoca, podendo variar conforme o período histórico, os marcadores sociais e culturais, bem como o maior ou o menor espaço para essa discussão em sociedade. Mesmo com definições por vezes distintas e que se distanciam, nosso compromisso é com a busca de uma inteligibilidade comum que nos permita trabalhar com este conceito para uma finalidade: a sua aplicação em contextos de cuidado. Para essa finalidade abre-se a possibilidade de um conceito que conserve a sua impermanência, ou seja, que esteja perenemente aberto a reformulações, acréscimos, revisões, em uma perspectiva de desenvolvimento e de mudança que acompanha a própria construção do cuidado, como defendido ao longo de toda essa obra.

Uma primeira reflexão nos parece oportuna: ao compararmos as configurações atuais e as demandas contemporâneas pairam as noções de que, em um passado não tão distante, existiam outras formas de ser família e de funcionar em família. A noção de transformação, desse modo, atravessa o modo como concebemos também quem somos e quem podemos ser em família. Mas cabe um apontamento nessa articulação: a família está mesmo mudando? Se sim, em que medida? Como podemos observar e corporificar esses movimentos?

Tomo de posse para iniciar esse debate dois trabalhos importantes na área de família e que possuem como fio condutor questões para as quais permanentemente os pesquisadores desse campo têm apresentado respostas provisórias. O primeiro deles, da autoria de Maria Consuelo Passos, tem um título instigante: "Nem tudo que muda, muda tudo" (PASSOS, 2005). O segundo, de Dinael Corrêa de Campos, questiona: "Saudade da família no futuro ou o futuro sem família?" (CAMPOS, 2012). Ambos os estudos foram veiculados em importantes livros sobre a Psicologia da Família e apresentam como ponto de encontro os embates entre as permanências e as rupturas experienciadas na família ao longo dos anos, promovendo um debate perene e que dificilmente pode ser recusado pelo pesquisador ao adentrar nesse campo: como podemos pensar a família do futuro? Qual o futuro da família?

Para defender a tese de que a família contemporânea está em franco declínio pesam argumentos que relacionam justamente as suas inovações.

No entanto, as chamadas novas configurações familiares, para além de demonstrarem inequivocamente as mudanças que vêm assolando a família, impulsionando o alargamento de alguns sentidos que podem ser abarcados por um conceito mais amplo, têm revelado que também a nossa sociedade tem se modificado. Assim, as mudanças observadas em família, das quais as diferentes configurações emergem apenas como ilustrações de um movimento constante, podem indicar de como a sociedade também tem se mobilizado, sobretudo nos últimos anos.

Uma pergunta tem se repetido à exaustão em diferentes espaços formativos: "para você, o que é família?" Para além desse lugar-comum que, quase sempre, permite a emergência de múltiplos sentidos, todos eles de alguma forma alocados sobre uma definição oficial e mais ampla, deve-se apreciar esse questionamento como um convite a pensarmos a real importância desse conceito em nosso cotidiano, nas mudanças contemporâneas em nossa sociedade, nos costumes e no próprio modo como documentos oficiais e a legislação o retratam e o padronizam.

Uma boa forma de apreender o dinamismo que assola o conceito de família é acompanhar as estatísticas. As apreciações das estatísticas oficiais, no Brasil, revelam movimentos importantes, como aumento no número de divórcios, diminuição da taxa de nupcialidade, o fato de os jovens não elencarem o casamento entre os seus principais projetos de vida mas, paradoxalmente, continuarem a se engajar nesses relacionamentos, a busca por independência financeira, a saída de casa dos jovens em busca de formação e inserção laboral, a diminuição do número de filhos, diferentes maneiras de compartilhar papéis no exercício das funções parentais, entre outros (WAGNER; TRONCO; ARMANI, 2011).

Nos últimos anos as estatísticas também passaram a incluir em seus levantamentos dados sobre famílias compostas por casais do mesmo sexo, famílias recompostas, casais vivendo separados, entre outras configurações consideradas recentes ou, em outros termos, que têm recebido maior visibilidade mais recentemente. Conhecer esses números – e essas histórias – tem sido cada vez mais importante não apenas em termos psicológicos, mas para a adoção de estratégias de promoção de cuidado que possam, de fato, abarcar as demandas desses novos grupos e dessas estruturas emergentes.

No contexto da pandemia do novo coronavírus e da COVID-19, essas estatísticas passaram a ser revisitadas, sobretudo por mudanças que incidiram diretamente sobre o domínio da família. As recomendações de isolamento e de distanciamento social adotadas de modo global para a contenção da transmissão do vírus fizeram com que as pessoas ficassem reclusas em seus ambientes domésticos. Entre os diversos sentimentos expressos nesse contexto, o medo e a incerteza passaram não apenas a habitar individualmente os membros da família, como também, de modo mais abrangente, incluindo as instabilidades em termos de saúde, de segurança e de garantia de renda e de emprego.

A convivência mais próxima entre pais e filhos, embora possa ser considerada importante para o desenvolvimento infantil, também tem despertado reflexões sobre a garantia dos direitos assegurados pelo Estatuto da Criança e do Adolescente e a proteção a crianças e adolescentes, apenas para citar uma das questões familiares emergentes nesse contexto (GUIZZO; MARCELLO; MÜLLER, 2020). Nesse sentido, as vivências em família passaram a protagonizar o modo como passamos a pensar o cuidado em tempos de emergência sanitária, como na pandemia da COVID-19.

Ainda não se sabe o real alcance dessas reflexões em um mundo pós-pandemia, mas é lícito afirmar que a chamada "convivência forçada" operou diversos movimentos na estrutura da família, pondo em tela o debate sobre direitos, proteção e também liberdade. Alguns dados preliminares evidenciam esse processo e o modo como esse período tem afetado as famílias, como o aumento no número de divórcios e nas denúncias de violência doméstica contra mulheres, crianças e adolescentes (STANLEY; MARKMAN, 2020; VIEIRA; GARCIA; MACIEL, 2020). Aqui pode-se advogar em defesa de que a estrutura da família, por mais que possa ser suficientemente flexível para abarcar essas mudanças, mostra-se essencialmente afetada por um contexto de vulnerabilização, o que se agrava quando observamos cenários de maior precarização, de maior desemprego e de concorrência com outras vulnerabilidades sociais. Assim, a pandemia tende a afetar de modos distintos famílias de camadas pobres e classes mais abastadas, sendo que os desafios da convivência podem ser distintos em função dos recursos ambientais, das estratégias de manejo de conflitos e das próprias oportunidades de fazer frente aos desafios impostos pelo isolamento e pela retomada da convivência familiar como uma condição para a preservação da saúde.

Esse cenário é potente na ilustração dos sentidos mais evocados para se pensar o conceito de família: as chamadas permanências e rupturas. Tais processos são bastante explorados por Terezinha Féres-Carneiro (2009) e, segundo a autora, sustentam a base de uma definição contemporânea de família capaz de abarcar movimentos relacionados às relações de gênero, à subjetividade, à parentalidade, à filiação, ao trabalho e às condições emocionais dos membros que formam essa estrutura. Por essa definição, pode-se trazer um primeiro elemento para caracterizar o conceito de família: a mudança.

Embora a mudança possa ser um marcador importante quando observamos o modo como a família vem se apresentando ao longo dos tempos, há que se retomar que, em alguma medida, também são trazidos elementos relativamente estáveis, que fazem a família ser, de fato, o que ela é. Assim, as noções de função, de papéis, de relações e de vínculo tornam-se prementes para abarcar uma estrutura comum, relativamente permanente, sobre a qual podemos assentar os sentidos acerca da família. Acuña (2012, p. ix) destaca que a família é a "célula primária da sociedade", recuperando o sentido da primazia dessa instituição sobre as demais e sua responsabilidade para com o desenvolvimento humano e social. Esse sentido permeia toda a literatura da área de Psicologia da Família, sendo também referida por diversos autores:

> A família pode ser concebida como uma instituição responsável pelo processo de socialização de seus membros, pela educação e pelo estabelecimento de condutas adequadas a seus integrantes, principalmente crianças e adolescentes. De fato, a família é a primeira instituição com a qual a maioria dos indivíduos mantêm contato e pela qual são aprendidas as primeiras convenções sociais e desenvolvidos os principais padrões de comportamento [...] (BAPTISTA; CARDOSO; GOMES, 2012, p. 16-17).

A essa definição clássica acrescentam-se os sentidos de um organismo vivo, com leis intrínsecas que organizam o seu funcionamento dentro de uma lógica de estabilidade e abertura a mudanças ao longo do tempo (FALCETO, 1998), bem como de que essas mudanças são necessárias para o crescimento emocional de seus membros (ANDOLFI, 1984). Assim, essas definições possuem em comum o fato de pressuporem que a família não apenas possibilita a emergência de mudanças, mas também sobrevive por meio dessas transformações. A dinamicidade, portanto, seria uma marca desse conceito, assim como a sua estabilidade ao longo do tempo. Nesse aparente paradoxo, retomamos Passos (2005): nem tudo que muda, muda tudo.

Para além dos aspectos centralizados em uma estrutura mais íntima, de pequeno grupo, também emergem perspectivas que a associam a um dispositivo social (CAPITÃO; ROMARO, 2012), inserindo essa estrutura em um domínio mais amplo que representa não apenas aspectos internos e inerentes a cada pequeno grupo, mas que se sustentam, coletivamente, em pertencimentos sociais e culturais que permitem às famílias variarem dentro de determinadas balizas daquilo que se estabelece como socialmente válido em cada período histórico. O contexto pandêmico, nesse sentido, parece refletir essa necessidade de olhar para a família por um prisma ampliado, mas não menos diretivo.

A partir desse panorama, podemos compreender a família como uma estrutura que faz parte da sociedade, mas que não se mostra essencial à sua composição (CASEY, 1992), o que significa que não é o somatório de famílias que formam o conjunto social, mas que a família é uma célula que permite, sim, uma interpretação sobre essa sociedade e sobre as estruturas que a compõem. Em que pesem as diversas mudanças que podem incidir sobre esse sistema, a família também é estruturada sobre elementos que permitem a sua permanência.

Assim, a família não é "sempre outra", mas também não é "sempre a mesma", demandando a necessidade de que possamos apreendê-la dentro dessa condição, de constante inovação, mas de preservação de uma identidade, de um sentido de permanência, de ancoragem. Aos rompantes que, vez ou outra, tentam desconstruir a família, apresentam-se reflexões responsáveis por conservar o seu lugar junto a uma estrutura social mais ampla. A família, nesse sentido, passa a ter um lugar no futuro, independentemente de como ela possa, no porvir, se apresentar.

Essa definição contemporânea também deve incluir a pluralidade que tem marcado esse campo, permitindo que a diversidade traga permanentemente novas perspectivas e novos desafios que precisam se acomodar a um conceito mais amplo e estável do que vem a ser a família. Essa família narrada no plural tem sido evocada fortemente pela literatura científica (WAGNER et al., 2011) para destacar que as reflexões sobre esse sistema devem ser permanentemente endereçadas e problematizadas. A pluralidade, nesse sentido, tem possibilitado uma ampliação do conceito sem que o mesmo perca dos seus marcadores epistemológicos mais básicos, afinal, "nem tudo pode ser família", ao passo que a família não pode se recusar a essas múltiplas formas de ser e de se apresentar na contemporaneidade:

> [...] a coexistência de configurações e estruturas familiares diversas tem ampliado não só o conceito de família, mas também suas implicações na sociedade, gerando a necessidade de aceitar e conviver com o diferente. Nesse caso, tal pluralidade na configuração dos núcleos familiares tem demandado a criação de novos paradigmas explicativos que deem conta de tal complexidade. Diante desse contexto, já não é possível compreender a sociedade como uma engrenagem que funciona por partes isoladas, sem considerar a influência do ambiente que torna o sujeito um ser dinâmico [...] (WAGNER et al., 2011, p. 20).

Estabelecida essa primeira aproximação com o conceito central do presente capítulo, passaremos à exploração de seu emprego para pensarmos os processos de saúde e de doença. Uma primeira pergunta mostra-se oportuna, nesse ponto: o conceito de família que trazemos pode interferir de que modo na oferta desse cuidado?

Como podemos pensar os processos de saúde e doença a partir da noção de família?

Em que pesem os diferentes referenciais teóricos existentes no estudo da família, no Brasil ganham destaque as **perspectivas psicanalíticas e sistêmicas** (CARTER; MCGOLDRICK, 1995; RAPISO, 2002; ROUDINESCO, 2003). Embora haja distanciamentos epistemológicos importantes entre essas perspectivas, destaca-se que no contexto brasileiro há um diálogo fortuito entre elas, em que as proximidades e a necessidade de se pensar a oferta de um cuidado acabam se sobrepondo aos embates de caráter eminentemente teórico.

Na perspectiva familiar sistêmica, o funcionamento mais ou menos saudável de uma família pode ser compreendido a partir de dois sistemas de regulação que definem o conceito de **saúde familiar** (WAGNER et al., 2011). O primeiro deles trata da **capacidade de flexibilização**, que contempla em que medida uma família é capaz de modificar em termos de sua estrutura, suas regras e seu funcionamento em função de alguma demanda, em resposta a algum evento. Este evento, por exemplo, pode ser o adoecimento de um de seus membros. Famílias com um funcionamento saudável tendem a se reorganizar de modo mais positivo e propositivo diante de um evento estressor, de modo que essa flexibilização tem uma função essencialmente adaptativa desse núcleo familiar em responder aos desafios ou demandas impostas pelo ambiente ou por uma condição desse próprio núcleo.

Já a **delimitação de fronteiras** engloba o fato de a família ter que exercer o controle sobre os seus membros em momento de maior mobilização emocional ou quando a flexibilidade pode ameaçar a estrutura da família. A regulação entre esses dois marcadores, a flexibilização e a delimitação de fronteiras, é que permite pensarmos em funcionamento saudável. Em outras palavras, a saúde familiar, em uma perspectiva sistêmica, seria a "relação dinâmica que oscila entre melhores ou piores níveis de saúde" (WAGNER et al., 2011, p. 32).

Retomando as aproximações entre a perspectiva familiar sistêmica e a psicanálise, um exemplo desse diálogo é quando pensamos os modelos **de transmissão psíquica entre as diferentes gerações**, fenômeno este analisado tanto pela psicanálise quanto pela sistêmica. Para além das diferenças de compreensão, assinala-se, no presente capítulo, a possibilidade de uma leitura integrativa que ponha em destaque justamente o que se pretende analisar: de que modo a família pode contribuir na costura dos processos de saúde e de doença. Ambas as perspectivas compreendem que os processos de adoecimento são acompanhados por "sintomas que podem ser compartilhados e/ou transmitidos por diferentes gerações familiares, podendo denunciar elementos psíquicos comuns entre os membros de uma mesma família" (ALVES-SILVA; SCORSOLINI-COMIN, 2019, p. 25).

Ainda segundo a revisão de Alves-Silva e Scorsolini-Comin (2019), pode-se entender o adoecimento na família tanto como uma "repetição de acontecimentos que retornam os membros às fantasias sobre adoecimentos anteriores na história do grupo" quanto pela "reatualização de sofrimentos não simbolizados e perdidos na história familiar, que podem encontrar seu destino na doença" (2019, p. 26). Desse modo, a transmissão psíquica revela que o adoecimento ocupa uma posição de destaque ao estudarmos a família, sobrepondo-se aos clássicos inquéritos baseados no paradigma positivista que apenas retomam a necessidade de uma compreensão biológica e hereditária dos processos de saúde e doença. Não se trata, aqui, de recusarmo-nos a esse discurso, mas possibilitar uma leitura psicodinâmica e sistêmica que ultrapasse as determinações biológicas que compõem o indivíduo e o grupo familiar concebido pelos laços consanguíneos.

Quando pensamos nos processos de saúde e de doença inevitavelmente nos remetemos ao histórico familiar. É esse histórico que passa a ser compartilhado com os profissionais de saúde sempre que uma nova queixa ou um novo sintoma é instalado. Em consultas médicas, de Enfermagem, e mesmo na anamnese em psicoterapia, o questionamento sobre os processos de saúde e doença e sobre o histórico familiar relacionado àquela doença relatada como queixa é algo protocolar. Assim, parte-se da premissa de que todo adoecimento pode sim ter uma ancoragem na história familiar, tanto em hábitos construídos ao longo de toda a socialização, mas também a partir de determinações genéticas e que destacam a consanguinidade.

Nesse inquérito também é comum conhecer a composição familiar e o histórico dos processos de adoecimento que têm acometido os membros da família ao longo dos anos. Para além desses elementos mais ligados a um modelo biomédico e mais positivista de atuação, que busca reconhecer as causas do adoecimento para uma correta intervenção, em psicoterapia a exploração desse histórico familiar também pode se dar na tentativa de desvelar o sintoma e compreender melhor a queixa.

Nesse ponto um conceito diretamente empregado na área de família ganha espaço: a transmissão psíquica entre gerações. Em linhas gerais, parte-se dos pressupostos de que, a cada geração, diferentes processos são transmitidos em família, como formas de organização, tradição, ritos, festas, comportamentos e padrões relacionais. Alguns desses elementos são transmitidos conscientemente, ou seja, são ensinados, como rituais.

No entanto, alguns elementos são transmitidos pela via do inconsciente, ou seja, sem que o sujeito tenha consciência do que e como está transmitindo. Um exemplo disso refere-se a segredos familiares e também determinados sintomas relacionados ao adoecimento. Para a psicanálise e para a perspectiva sistêmica, a transmissão psíquica não pode ser barrada, ela simplesmente ocorre como uma forma de estruturação da própria família. Assim, não podemos nos recusar à transmissão, mas amadurecer os conteúdos em transmissão, a fim de que sintomas possam ser compreendidos, tratados, em busca de melhores condições de vida e de saúde psíquica.

Ao pensarmos os processos de transmissão psíquica, por exemplo, podemos ter acesso a quais sintomas estão emergindo e quais elementos sustentam esse sintoma, o que, em grande monta, refere-se ao modo como a família está estruturada e às diferentes relações que se estabeleceram ao longo do tempo – algumas de caráter consciente e outras inconscientes, nem sempre facilmente emergentes por meio de inquérito. Nessa investigação o psicoterapeuta pode empregar diferentes métodos, todos eles subsidiados à escuta. Também na consulta de Enfermagem alguns desses elementos podem ser narrados pelo paciente-cliente-usuário. Embora esse profissional não esteja a serviço de uma escuta de caráter psicoterápico, a sua escuta pode ser, em muitas ocasiões, terapêutica, pode atentar-se a elementos que costuram os enredos de vida e, sobretudo, a história do processo de adoecimento.

Antes de prosseguirmos, é importante destacar que a transmissão psíquica não se trata de um fenômeno essencialmente negativo, mas que pode ser potente também no sentido de disparar processos que façam frente àquilo que se identificou como problemático ou traumático no curso de vida. Nesse sentido, experiências da vida adulta, como a conjugalidade e a parentalidade, podem funcionar como instâncias que permitam ao sujeito experiências mais positivas em relação à vinculação e mesmo em termos de ter acesso aos sintomas, aos traumas e aos fantasmas transmitidos de geração a geração:

> A vivência da conjugalidade e da parentalidade, para além de evocar os fantasmas da transmissão e os aspectos escamoteados, segredos e conflitos não elaborados, podem fun-

cionar como uma releitura do vínculo e como possibilidade de ressignificação de experiências consideradas traumáticas e disfuncionais. Embora nem sempre a conjugalidade e a parentalidade possam oferecer modelos mais adaptativos e vinculações consideradas mais protetivas de uma geração para outra, a potencialidade desses eventos para a transformação deve ser pontuada na clínica psicanalítica do vínculo social, oferecendo modelos que conduzam à resiliência e ao bem-estar na instituição familiar. Assim, o trabalho da transmissão psíquica ultrapassaria o negativo, tendo que dialogar com os novos arranjos dos laços afiliativos nos relacionamentos interpessoais estabelecidos ao longo do desenvolvimento (SCORSOLINI-COMIN; SANTOS, 2016, p. 156).

A partir dessa perspectiva analítica, a narrativa de vida, que pode ou não incluir o adoecimento, pode ser compartilhada com o profissional de saúde. Por meio de uma escuta atenta e de um trabalho interdisciplinar, tais elementos podem se constituir como ferramentas que permitam o acesso àquilo que tem promovido o sofrimento àquele sujeito que está na linha de cuidado.

Tais abordagens aqui mencionadas (psicanalítica e sistêmica) são frequentes nos estudos da Psicologia, mas também são recorrentes quando exploramos intervenções desenvolvidas no campo da saúde, a exemplo da atuação em Enfermagem e em Medicina (POMPEO; CARVALHO; OLIVE; SOUZA; GALERA, 2016). Esses referenciais têm se mostrado suficientemente flexíveis para cotejar diferentes questões que emergem nesse contexto, a exemplo das novas configurações familiares e as suas associações com o cuidado e também com os processos de saúde e doença. Em uma perspectiva sistêmica, por exemplo, o cuidado de Enfermagem deve ser visto como um exercício integrativo, não apenas identificando os sistemas que compõem o paciente-cliente-usuário, como a família, mas como os mesmos estão integrados, permitindo ao sujeito uma experiência igualmente integradora e, por extensão, humanizadora.

Retomando o questionamento apresentado ao final da seção anterior, há que se problematizar de que modo as concepções acerca da família atravessam o modo como promovemos cuidado, o modo como observamos e entramos em contato com os pacientes-clientes-usuários e suas famílias, como pensamos determinados quadros de adoecimento, como construímos significações que nos permitem entrar em contato na linha de cuidado. Se o profissional de saúde possuir uma visão mais estreita ou mesmo fragmentada de família, é possível que o modo como ele planeja o cuidado considere esse marcador. Ao contrário, caso emerja um conceito amplo, flexível e adaptativo de família, diferentes significações poderão direcionar a maneira como o cuidado é prestado, promovido.

Na atuação em saúde – e aqui destacamos fundamentalmente o trabalho do profissional de Enfermagem – é mister que haja um processo de amadurecimento e de reflexão em torno do que pode ser a família. Nesse processo podemos evocar as impressões e construções trazidas pelos profissionais e que, obviamente, remontam ao seu desenvolvimento e às suas experiências pregressas em família, mas também reservando espaço para que novas teorizações possam emergir e que diferentes modos de ofertar o cuidado – mais palatáveis à pluralidade da área de família – emerjam e se corporifiquem nas práticas de saúde.

O profissional de saúde deve mostrar-se suficientemente aberto a reconhecer os modelos, os conceitos e os valores trazidos a partir da sua experiência, ao mesmo tempo que pode aprender – na teoria e na prática – como esse conceito apresenta-se quando pensamos o cuidado em termos científicos e das chamadas práticas baseadas em evidências. Entrar em contato com as próprias experiências em família pode ser doloroso em alguns momentos, mas esse é um movimento fundamental para que o profissional possa ter consciência do que é seu, do que é da sua experiência e do que pode ser da experiência do outro. Dentro da tão discutida empatia, é recomendado que esse profissional possa sim entrar em contato com o outro e colocar-se nesse lugar, mas conservando a capacidade de retornar a si e reafirmar o seu papel profissional diante daquela atuação. Na equilibração necessária ao fazer profissional, portanto, deve estar atento à própria experiência, abrindo-se à experiência do outro e também ao contato com conceitos, protocolos e teorizações que permitam uma prática consciente e que, de fato, possa ser promotora de desenvolvimento ao paciente-cliente-profissional.

Novas e velhas configurações: Para pensar as nomenclaturas e o cuidado

A noção de novos "arranjos" familiares tem sido bastante questionada justamente por remeter a uma ideia de algo que pode ser "arranjado", adaptado de modo informal ou, ainda, improvisado. Mais do que isso, recorremos à expressão "configurações familiares" para expormos os diferentes e diversos modos como a família pode se apresentar e se organizar na contemporaneidade. Para Wagner et al. (2011), a noção de **configuração** envolve o conjunto de membros que compõem o núcleo familiar, conceito este que se mostra suficientemente amplo para abarcar diferentes possibilidades de composição. Assim, diferentes nomenclaturas que expressam e representam essas múltiplas configurações têm sido empregadas no campo científico: coabitação, casais denominados LAT – *living-apart-together*[7], relacionamentos amorosos entre pessoas do mesmo sexo e poliamor, apenas para citar alguns exemplos.

Em termos da parentalidade também observamos diversas possibilidades, como a parentalidade consanguínea, por adoção, por tecnologias de reprodução assistida e também os casais sem filhos, assim como as vivências de parentalidade sem um(a) parceiro(a). Para além dessas configurações, também emergem mudanças em relação às estruturas de funcionamento que abarcam a divisão de tarefas domésticas, as atividades profissionais, a decisão de ter ou não filhos, a dupla carreira, entre outros. Como destacado por Wagner e Mosmann (2012), o surgimento desses novos modelos não implica a extinção do modelo tradicional de conjugalidade e de parentalidade trazido pela herança patriarcal e pelo modelo nuclear, mas na coexistência de diversas formas de funcionar e ser casal – e, por extensão, de ser família.

Em alguma medida, atribuir a essas configurações o *status* de "novas" pode ser perigoso, uma vez que essas diversas formas de ser família e de ser casal já podiam ser observadas há certo tempo. No entanto, muitas delas mostravam-se invisíveis não apenas socialmente como também em termos das estatísticas. Com o reconhecimento dos direitos até então concedidos apenas a uma parcela da população – engajada em relacionamentos amo-

---

7 Casais que vivem em residências separadas (CHAVES; CENCI; GASPODINI, 2020).

rosos heterossexuais consolidados por meio do casamento civil –, diversas outras possibilidades passaram não apenas a existir, mas a lutar pela sua visibilidade, a exemplo dos casais compostos por pessoas do mesmo sexo e da possibilidade de os mesmos experienciarem a parentalidade, por exemplo, pela via adotiva (UZIEL, 2021).

Ao serem reconhecidas socialmente, o que passa inequivocamente pela emergência do respeito aos diretos dessa população anteriormente excluída e invisibilizada, essas pessoas, esses casais e esses filhos passam também a existir enquanto sujeitos que podem experienciar processos de adoecimento e demandar cuidados em saúde. Ao chegarem aos equipamentos de atendimento formais, essas pessoas revelam aos profissionais de saúde a existência de configurações que podem fugir ao perfil com que estão tradicionalmente acostumados, podendo demandar cuidados específicos ou uma escuta específica para necessidades de saúde com que esses profissionais precisarão entrar em contato.

Nesse processo é fundamental que "essas" ou "aquelas" famílias não sejam estigmatizadas ou rotuladas a partir de suas necessidades ou características. Há que se compreender que toda família possui uma organização, uma estrutura, e esta pode ser mais favorável à adoção de determinados protocolos de cuidado que outras, o que não depende do modo como se vinculam ou produzem afetos, mas em que medida se mostram mais porosos ao cuidado. Assim, deve-se desconstruir a tentativa de balizar as características de cada tipo de família, recusando-se veementemente aos rótulos por vezes construídos para podermos nos relacionar com determinados aspectos que podem ser mais encontrados em determinadas estruturas ou composições familiares – "essas" ou "aquelas" famílias devem ser tomadas e consideradas apenas como famílias, o que, como vimos anteriormente, inclui a necessidade de cotejar a pluralidade desse conceito.

A oferta de cuidado deve pautar-se no respeito e na consideração da família a partir de um olhar sistêmico – não necessariamente no sentido da abordagem psicológica sistêmica, mas sim de um olhar para a estrutura geral, seus membros, seus recursos, suas potencialidades, a fim de que se possa elaborar protocolos de cuidado com maior possibilidade de sucesso. É mister conhecer e reconhecer o modo como cada família se organiza. O rótulo que permeia muitas vezes as intervenções nos campos da saúde e da educação tende a construir determinados preconceitos acerca de determinadas configurações familiares, como as chamadas famílias "desestruturadas". Em que pese a conotação depreciativa e equivocada acerca dessa classificação e dessa nomenclatura, é importante compreender que toda família possui uma estrutura – o que existe é que algumas delas podem ser mais funcionais, ou seja, podem funcionar de modo mais adequado, permitindo o cuidado e a adoção de comportamentos saudáveis e protetivos, em contraposição a outras nas quais existem mais conflitos, com pouco manejo dos mesmos, expondo seus membros a uma maior vulnerabilidade em termos de cuidado.

O profissional de saúde deve estar apto a não apenas ter acesso à estrutura de cada família que recebe na linha de cuidado, mas a apreender como ela funciona, quais as suas características e, sobretudo, quais os recursos e potencialidades trazidos e desenvolvidos pela família que podem contribuir para se pensar o cuidado voltado tanto à família quanto a um determinado membro em específico. Como no caso das redes de apoio construídas em relação ao cuidado com os idosos. É importante, nesse exemplo, conhecer quem são as pessoas da família que atuam ou que podem atuar como cuidadoras caso esse idoso apresente um processo de adoecimento que exija cuidados especiais. Assim, pode-se compartilhar com esses cuidadores determinados protocolos de cuidado que podem contribuir com uma atenção mais humanizada, próxima e bem-sucedida, o que deve ocorrer com o acompanhamento da equipe de saúde.

A **pluralidade de configurações familiares**, nesse sentido, é um elemento que nos ajuda a compreender a complexidade do conceito de família. Como existem muitas formas de ser família, não se trata de pensar o cuidado como algo que possa ser oferecido de maneira equânime a todos – embora a atenção e o cuidado oferecido devam ser fomentados tendo como norteador a equidade, há que se considerar que muitas famílias podem demandar cuidados específicos, o que envolve a adoção de protocolos de cuidado que se adaptem suficientemente às necessidades, promovendo um cuidado que, de fato, possa atingir o público-alvo.

Assim, os profissionais de saúde devem sempre trabalhar com a pluralidade de configurações em uma perspectiva de promoção de cuidado que deve estar aberta e flexível, construída com cada paciente-cliente-usuário, com cada família. Acolhendo essa complexidade poderemos promover um cuidado que respeite as famílias em suas especificidades, em suas características, em suas potencialidades, de modo coerente com as políticas de humanização e empregando um conceito de família suficientemente flexível que permita ao profissional, de fato, ser, estar e cuidar com essas múltiplas formas de organização e estruturação.

Na prática, isso envolve não apenas acolher essas famílias com respeito, mas compreendendo que as mesmas podem se estruturar de um modo distinto em relação à sua própria família ou até mesmo em relação às famílias que você pode receber de modo mais frequente no equipamento de saúde em que trabalha, por exemplo. Caso esteja na graduação ou em um curso de pós-graduação essas reflexões também se tornam válidas, haja vista que não devem ser realizadas apenas para que sejamos capazes de definir a família em termos conceituais, mas para que possamos compreender que essas nomenclaturas podem nos aproximar ou nos afastar de nossos pacientes-clientes-usuários.

Assim, não se trata de oferecer protocolos de cuidado validados a todos, mas que também as especificidades de nossos pacientes-clientes-usuários e suas famílias possam abrir espaço para adaptações e reflexões que permitam ao profissional aproximar-se e promover um cuidado mais efetivo. Estarmos suficientemente abertos às pluralidades nesse campo pode nortear a corporificação de uma prática que, de fato, permita uma escuta dessa família que chega em busca de cuidado, pautando-se no respeito, na empatia e na consideração de que podemos intervir de diferentes modos e com diferentes inteligibilidades quando nos mostramos menos preocupados com o enquadre de uma configuração, e sim com o seu funcionamento, a sua organização e o modo como ela pode produzir saúde e bem-estar.

Reflexões sobre o CAPÍTULO 3

1) A partir do que foi apresentado neste capítulo, tente elaborar uma definição própria do que seja a família.

Para refletir melhor:

Para essa definição você pode se basear nos conceitos explorados no capítulo e também em suas percepções e experiências pessoais. Essa definição que você irá elaborar deve ser estruturada pensando que outras pessoas poderão ter acesso à mesma e refletir sobre o seu posicionamento. Assim, tente pensar em uma definição que, de fato, reflita seu posicionamento pessoal e o que você já sabe sobre o assunto até o momento.

2) Compartilhe essa definição elaborada na questão anterior com, pelo menos, duas audiências diferentes, que podem ser representadas por uma pessoa da sua própria família e com um colega de curso. Peça que eles leiam atentamente a sua definição e emitam uma opinião a respeito.

Para refletir melhor:

Para que esse exercício realmente seja válido, peça que os seus interlocutores não apenas concordem ou discordem de sua definição, mas que possam refletir criticamente sobre a mesma. Quais os pontos que ficaram de fora dessa definição? Quais aspectos poderiam ser modificados? Trata-se de uma definição suficientemente abrangente e que comporta todos os tipos de família que podemos encontrar? Ou é uma definição mais particular? Tente fomentar que seus interlocutores reflitam sobre esses aspectos no processo de emissão de suas opiniões.

3) A partir da definição apresentada na primeira questão e das opiniões e sugestões de seus interlocutores, tente chegar a uma definição "definitiva" de família. Essa será a definição com que irá trabalhar. A partir disso, responda: como essa definição pode contribuir para a minha atuação como profissional de saúde?

Para refletir melhor:

A sua definição permite que você atenda a qualquer tipo de família ou de configuração familiar? Todos os pacientes-clientes-usuários vão se sentir contemplados e confortáveis com a sua definição? Ela aponta para protocolos específicos de cuidado? Ela ajuda ou dificulta a sua atuação no campo da saúde? Ela revela algum tipo de preconceito ou de discriminação? As pessoas por você atendidas podem não se sentir suficientemente abarcadas por essa definição? Essa definição poderia ser compartilhada com a equipe de trabalho? Tente discutir sobre esse exercício com seus colegas de turma ou com seus colegas de trabalho. O que eles pensam a respeito? Será possível elaborar uma definição conjunta que represente o modo como a equipe pensa a família? Esse posicionamento poderia ser compartilhado com os pacientes-clientes-usuários?

CAPÍTULO 4

A religiosidade/espiritualidade e sua relação com a saúde

Objetivo do capítulo:

- Apresentar o modo como os conceitos de religião, de religiosidade e de espiritualidade podem estar presentes no cuidado de Enfermagem.

O que abordaremos neste capítulo?

- Vamos conhecer as diferenças e as aproximações entre os conceitos de religião, religiosidade e espiritualidade.
- Vamos dialogar sobre a necessidade de incorporar a religiosidade/espiritualidade no cuidado em saúde como forma de humanizar o modo como acessamos nossos pacientes-clientes-usuários.
- Vamos refletir sobre as principais dificuldades que os profissionais de saúde, sobretudo a(o) enfermeira(o), podem encontrar no processo de incorporação da religiosidade/espiritualidade no cuidado em saúde.
- Vamos explorar de que modo o profissional de saúde pode reconhecer a sua própria religiosidade/espiritualidade como um primeiro movimento no sentido de empregar essa dimensão na atenção em saúde.

CAPÍTULO 4

A religiosidade/espiritualidade e sua relação com a saúde

Estou tão leve. Nada me dói. Porque estou vivendo o mistério.
(Clarice Lispector. *A descoberta do mundo.*)

No mundo contemporâneo, cada vez mais temos encontrado espaço para reflexões sobre aspectos como religião, religiosidade e espiritualidade. Essas reflexões podem se organizar de modos distintos, atendendo a diferentes necessidades. Este capítulo refere-se, especificamente, sobre o emprego desses conceitos na promoção do cuidado em saúde. Para tanto, a correta delimitação dos mesmos se faz necessária. Em que pesem as diferenças epistemológicas existentes entre os termos, há que se considerar que, em certa medida, também se trata de noções que se aproximam e que, por vezes, interpenetram-se.

Esse preâmbulo é fundamental para que nossos leitores compreendam que falar de religião, de religiosidade e de espiritualidade é sempre uma tarefa complexa. No entanto, essa complexidade não pode nos afastar da possibilidade de recuperar essa dimensão em diálogo mais próximo da atuação em saúde, especificamente da Enfermagem (JUN; LEE, 2016; NASCIMENTO et al., 2016). A fim de explorar mais detidamente este tema considerado complexo e com vistas a contribuir com a desconstrução de preconceitos e estereótipos que atravessam este campo é que este capítulo foi incluído neste livro, representando, justamente, a emergência de um diálogo do qual os(as) profissionais de Enfermagem não podem se esquivar.

Assim, o objetivo é apresentar o modo como os conceitos de religião, de religiosidade e de espiritualidade podem estar presentes no cuidado de Enfermagem. Esperamos que as reflexões endereçadas neste capítulo possam fomentar a manutenção de um debate acerca do tema, bem como a representação de um esforço concreto de corporificar esses elementos em um cuidado que se propõe a ser humanizado e humanizador.

Reconhecendo a ancestralidade dessa discussão

Embora o resgate contemporâneo acerca das temáticas da religião, da religiosidade e da espiritualidade possa sugerir que se trata de um campo recente do conhecimento, há que se retomar que tal debate é ancestral na história humana. Isso porque todos os nossos antepassados, em alguma medida, dispuseram-se a refletir sobre esses termos, compondo conhecimentos e práticas que nos atravessam até os nossos dias (JAMES, 2017; PAIVA, 1990). Nesse processo foram construídos rituais, conceitos e práticas que tinham por objetivo apreender uma dimensão que ultrapassava a materialidade, incorporando diversos elementos para mediar a relação do ser humano com esse universo considerado divino, extramaterial, mas também para dar sentido às experiências vivenciadas no mundo concreto.

Assim, um primeiro sentido emergente é o da possibilidade de diálogo para além da materialidade e, ao mesmo tempo, de recuperação dessa dimensão para uma aplicação justamente na vida material e cotidiana. O desafio de pensar essa discussão tem sido assumido pelo ser humano ao longo dos tempos, originando conhecimentos que repercutem perenemente quando nos dispomos a abordar de modo mais particular essa temática (CUNHA; MARQUES; FONTAINE; SCORSOLINI-COMIN, 2020).

Quando mais recentemente, com o advento da ciência, passou-se a indagar sobre o papel e o espaço de termos como religião, religiosidade e espiritualidade, foi necessário recuperar os conhecimentos ancestrais outrora produzidos. Assim, na contemporaneidade, discute-se em que medida as reflexões atuais não são processos de revisitação de complexidades que já vêm sendo cotejadas historicamente, o que nos legitima a destacar esse campo como algo que atravessa a constituição humana ao longo do tempo.

No que tange especificamente à área de saúde, esses termos têm tido muito destaque nos debates atuais, não tanto pelo reconhecimento de sua importância a partir da divulgação de importantes evidências científicas, mas pelos embates que se apresentam quando visamos cotejar, na prática, esses elementos. Isso significa que pensar um cuidado que integre essas dimensões, embora possa parecer um lugar-comum nas recomendações de saúde na contemporaneidade, ainda representa um grande desafio não apenas às(aos) profissionais, mas também às(aos) estudantes em processo de formação. Para que possamos compor um debate que se mostre propositivo para a formação e para a prática, destacaremos, a seguir, as terminologias que compõem esse campo.

As aproximações e os distanciamentos entre os conceitos de religião, religiosidade e espiritualidade

Longe de sistematizarmos ou padronizarmos uma única forma de definir esses elementos, há que se considerar que a literatura tem apresentado, de modo contínuo, tentativas de definição que acabam se sobrepondo. Para tentar organizar melhor tais definições, passaremos à exploração das mesmas de modo mais detido.

Um primeiro movimento é de considerar a narrativa desses termos no plural. Assim, a partir desse momento, optamos pela escrita das religiões, das religiosidades e das espiritualidades (CUNHA; ROSSATO; SCORSOLINI-COMIN, 2021). O uso do plural reforça o caráter polissêmico com que essas noções não apenas são empregadas nos meios acadêmicos e cotidianos, como também direciona o modo como se produzem práticas em saúde e em cuidado no campo da Enfermagem.

A consideração plural também se baseia no nosso cenário de referência, o contexto brasileiro. O Brasil pode ser considerado um país predominantemente religioso, haja vista que a maioria da população relata possuir alguma religião, segundo o Instituto Brasileiro de Geografia e Estatística (IBGE, 2000). De acordo com o Censo realizado no ano de 2000, 73,8% dos brasileiros (cerca de 125 milhões) declaravam-se católicos, sendo que apenas 1,3% declaravam-se espíritas e 0,3% seguidores de religiões tradicionais africanas tais como o candomblé, o tambor-de-mina, além da umbanda.

Esse percentual, 0,3%, foi mantido no Censo de 2010. Dados do IBGE publicados em 2012 mostram que o Brasil ainda é a maior nação católica do mundo, mas, na última década, a Igreja teve uma redução da ordem de 1,7 milhão de fiéis, sendo expressivo o aumento de evangélicos nos últimos dez anos. Esses números podem e devem ser acompanhados longitudinalmente, ampliando a possibilidade de compreendermos as matrizes que compõem as religiosidades brasileiras.

Esse cenário revela diferentes possibilidades interpretativas: a) a religião ocupa um papel de destaque na organização de nossa sociedade; b) o predomínio de religiões de matriz cristã muito provavelmente orienta o modo como essas religiosidades e espiritualidades podem se apresentar, por exemplo, em espaços de cuidado e de atenção à saúde, compondo também os repertórios de explicações construídas sobre os processos de saúde e de doença; c) ainda com o predomínio de religiões cristãs, observa-se uma diversidade religiosa expressiva, bem como o diálogo entre diferentes religiões, algo bastante acolhido, por exemplo, pela umbanda, que integra conhecimentos e práticas católicas, espíritas e do candomblé, em um exemplo de síntese de religiosidades consideradas tipicamente brasileiras (SILVA; SCORSOLINI-COMIN, 2020a, 2020b).

Ao trabalharmos com as religiosidades brasileiras não podemos nos pautar exclusivamente nas estatísticas, com o risco de traçarmos um panorama equivocado do modo como, na prática, esses elementos se organizam, inclusive no que tange à construção de inteligibilidades, costumes e modos de pensar o cuidado. As chamadas religiões consideradas "periféricas" ou ainda "marginalizadas", como é o caso da umbanda, do candomblé e do espiritismo, possuem em sua forma de organização importantes conhecimentos sobre saúde e doença que são compartilhados por seus adeptos.

Esses adeptos, no entanto, no Brasil, não revelam uma exclusividade no pertencimento religioso, mas justamente uma porosidade (AUGRAS, 2012), um atravessamento que compõe práticas de saúde e de cuidado. Um clássico exemplo pode tornar essa porosidade mais clara: uma prática bastante comum é a de pessoas que se declaram oficialmente como católicas e evangélicas, por exemplo, e frequentam terreiros de umbanda em busca de curas, benzeções e passes mediúnicos (PIERUCCI, 2004). Esse movimento revela o preconceito e o racismo estrutural no Brasil em relação às religiões de matriz africana, tornando frequente o duplo pertencimento religioso, ainda que isso não seja devidamente acessado por meio das estatísticas oficiais (PRANDI, 2004), haja vista o aumento da intolerância religiosa e da violência contra as religiões de matriz africana no Brasil (BATISTA; GUIMARÃES; PLACERES, 2017).

Considerando a premência dessas discussões em nosso cenário, a questão das terminologias torna-se igualmente importante. A Psicologia e a Enfermagem têm se debruçado sobre esses conceitos de maneiras distintas. Embora haja embates e tentativas de priorização de um ou outro vértice, a(s) religiosidades ou a(s) espiritualidade(s) têm promovido reflexões importantes para se pensar o cuidado, o que também envolve o papel de sociedades científicas e profissionais que têm orientado como tais termos podem ser delimitados (CUNHA; PILLON; ZAFAR; WAGSTAFF; SCORSOLINI-COMIN, 2020; CUNHA; SCORSOLINI-COMIN, 2019a, 2019b, 2020, 2021).

O Conselho Regional de Psicologia de São Paulo (CRP-SP), por exemplo, tem se engajado diretamente nessa discussão. Esse engajamento ocorre não apenas devido ao interesse da Psicologia pela temática, mas como forma de orientar essa categoria profissional diante da necessidade de manejo dessa dimensão no cuidado psicológico nos mais diversos campos de atuação do profissional de Psicologia. Para esta entidade, a diferenciação desses termos pode ser descrita como no Quadro 3. Para o Grupo de Trabalho "Diversidade Epistemológica não Hegemônica em Psicologia, Laicidade e Diálogo com Saberes Tradicionais" (DIVERPSI), alocado no Núcleo de Métodos e Práticas Psicológicas do Conselho Regional de Psicologia de São Paulo, as nomenclaturas religião e espiritualidade, presentes em seu glossário, estão sumarizadas no Quadro 4.

Tais definições não são exclusivas para o emprego na atuação em Psicologia e podem ser norteadores importantes para outras categorias, haja vista que as religiões, as religiosidades e as espiritualidades não são dimensões pertencentes à atuação de determinada categoria profissional. Nesse sentido, são recuperadas neste capítulo também como orientação para pensarmos o cuidado de Enfermagem.

Conceito	Definição
Religião	Instituição social composta por um sistema de crenças e práticas reunidas que sustentam uma suposta relação com uma dimensão transcendental.
Religiosidade	Modo pessoal de lidar com ou vivenciar um sistema de crenças e práticas religiosas, que podem estar, ou não, ligadas a uma instituição.
Espiritualidade	Busca de sentido para a vida que pode ou não estar ligada a uma crença religiosa.

Quadro 3: Definições dos termos religião, religiosidade e espiritualidade.
Fonte: Elaborado pelo autor a partir das definições do Conselho Regional de Psicologia de São Paulo (CRP-SP, 2015).

Conceito	Definição
Religião	Conjunto de crenças e de valores compartilhados por um grupo de pessoas que se reúnem para certas práticas rituais. Entre as crenças compartilhadas estão a de um mundo sobrenatural; a de seres sobrenaturais que podem influir na vida material; narrativas sobre a criação dos seres vivos, inclusive os seres humanos; na "vida" após a morte. As religiões podem ser monoteístas, que acreditam na existência de um único deus, como as que nasceram no Oriente Médio (judaísmo, cristianismo e Islã); politeístas, como as afro-brasileiras, que acreditam na existência de diversas entidades sobrenaturais; ou até mesmo não terem deus algum, como o budismo, o confucionismo e o taoísmo.

Espiritualidade	(1) Pode se assentar em valores e perspectivas religiosas ou não. Está fortemente presente na luta dos movimentos e nas práticas populares de cuidado. Refere-se a dimensões da subjetividade, nem sempre conscientes, que são fundamentais na estruturação desta motivação e precisam ser consideradas e valorizadas nas práticas de saúde.
	(2) A valorização da espiritualidade significa uma inovação epistemológica da educação popular em saúde, na medida em que supera a usual redução das ações educativas e das práticas de cuidado ao que é compreendido e orientado de forma racional e lógica. A mística desenvolvida por muitos movimentos sociais em suas reuniões e encontros é uma estratégia pedagógica da valorização da espiritualidade e cria condições para que o diálogo educativo inclua também a linguagem simbólica da sensibilidade, emoção e intuição.

Quadro 4: Definições dos termos religião, religiosidade e espiritualidade.
Fonte: Elaborado pelo autor a partir de glossário desenvolvido e publicado pelo Grupo de Trabalho "Diversidade Epistemológica não Hegemônica em Psicologia, Laicidade e Diálogo com Saberes Tradicionais" (DIVERPSI), alocado no Núcleo de Métodos e Práticas Psicológicas do Conselho Regional de Psicologia de São Paulo (CRP-SP, s/d).

Essas definições nos permitem compreender que no campo das terminologias e definições desses conceitos encontramos diferentes embates epistemológicos nos quais concorrem diferentes inteligibilidades, tradições e posicionamentos. Essas definições foram aqui recuperadas para delimitar com maior precisão, aos estudantes e profissionais de saúde, que a adoção das mesmas repercute não apenas no modo como apresentamos esses termos em nossos estudos científicos, mas como nos posicionamos, sobretudo, na forma como operacionalizamos o cuidado e como promovemos a assistência em saúde. Isso permite um posicionamento ético e respeitoso por parte do profissional de saúde, que acolhe e respeita os diferentes saberes e pertencimentos religiosos-espirituais, combatendo, em sua prática, qualquer tipo de preconceito ou de intolerância religiosa.

A partir dessas definições também podemos pensar em alguns sentidos possíveis. O primeiro é o de que a **religião** parece ser o conceito de maior consenso, de modo que pode ser representado pelas diferentes religiões existentes ou pelos diferentes sistemas organizados que trazem em si regras, padrões, estruturas, hierarquias e uma organização que permite compreender como a mesma se apresenta, quais as suas representações sua visão de mundo e de ser humano. A religião, desse modo, mostra-se um conceito mais concreto, menos variável e que permite uma clarificação a partir dos exemplos de diferentes religiões. No Brasil, há uma grande diversidade de religiões existentes. Segundo o IBGE, as pessoas podem se descrever do seguinte modo quando questionadas acerca de suas religiões:

Matriz Religiosa Brasileira

Sem religião	Católica Apostólica Brasileira, Católica Apostólica Romana, Católica Ortodoxa, Outras Religiosidades Cristãs	Evangélica, Igreja de Jesus Cristo dos Santos dos Últimos Dias, Testemunhas de Jeová	Espírita, Espiritualista, Candomblé, Umbanda, Tradições Esotéricas, Tradições Indígenas, Outras declarações de religiosidades afrobrasileiras	Judaimo, Budismo, Hinduismo, Islamismo, Novas Religiões Orientais, Outras religiosidades orientais	Outras religiosidades, Não determinada e múltiplos pertencimentos

Quadro 5: Matriz religiosa brasileira.
Fonte: Elaborado pelo autor a partir dos dados do Censo do IBGE.

As definições sumarizadas pelo CRP-SP (2015) são muito próximas às presentes em estudos científicos da Psicologia e da Enfermagem (CUNHA; SCORSOLINI-COMIN, 2019a; CUNHA et al., 2020; HILL et al., 2001; KOENIG, 2012; MOREIRA-ALMEIDA; KOENIG; LUCCHETTI, 2014). A partir disso, pode-se considerar que a **religiosidade** é um modo de vivenciar um sistema de crenças e práticas religiosas, que pode estar ou não ligado a uma determinada instituição, que pode ou não ser ligado a uma única religião ou a um conjunto de religiões. Já a **espiritualidade** é um conceito mais amplo, que envolve uma conexão, uma busca por sentido para a vida que pode ou não estar ligada a uma crença religiosa.

Na literatura em saúde nota-se que há um predomínio do emprego do conceito de espiritualidade. Embora essa adoção possa se dar pela maior amplitude e flexibilidade do conceito, também pode-se problematizar que esse emprego busque distanciar a discussão do campo religioso, como se as nomenclaturas religião e religiosidade pudessem ser mais complexas e permitirem reflexões de cunho ético e, por isso mesmo, de possíveis sanções profissionais por um emprego equivocado das mesmas nas práticas de saúde e de cuidado.

Embora as diferenciações entre os termos pareçam suficientemente claras a partir do que temos exposto neste capítulo, esse movimento tem sido questionado quando abordamos o emprego dos mesmos nas práticas de saúde. Assim, a diferenciação do ponto de vista epistemológico parece consolidada, movimento este que se mostra distinto quando observamos o modo de operacionalizar essas definições na oferta do cuidado em saúde.

É por essa razão que um outro movimento vem tomando corpo na literatura da área de saúde, com vistas a abarcar expressões relacionadas às religiosidades, às espiritualidades, às religiões e às ancestralidades. Assim, a nomenclatura combinada **religiosidade/espiritualidade (R/E)** tem sido uma possibilidade de trazer essa dimensão para o debate sem que as especificidades epistemológicas relacionadas à nomenclatura possam esvanecer a corporificação desses elementos nas práticas de saúde (CUNHA; SCORSOLINI-COMIN, 2019a, 2019b; KOENIG, 2012; ROSSATO; ULLÁN; SCORSOLINI-COMIN, 2021a, 2021b; SCORSOLINI-COMIN; ROSSATO; CUNHA; CORREIA-ZANINI; PILLON, 2020).

O Grupo de Trabalho Qualidade de Vida, da Organização Mundial da Saúde, parece concordar com essa nomenclatura combinada ao explorar o domínio "Espiritualidade, Religiosidade e Crenças Pessoais" em um de seus instrumentos de medida mais tradicionais, o WHOQOL, que avalia o construto qualidade de vida. Há que se considerar, assim como na proposição dessa dimensão no instrumento em tela, que empregar o termo combinado não significa, em absoluto, a negação das especificidades de cada termo.

O dicionário Oxford define espírito como a parte do homem imaterial, intelectual ou moral. A espiritualidade coloca questões a respeito do significado da vida e da razão de viver, não limitando-se a alguns tipos de crenças ou práticas. A religião é definida como a crença na existência de um poder sobrenatural, criador e controlador do universo, que deu ao homem uma natureza espiritual que continua a existir depois da morte de seu corpo. Religiosidade é a extensão na qual um indivíduo acredita, segue e pratica uma religião. Embora haja uma considerável sobreposição entre as noções de espiritualidade e religiosidade, esta difere da outra pela clara sugestão de um sistema de adoração e doutrina específica que é partilhada com um grupo. Crenças pessoais podem ser quaisquer crenças ou valores que um indivíduo sustenta e que formam a base de seu estilo de vida e de seu comportamento (FLECK et al., 2003, p. 448-449).

Assim, o uso combinado parece se dar em função de sua aplicação, por exemplo, em contextos avaliativos, cujos objetivos tendem a ser como cotejar as repercussões dessa dimensão na saúde mental, ou seja, em referência aos desfechos associados a essa dimensão mais global. Isso se torna bastante evidente quando a OMS, em 1998, passa a incluir a dimensão espiritual no conceito de saúde, em referência a um conjunto de

emoções e convicções de natureza não material, com a suposição de que há mais no viver do que pode ser percebido ou plenamente compreendido, remetendo a questões como o significado e sentido da vida, não se limitando a qualquer tipo específico de crença ou prática religiosa (VOLCAN; SOUSA; MARI; HORTA, 2003, p. 441).

Ao incorporar os elementos religiosos-espirituais no conceito multidimensional de saúde, a OMS promove um grande impacto no modo como as ciências da saúde até então investigavam os efeitos da R/E. Embora haja marcadores políticos e institucionais em todo processo de construção de nomenclaturas que se pretendem universais, o cotejamento da R/E possibilitou a emergência de um incremento nas pesquisas neste campo, além de uma redobrada atenção para a necessidade de que tal conceito pudesse, de fato, ser empregado nas práticas desenvolvidas pelos profissionais de saúde. Embora essa definição não tenha orientado uma mudança de paradigma, passou a ser uma referência importante aos profissionais de saúde, sobretudo os da Enfermagem, diretamente envolvidos na produção de conhecimentos e práticas nesse campo.

Evidências acerca dos efeitos da R/E nos desfechos em saúde

Até este momento destacamos a importância da R/E no meio científico, especialmente empregando discursos que partem da Psicologia e da Enfermagem, considerados dois campos com particular interesse na temática e, por isso mesmo, mais porosos às reflexões sobre o seu emprego na promoção do cuidado. Antes de prosseguirmos com as recomendações que podem ser incorporadas por profissionais e por futuros profissionais em suas rotinas de trabalho, sumarizamos o que a literatura tem recuperado como evidências acerca do papel da R/E nos desfechos em saúde. Para as finalidades deste capítulo, a partir de agora trabalharemos com a dimensão combinada da R/E, conforme sugerido na literatura atual (CUNHA; SCORSOLINI-COMIN, 2019a; KOENIG, 2012).

A revisão publicada por Koenig (2012) sumariza os principais achados acerca dos efeitos da R/E nos desfechos em saúde. Em termos das associações positivas, ou seja, quando a R/E exerce um papel positivo e adaptativo, auxiliando os pacientes-clientes-usuários nos itinerários terapêuticos, a literatura recupera que a R/E interfere de maneira significativa na saúde física e mental, proporcionando melhores condições de enfrentamento de adoecimentos crônicos e graves, representando uma fonte de esperança e de manejo de estratégias diante de momentos de maior mobilização emocional (SHIN et al., 2018; TAYLOR et al., 2015). A R/E também interfere em uma melhor adesão a tratamentos e procedimentos de saúde, muitos deles considerados dolorosos e invasivos, também estimulando a adoção de comportamentos moderados e preventivos. Além disso, a R/E está associada à emergência de sentimentos como os de gratidão, paciência e otimismo, representando uma importante contribuição a pacientes-clientes-usuários e também a seus familiares.

A revisão de Koenig (2012) também revelou que, embora em menor incidência, a R/E pode promover desfechos considerados negativos e desadaptativos, por exemplo, quando promove comportamentos que podem comprometer a adesão a tratamentos e mesmo o prosseguimento dos itinerários terapêuticos definidos pela equipe de saúde. A R/E pode ser empregada para justificar ódio e agressão, como em conflitos religiosos, pode estar relacionada à interrupção de importantes tratamentos de saúde devido a dogmas religiosos ou crenças religiosas que questionam os procedimentos médicos necessários, além de estimular, em alguns casos, comportamentos considerados rígidos e que dificultam o prosseguimento de tratamentos e mesmo a compreensão de recomendações médicas.

Em algumas situações a R/E também pode promover ansiedade, culpa e medo, dificultando a travessia do adoecimento e mesmo a aceitação de suas repercussões. Nesses momentos, a R/E não funciona como um apoio, mas justamente como um elemento complicador do processo de saúde e de doença (ENGLISH, 2007; WILL, 2006).

A literatura reconhece, no entanto, que as expressões positivas da R/E são mais frequentes. Um exemplo disso é o conceito de *coping* religioso-espiritual, ou enfrentamento. Em situações complexas e de difícil manejo, o *coping* pode contribuir para que os tratamentos sejam aceitos com mais facilidade, melhorando a adesão e permitindo o emprego de todos os procedimentos definidos na linha de cuidado. O *coping* é uma ferramenta muito importante no sentido de permitir ao sujeito a manutenção da esperança, de uma postura de enfrentamento adequado, com engajamento e também com paciência diante dos resultados inesperados e que frequentemente podem emergir em determinados quadros.

A partir dessas evidências, destaca-se, a seguir, de que modo os profissionais de saúde, sobretudo da Enfermagem, podem se posicionar diante da inclusão positiva dessa dimensão nos itinerários de cuidado. Espera-se que essas reflexões possam ser revisitadas sempre, possibilitando também a emergência de novas recomendações a partir das práticas de saúde desenvolvidas em estágios e também na vida profissional futura.

Recomendações para o reconhecimento e o manejo da R/E no cuidado em saúde

A consideração da R/E no cuidado em saúde e nas pesquisas com diferentes populações, condições clínicas e tratamentos tem se ampliado nos últimos anos. O movimento inaugurado oficialmente pela OMS ao final da década de 1990 tem sido acompanhado por outras instituições internacionais, como a Associação Mundial de Psiquiatria (WPA), que publicou, em 2015, um posicionamento que visou a mobilizar os meios acadêmicos e a população geral sobre a importância dessa dimensão. O documento evidencia a necessidade de os profissionais de saúde desenvolverem competências para empregar esse domínio em suas práticas (MOREIRA-ALMEIDA; SHARMA; VAN RENSBURG; VERHAGEN; COOK, 2016).

Outro exemplo é a Associação Americana de Psicologia (APA), que criou a divisão Society for the Psychology of Religion and Spirituality para estimular o debate sobre a R/E, sobretudo em relação ao seu papel nos desfechos em saúde. No Brasil, a Associação Brasileira de Cardiologia também se posicionou de modo bastante incisivo em relação à necessidade de cotejamento dessa dimensão na prática clínica (PRÉCOMA et al., 2019).

Todas essas entidades produzem não apenas sentidos de como deve ser definida e incluída a R/E na atenção em saúde, mas permitem a construção de práticas que vão se aperfeiçoando com o tempo e com a abertura contínua para que esse manejo deixe de ser considerado um tabu ou um interdito. A R/E, nesse processo, deixa de se filiar a qualquer resquício de uma prática não científica ou mesmo de um saber antiético ou exclusivamente religioso e que não deveria ser contemplado na linha de cuidado. Na prática em Psicologia, por exemplo, a laicidade da atuação não deve ser confundida com uma atitude de negação da dimensão da R/E, mas um convite para que esses elementos sejam abordados de modo respeitoso, empregando técnicas cientificamente válidas e reconhecidas pelos órgãos de classe, a fim de que não se incorra em qualquer infração do ponto de vista ético.

Na Enfermagem ocorre uma apreensão semelhante não em defesa do que poderíamos compreender como uma "Enfermagem Religiosa", mas sim com práticas de enfermagem suficientemente abertas para a inclusão da R/E nos planos de cuidado. As orientações trazidas pela Associação Mundial de Psiquiatria e pela Associação Brasileira de Cardiologia trazem reflexões importantes e que podem ser fundamentais aos estudantes e futuros profissionais de saúde. A seguir, sumarizamos algumas das principais recomendações trazidas por essas sociedades para a prática em saúde:

Instituição	Recomendações
WPA (Associação Mundial de Psiquiatria)	• Necessidade de considerar as crenças e práticas religiosas e espirituais dos pacientes-clientes-usuários. • Abordar essas crenças como elemento essencial da história psiquiátrica. • Considerar essas crenças no acolhimento, no diagnóstico, no tratamento, na prevenção e na promoção de cuidado em saúde mental.
SBC (Sociedade Brasileira de Cardiologia)	• Acessar a R/E do paciente-cliente-usuário por meio da anamnese espiritual. • Abordar a R/E do paciente-cliente-usuário na linha de cuidado em Cardiologia. • Empregar escalas e protocolos para a construção da anamnese espiritual, como o FICA, o HOPE e o FAITH[8]. • Desenvolvimento de empatia. • Incluir a R/E no tratamento adjuvante.

Quadro 6: Recomendações da WPA e da SBC para a incorporação da R/E no cuidado em saúde.
Fonte: Elaborado pelo autor.

A essas recomendações podemos incluir outras, como, primeiramente, a necessidade de reflexão do profissional de saúde sobre a sua própria R/E. Em pesquisa conduzida com psicoterapeutas, Cunha e Scorsolini-Comin (2019a) destacaram a dificuldade de muitos profissionais trabalharem essa dimensão com seus pacientes. Uma tendência desse grupo foi o de questionar ou trabalhar essa dimensão apenas quando a demanda partia do próprio paciente, ou seja, na medida em que isso se mostrava relevante para o trabalho psicoterápico ou assinalava alguma dificuldade do paciente para com esses elementos. Assim, a R/E só era trabalhada quando se apresentava enquanto queixa.

---

8 FICA (PUCHALSKI; ROMER, 2000); HOPE (ANANDARAJAH; HIGHT, 2001); FAITH (GOLDBOURT et al., 1993); SPIRIT (MAUGANS, 1996).

Esse retrato do psicoterapeuta pode ser expandido quando pensamos o cuidado oferecido por outros profissionais. Em uma tradição biomédica de cuidado, os questionamentos acerca da R/E geralmente são trazidos na caracterização do paciente-cliente-usuário, poucas vezes expandindo-se para um inquérito que, de fato, permita a expressão dessa dimensão (CUNHA et al., 2020; CUNHA; SCORSOLINI-COMIN, 2020). Na maioria das vezes essa informação nem sequer é aventada, haja vista que a mesma não se constitui como uma queixa, sobretudo quando trabalhamos com o cuidado em determinados contextos. Mas como os elementos da R/E poderiam estar associados no tratamento cardiológico, por exemplo? Este é um questionamento apresentado por Précoma et al. (2019) nas novas diretrizes da Sociedade Brasileira de Cardiologia, em uma explícita referência à necessidade de cotejar essa dimensão, por exemplo, por meio da anamnese espiritual.

Retomando as recomendações para a inclusão da R/E no cuidado em saúde, deve-se permitir, primeiramente, que haja espaço para que o profissional de saúde reflita sobre sua própria condição diante desse tema. Ele possui uma R/E? Se sim, de que forma ela se expressa? Se não, como ele compreende essa dimensão quando está na linha de cuidado? Mesmo não possuindo uma R/E, abre-se espaço para que se fale a respeito disso? No caso de o paciente-cliente-usuário não possuir uma R/E ou não querer abordar essa dimensão, como você deve proceder? A anamnese espiritual deve ser um procedimento obrigatório? Quais as orientações para realizar uma anamnese espiritual pautada no respeito e na aceitação? Os profissionais de saúde encontram-se suficientemente esclarecidos e preparados para esse tipo de abordagem? Como manejar os possíveis desconfortos decorrentes dessa abordagem?

Essas reflexões são de suma importância para que o profissional consiga diferenciar a sua própria R/E daquela do paciente-cliente-usuário e, de fato, incluir, acolher e respeitar as manifestações da R/E do outro, que podem ser diferentes e mesmo distantes das suas, mas igualmente legítimas. Um ponto central é o de que, como afirmado anteriormente, a inclusão dessa dimensão na linha de cuidado não é sinônimo de um cuidado religioso, de uma prática religiosa. É, na verdade, um elemento que visa a humanizar a relação que se estabelece com a R/E, permitindo a construção de uma abordagem que igualmente humanize o sujeito, o profissional de saúde e suas possíveis expressões religiosas e espirituais.

No paradigma positivista e no saber biomédico, o cientista não pode ter uma R/E, o que pode ser expandido quando consideramos os profissionais de saúde. Esse pensamento gera tradições e rituais que afastam esses profissionais de suas próprias R/E. O pensamento produzido é o de que "eu, como profissional de saúde, não posso manifestar minha R/E", "a R/E é do paciente e é o paciente que precisa dela" ou, ainda, de que "cientistas e profissionais de saúde não necessitam da R/E".

Na prática, isso produz ações como a relação com a R/E do cliente-paciente-usuário de modo superficial. O receio existente é o de que, se essa relação se adensar, o profissional pode não controlá-la, gerando sentimentos de medo, de insegurança e também de inadequação. Como efeito, isso não produz um acolhimento da R/E (CUNHA; COIMBRA; FONTAINE; SCORSOLINI-COMIN, 2022). Um breve roteiro de perguntas pode ser útil diante desse panorama apresentado até o momento:

✓ Eu possuo uma religiosidade/espiritualidade?

✓ O que eu compreendo como sendo a "minha" religiosidade/espiritualidade?

✓ Eu tenho consciência das possíveis repercussões da religiosidade/espiritualidade em minha vida?

✓ Por que reconhecer a minha religiosidade/espiritualidade é importante?

Esse roteiro pode ser revisitado de modo constante, haja vista que processo de construção e de reconhecimento da própria R/E – o que também atravessa a consideração de que o profissional não possua uma R/E – deve permitir que os posicionamentos evoluam segundo o desenvolvimento desse profissional. Assim, as diferentes experiências acumuladas em seu cotidiano podem ser paulatinamente absorvidas nesse percurso, contribuindo para que respostas mais autênticas sejam produzidas, o que deve contribuir sobremaneira para o emprego mais amadurecido dessa dimensão ao se promover o cuidado.

No caso da abordagem da R/E dos pacientes-clientes-usuários, outros questionamentos podem ser especialmente úteis, como os descritos a seguir. As recomendações para o seu emprego seguem o que foi apresentado anteriormente:

✓ O outro possui uma religiosidade/espiritualidade?

✓ O que eu compreendo como sendo a religiosidade/espiritualidade do outro?

✓ Por que reconhecer a religiosidade/espiritualidade é importante no cuidado em saúde?

Abrir espaço para a escuta da R/E não é algo que deve ser reduzido a um procedimento que leva determinado tempo para ser executado. Os protocolos aqui sugeridos visam a ajudar o profissional de saúde nessa abordagem, tornando mais objetiva e também mais acolhedora essa experiência. No entanto, as diversas comunicações, verbais e não verbais, para além da aplicação de protocolos, podem fornecer pistas sobre a real inclusão dessa dimensão no cuidado ou não.

De toda sorte, é fundamental que o profissional se sinta seguro ao abordar essa dimensão. Ao compreender que se trata de uma dimensão fundante e que deve ser alvo de inquérito e também de cuidado, pode desconstruir os tabus e limitações possivelmente erguidos ao longo de todo o processo formativo, em uma perspectiva biomédica de cuidado que frequentemente fragmenta não apenas quem recebe o cuidado, mas também quem o promove.

Iniciativas mais simples podem ser empregadas pelas equipes de saúde. Construir grupos de reflexão para tratar dessa temática pode ser uma boa alternativa. Para esse grupo, pode-se propor relatos de experiências com pacientes-clientes-usuários nas quais essa dimensão emergiu ou teve que ser acolhida de modo especial; podem ser compartilhadas dúvidas, desconfortos, bem como podem ser realizadas leituras coletivas de documentos e textos científicos que tratem do tema. Para essa conversa podem convidar interlocutores importantes, como líderes religiosos, capelães, pesquisadores da área e profissionais de saúde com mais experiência nessa temática. O compartilhamento de dúvidas e experiências pode diminuir os desconfortos que possivelmente atravessam a maioria dos profissionais de saúde.

Antes de finalizarmos este capítulo vamos sumarizar algumas recomendações de especial importância nesse processo reflexivo que deve ser conduzido pelos profissionais de saúde, sobretudo por aqueles em formação e que possuem, na contemporaneidade, um maior acesso a esses conhecimentos e também uma abertura maior para tal incorporação. Trata-se de questionamentos para os quais não devemos possuir uma só resposta ou então uma resposta em definitivo. Leia com bastante atenção os Quadros 7 e 8. Deve-se compreender que a inclusão da R/E no cuidado é um processo dinâmico justamente por evocar não apenas algo que se localiza no sujeito que recebe o cuidado, mas também em quem promove essa atenção.

Reflexões para o profissional de saúde	
Questionamento de base	**Questionamentos específicos**
Eu consigo compreender/conhecer qualquer tipo de espiritualidade que o outro manifeste?	✓ Sou mais próximo de determinadas "espiritualidades"? ✓ Sou mais próximo de determinadas crenças? ✓ Sou mais próximo de determinadas práticas? ✓ Consigo compreender melhor as crenças/práticas mais próximas a mim?
Compreender a relação entre a minha espiritualidade e a espiritualidade do outro	✓ Como a minha espiritualidade pode atravessar o cuidado em saúde? ✓ Como as minhas crenças espirituais podem atravessar o cuidado em saúde?
Reflexões diante do paciente-cliente-usuário	
O que o cliente/paciente considera essencial para que haja o cuidado em saúde?	✓ *A R/E pode ser uma dimensão da vida do sujeito. É importante considerar a R/E nessa conversa?* ✓ *A R/E ajuda no acolhimento?*

Como é a sua religiosidade/espiritualidade?	✓ Você se considera religioso ou espiritualizado? ✓ Você possui alguma religião? É praticante? Com qual frequência? ✓ A religiosidade, a espiritualidade ou a religião ocupam um papel importante na sua vida? ✓ De que modo a religiosidade, a espiritualidade ou a religião se expressam em sua vida?

Quadro 7: Reflexões gerais para nortear a inclusão da R/E no cuidado em saúde.
Fonte: Elaborado pelo autor.

Cuidados e recomendações gerais
✓ O que o profissional entende por acolhimento pode ser diferente do que o cliente-paciente compreende como acolhimento.
✓ Perguntar ao próprio paciente-cliente **se** ele quer ou **como** ele quer ter a sua religiosidade/espiritualidade acolhida.
✓ Acolher a R/E é considerar o sujeito para além das queixas que o fizeram procurar o cuidado em saúde.
✓ Acolher não é apenas perguntar qual a religião do sujeito.
✓ Acolher pressupõe conhecer = conhecer para não julgar.
✓ Acolher a R/E também é promover saúde.
✓ Não naturalizar determinadas crenças/práticas religiosas consideradas hegemônicas.
✓ Não esperar por expressões religiosas hegemônicas.
✓ Reconhecer o que é da sua R/E e o que é da R/E do outro.
✓ Acolher sem julgamentos de realidade.
✓ Acolher sem julgamentos morais.

Quadro 8: Cuidados e recomendações gerais para nortear a inclusão da R/E no cuidado em saúde.
Fonte: Elaborado pelo autor.

Esses questionamentos podem e devem ser revisitados e compartilhados constantemente. Recuperar essa dimensão ancestral, como descrito no início deste capítulo, pode ser um importante recurso para o início de uma conversa, para o início de uma escuta, para o início de um acolhimento integral em saúde e que, de fato, seja humanizador. Que esse desafio seja acolhido perenemente por todos os profissionais de saúde.

Reflexões sobre o CAPÍTULO 4

Ao final deste capítulo vamos propor um exercício diferente do que temos apresentado neste livro. Ele envolve uma reflexão mais aprofundada sobre a R/E e pode ser disparador de importantes movimentos em relação ao seu amadurecimento para a inclusão dessa temática enquanto futuro profissional.

Exercício sobre religiosidade/espiritualidade

Uma das recomendações da religiosidade/espiritualidade na prática de profissionais de saúde é para que essa dimensão seja investigada e compreendida a partir dos pacientes-clientes-usuários. Para isso, diversas ferramentas de suporte aos profissionais da saúde foram criadas, permitindo conhecer e investigar a história religiosa/espiritual dos sujeitos. Baseando-se nisso, segue um exemplo – a ferramenta de levantamento de história espiritual FICA, desenvolvida por Christina M. Puchalski em 1996 (PUCHALSKI; ROMER, 2000).

O acrônimo FICA foi criado para poder ajudar a estruturar questões para a obtenção de uma história espiritual que se baseia na investigação de fé e crença, da importância na vida para o sujeito, na vivência com a comunidade e em como gostaria de ser atendido. Vamos praticar!

Parte 1 do exercício:
Nesse momento você é convidado a praticar o acrônimo FICA escolhendo um colega para aplicar a ferramenta. Imagine que está em um cenário de atendimento clínico em que o colega é o paciente-cliente-usuário do serviço de saúde. Faça a investigação seguindo algumas "dicas" em cada uma das partes:

F – *Faith and Belief* (Fé e Crença)
✓ Você se considera espiritual ou religioso?
✓ A espiritualidade/religiosidade é algo importante para você?

✓ Você tem crenças religiosas/espirituais que o ajudam a lidar com o estresse/ tempos difíceis? (Contextualize para justificar a visita se não for o histórico de rotina).

✓ Se o paciente responder "Não", o profissional pode perguntar: "O que dá sentido à sua vida?"

✓ Às vezes, os pacientes respondem com respostas como família, carreira ou natureza.

✓ A questão do significado também deve ser feita, mesmo se as pessoas responderem sim à espiritualidade.

I – *Importance* (Importância)

✓ Que importância sua espiritualidade/religiosidade tem em nossa vida?

✓ Sua espiritualidade/religiosidade influencia em como você cuida de sua saúde?

✓ Sua espiritualidade/religiosidade influencia você na sua tomada de decisões na área da saúde? (Por exemplo, diretrizes, tratamentos etc.)

C – *Community* (Comunidade)

✓ Você faz parte de uma comunidade religiosa/espiritual?

✓ Comunidades como igrejas, templos e mesquitas, ou um grupo de amigos com a mesma opinião, família ou ioga podem servir como fortes sistemas de apoio para alguns pacientes. Para você é como?

✓ Existe um grupo de pessoas que você realmente ama ou que são importantes para você?

A – *Address in care* (Possibilidades de atuação)

✓ Como você gostaria que eu (profissional da saúde: enfermeiro, médico, psicólogo) resolvesse essas questões em sua área de saúde ou pudesse ajudá-lo?

✓ Nos modelos mais recentes, incluindo diagnóstico de angústia espiritual, A também se refere à "Avaliação e plano" da angústia espiritual do paciente ou problemas em um plano de tratamento ou assistência.

Parte 2 do exercício:

Aplicado o questionário com um colega, faça um relato de como foi a experiência para você. Você pode refletir a partir de algumas questões:

✓ Qual item teve dificuldade em abordar o tema com o colega?

✓ O que facilitou ou dificultou para fazer o exercício?

✓ A partir do exercício, você pode pensar sobre a sua própria religiosidade/espiritualidade? Como foi?

✓ O que você pode aprender a partir das respostas?

✓ Você acredita que essa dimensão é importante e deve fazer parte do cuidado em saúde?

Ao final deste capítulo e da realização deste exercício é importante que você se dedique a refletir como foi falar/pensar sobre esse tema. Como destacado ao longo do capítulo, embora muitos estudantes afirmem a necessidade de inclusão dessas temáticas na formação em saúde, muitas vezes essa exploração não parte de um direcionamento que inclua ou que considere como um vértice essencial a própria religiosidade/espiritualidade/ancestralidade de quem será um futuro profissional. Nesse sentido, predominam práticas que visam a pensar exclusivamente na R/E como um componente do outro, do paciente-cliente-usuário. Do mesmo modo, embora muitos profissionais desejem que essas discussões façam parte de suas rotinas, nem sempre abre-se espaço para tratar da própria R/E.

Como foi, para você, abordar esse tema? Como foi refletir sobre isso? O que você sentiu? Você teve alguma dificuldade? Se sim, qual? Como você pensa ser possível superar essa dificuldade com esse campo? É fundamental, nesse sentido, que esse exercício aqui proposto não seja automatizado ou realizado apenas de modo a solidificar conteúdos, mas que justamente dispare uma possibilidade de entrar em contato com esse importante tema. Se isso for complexo em um primeiro momento não se sinta pressionado. O importante é que você possa revisitar essas reflexões posteriormente e sempre que considerar necessário. Lembre-se de que a nossa formação é um processo contínuo.

CAPÍTULO 5

Contribuições do modelo bioecológico para o cuidado em saúde

Objetivo do capítulo:

- Apresentar o modelo bioecológico de Urie Bronfenbrenner, seus principais conceitos e suas implicações para se pensar a atenção em saúde e o papel do profissional de Enfermagem nesse cuidado.

O que abordaremos neste capítulo?

- Vamos apresentar a noção de desenvolvimento trazida por Bronfenbrenner, bem como suas principais críticas aos estudos produzidos e veiculados na segunda metade do século XX.
- Vamos conhecer os domínios que compõem o modelo PPCT – Pessoa, Processo, Contexto e Tempo.
- Vamos refletir sobre como esse modelo pode nortear uma atuação sistêmica em Enfermagem, problematizando as relações entre pessoas e seus ambientes ecológicos.

Ao final, serão apresentados exercícios reflexivos para solidificar a aprendizagem desses conteúdos.

CAPÍTULO 5

Contribuições do modelo bioecológico para o cuidado em saúde

Quem leva nossas crianças ao abandono? Quando dizemos "crianças abandonadas" subentendemos que foram abandonadas pela família, pelos pais. E, embora penalizadas, circunscrevemos o problema ao âmbito familiar, de uma família gigantesca e generalizada, à qual não pertencemos e com a qual não queremos nos meter. Apaziguamos assim nossa consciência, enquanto tratamos, isso sim, de cuidar amorosamente de nossos próprios filhos, aqueles que "nos pertencem". Mas, embora uma criança possa ser abandonada pelos pais, ou duas ou dez crianças possam ser abandonadas pela família, sete milhões de crianças só podem ser abandonadas pela coletividade.
(Marina Colasanti. *A casa das palavras e outras crônicas*, 2012, p. 47.)

Entre as diversas perspectivas teóricas construídas na Psicologia da Saúde e na Psicologia do Desenvolvimento para compreender os comportamentos humanos e o modo como eles evoluem e se modificam ao longo do tempo encontramos uma perspectiva de caráter sistêmico que tem sido bastante empregada na contemporaneidade, sobretudo no contexto brasileiro. Trata-se da perspectiva bioecológica proposta por Urie Bronfenbrenner (1917-2005). O objetivo deste capítulo é apresentar essa perspectiva, seus principais conceitos e suas implicações para se pensar a atenção em saúde e o papel do profissional de Enfermagem nesse cuidado.

Bronfenbrenner nasceu em 1917 em Moscou e faleceu em Nova York no ano de 2005. Assim, é considerado um autor contemporâneo cuja obra tem sido cada vez mais empregada nos estudos acerca do desenvolvimento humano. Mudou-se ainda criança para os Estados Unidos e teve uma forte influência do seu pai, que era patologista clínico e diretor de pesquisa em instituições médicas. Formou-se em Psicologia na Universidade de Cornell, realizando mestrado na Universidade de Harvard e doutorado na Universidade de Michigan. Bronfenbrenner foi professor da Universidade de Cornell na área de Psicologia do Desenvolvimento, envolvendo-se diretamente com estudos sobre famílias.

Para que possamos compreender o pensamento bioecológico de Bronfenbrenner é preciso que estabeleçamos, de início, alguns pressupostos gerais, todos eles veiculados no Brasil a partir da tradução de importantes obras do autor (BRONFENBRENNER, 2002, 2011), bem como de suas aplicações em nosso contexto (CECÍLIO; SCORSOLINI-COMIN, 2018; KOLLER, 2011; KOLLER; MORAIS; PALUDO, 2016; LORDELLO; COSTA, 2020; MARTINS; SZYMANSKI, 2004; ROSA; TUDGE, 2017; SCORSOLINI-COMIN; CAMPOS, 2017; SCORSOLINI-COMIN; RIBEIRO; GAIA, 2020). Esse conjunto de investigações evidencia não apenas a pertinência desse referencial, mas, sobretudo, o modo como a obra de Bronfenbrenner vem impactando a produção científica brasileira no campo do desenvolvimento humano, não sendo apenas um modelo de imediata aplicação, mas que tem levado pesquisadoras e pesquisadores brasileiros a desenvolverem diálogos fortuitos no sentido não apenas de consideração de nossos fenômenos contextuais, mas de permanente aprimoramento de seus construtos considerando nossas necessidades e especificidades. Essas obras orientarão os principais aspectos que serão cotejados neste capítulo, aproximando-os do contexto de aplicação em saúde.

Pressupostos básicos

Primeiramente, deve-se compreender que Bronfenbrenner é um autor considerado **sistêmico**. Isso não equivale a dizer que Bronfenbrenner trabalhava com a perspectiva familiar sistêmica, como apresentamos no capítulo dedicado ao conceito de família. O autor alinha-se ao pensamento sistêmico no sentido de que a sua proposta teórica parte do pressuposto de que não apenas existem diferentes sistemas que organizam os nossos comportamentos e a nossa vida como também a necessidade de que esses sistemas estejam integrados e sejam pensados em sua complexidade e em seu dinamismo.

Bronfenbrenner parte de uma crítica ao modo como os estudos na Psicologia do Desenvolvimento eram até então produzidos e veiculados, sobretudo na segunda metade do século XX. Segundo este autor, a chamada Psicologia da Infância, à época, tornou-se uma ciência que estudava o comportamento estranho da criança, em um lugar estranho, com pessoas estranhas e pelo menor período de tempo possível.

Na prática, essa crítica se assenta no fato de que, para compreendermos e acessarmos o processo de desenvolvimento, quer seja de uma criança, de um adulto ou de um idoso, não podemos apenas observar o comportamento manifesto em um curto período de tempo, mas acompanhá-lo ao longo de um período mais amplo, a fim de que possamos acessar as possíveis mudanças, os processos de crescimento, os retrocessos e os avanços desenvolvimentais que incidem sobre qualquer organismo. Sua convicção era de que a Psicologia do Desenvolvimento poderia avançar bastante se fosse capaz de investigar as pessoas em seus ambientes concretos, tanto imediatos como remotos.

O ponto de partida da perspectiva de Bronfenbrenner é de que o desenvolvimento humano é um produto da **interação** entre o organismo humano em crescimento e seu meio ambiente. Embora essa definição possa parecer um lugar comum nas ciências humanas, Bronfenbrenner a considera muito complexa, uma vez que há a dificuldade de se estudar, de fato, a relação entre pessoa e ambiente e as multideterminações que incidem sobre essas duas instâncias, ou seja, tanto nas influências que o ambiente tem sobre as pessoas como das influências que as pessoas exercem sobre os seus ambientes desenvolvimentais. Essa interação é um dos pontos principais que interessaram a Bronfenbrenner e que nortearam a construção da sua perspectiva teórica.

Outra crítica bastante evidente na obra de Bronfenbrenner é a de que a maioria dos estudos desenvolvidos na Psicologia do Desenvolvimento tratavam do ambiente como algo estático, que até seria passível de mudança, mas que esta se daria de modo menos evidente ao longo do tempo. Outro equívoco também existente na maioria da produção científica da Psicologia do Desenvolvimento, segundo o autor, é a consideração apenas da influência dos ambientes mais imediatos, nos quais a pessoa participa de modo mais ativo, o que, em sua obra, recebeu o nome de microssistema.

Reafirmando a crítica à realização de estudos de corte transversal[9] e que acessavam o sujeito durante um curto período de tempo, Bronfenbrenner defende a ideia de que, para se compreender o desenvolvimento humano, é fundamental realizar pesquisas de caráter longitudinal, o que nos impõe diversas questões para pensarmos a pesquisa e o próprio modo como essa área está organizada no contexto brasileiro, por exemplo. A partir dessa breve apresentação sobre as principais críticas tecidas por Bronfenbrenner acerca dos estudos de Psicologia do Desenvolvimento realizados no século XX, passamos à exploração da noção de desenvolvimento defendida pelo autor.

Concepção de desenvolvimento

Para Bronfenbrenner, o desenvolvimento é definido como uma **mudança duradoura** na maneira pela qual uma pessoa percebe e lida com o seu ambiente (BRONFENBRENNER, 2002). O destaque, aqui, é para a questão da durabilidade ou da permanência dessa mudança. Assim, não é toda e qualquer mudança que promove o desenvolvimento, mas apenas aquelas que se mantêm relativamente estáveis ao longo do tempo e podem, de fato, exercer algum papel um pouco mais relevante sobre o processo de desenvolvimento, de crescimento e também de amadurecimento.

Outro aspecto importante na concepção de desenvolvimento deste autor é a questão da interação entre a pessoa e o ambiente. Assim, não basta investigar o organismo individualmente apenas, nem exclusivamente seu ambiente, mas justamente a interação entre os mesmos e o modo como essas mútuas influências acabam atravessando o desenvolvimento no longo

---

9 Estudo de corte transversal é aquele no qual o(a) pesquisador(a) acessa o sujeito em um dado momento, sem que haja o acompanhamento do caso ou a continuidade da coleta em outros momentos. O corte transversal se contrapõe ao estudo longitudinal, ou seja, aquele no qual há esse acompanhamento ao longo do tempo, permitindo a compreensão das possíveis mudanças ocorridas.

prazo. Esse foco na interação, e não apenas na pessoa, trata-se de uma inovação importante em relação à maioria das teorias produzidas na Psicologia do Desenvolvimento e que interferem diretamente no modo como as pesquisas nessa área são produzidas e também como as práticas que se baseiam nessas perspectivas acabam sendo corporificadas ao longo do tempo.

A ênfase dessa perspectiva não reside nos processos psicológicos tradicionais e que passaram a ser bastante investigados a partir do advento da Psicologia científica ao final do século XIX, como a percepção, a motivação, o pensamento e a linguagem, mas em seu conteúdo, o que é percebido pelo sujeito, o que é desejado, temido, pensado ou adquirido como conhecimento. Além disso, o interesse reside no modo como a natureza desse material psicológico muda em função da exposição e da interação de uma pessoa com seu meio ambiente ou seus múltiplos ambientes.

Para compreendermos o desenvolvimento nessa perspectiva é importante que ultrapassemos a exclusiva observação direta do comportamento por parte de uma pessoa ou mais em um mesmo local, exigindo o exame de sistemas de interação de múltiplas pessoas, não limitado a um único ambiente. Isso pressupõe a necessidade de considerar os aspectos do meio ambiente para além da situação imediata na qual o sujeito está contido ou do comportamento expresso do sujeito em seu ambiente mais imediato.

Na ausência dessa perspectiva mais ampliada em que podemos observar o sujeito em seus diferentes ambientes interativos e o modo como esses ambientes e as pessoas em interação acabam constituindo seu processo desenvolvimental, acabamos por produzir uma pesquisa que é definida por Bronfenbrenner como o estudo do **desenvolvimento fora-do-contexto**. Essa expressão utilizada por Bronfenbrenner destaca que os estudos que não conseguem apreender a complexidade desse sujeito e seus diferentes ambientes acabam reproduzindo uma perspectiva parcial e descontextualizada, não se alinhando à sua perspectiva de caráter sistêmico.

A perspectiva teórica criada por Bronfenbrenner tem sido denominada **ecologia do desenvolvimento humano** ou **bioecologia do desenvolvimento humano**. É a explicação desse referencial que o autor evidencia no conjunto de definições que nos apresenta em sua obra *A ecologia do desenvolvimento humano: Experimentos naturais e planejados* (BRONFENBRENNER, 2002, p. 18):

Definição 1: A ecologia do desenvolvimento humano envolve o estudo científico da acomodação progressiva, mútua, entre um ser humano ativo, em desenvolvimento, e as propriedades mutantes dos ambientes imediatos em que a pessoa em desenvolvimento vive, conforme esse processo é afetado pelas relações entre esses ambientes, e pelos contextos mais amplos em que os ambientes estão inseridos.

Nessa definição ficam evidentes alguns movimentos importantes quando pensamos o desenvolvimento, como o caráter dinâmico desse processo e as relações entre as características pessoais e os contextos que subsidiam as experiências humanas. Assim, um primeiro ponto que deve ser enfatizado é o de que, para o autor, **a mudança não é apenas um marco, mas um motor para o desenvolvimento**. Para evidenciar os elementos constitutivos de sua proposta e permitir uma análise empírica dos mesmos, o autor elaborou o chamado modelo bioecológico do desenvolvimento, ou modelo PPCT, que operacionaliza a ecologia do desenvolvimento humano, como apresentado a seguir.

O modelo PPCT

O modelo bioecológico do desenvolvimento humano também é frequentemente conhecido e referenciado como modelo PPCT, ou seja, **pessoa, processo, contexto** e **tempo**. Essas quatro dimensões seriam as bases para se pensar o processo de desenvolvimento. Embora possa ser investigado mais a fundo e de modo mais particular, o modelo biológico pressupõe a integração de sistemas. Assim, investigar apenas uma dessas dimensões é um processo válido do ponto de vista didático, mas que não se sustenta em termos epistemológicos e metodológicos, haja vista que a principal crítica de Bronfenbrenner aos estudos desenvolvimentais realizados à sua época era justamente essa fragmentação entre pessoa e contexto no estudo desenvolvimental. A fim de que possamos compreender melhor esse modelo explicitaremos, a seguir, as principais características de cada um desses domínios.

A primeira dimensão a ser investigada é a da **pessoa**, que recupera a necessidade de se pensar no ser em desenvolvimento. Este ser em desenvolvimento possui potencial para influenciar e transformar o seu meio ambiente, mas também está suscetível permanentemente às influências desse ambiente. A pessoa é um ser ativo que se constrói na interação com outros e produz sentidos e significados em seu ambiente. Nesse domínio, Bronfenbrenner propõe que a dimensão pessoa seja compreendida em termos dos seus aspectos individuais, particulares de cada sujeito.

No entanto, é importante desenvolver uma leitura crítica acerca dessa dimensão, a fim de que ela não seja interpretada como sendo fragmentada e "descolada" das demais dimensões que compõem o desenvolvimento da pessoa dentro de um determinado contexto. Assim, por mais que essas características pessoais sejam de extrema importância no processo desenvolvimental, não podem ser compreendidas de modo apartado de seu contexto de produção. Como discutiremos a seguir, a dimensão da pessoa abarca disposições, o que significa que, para se corporificarem, precisam da experiência concreta do desenvolvimento e sua interação com os demais elementos.

A dimensão pessoa pode ser compreendida a partir de três elementos integrados: a **força**, os **recursos** e as **demandas**. A **força** envolve disposições comportamentais ativas que possibilitam iniciar e manter os processos proximais, como a responsividade seletiva presente desde o nascimento. A força não necessariamente possui um sentido sempre adaptativo e propositivo no processo de desenvolvimento, podendo também estar associada a disfunções quando essas disposições comportamentais não são suficientes para o crescimento e o desenvolvimento, por exemplo. Quando essas disposições produzem efeitos considerados positivos no sentido de ampliação de repertório e de produção de competências desenvolvimentais são chamadas geradoras, como é o caso da autoeficácia. Em sentido oposto, são conhecidas como disruptivas, como, por exemplo, a impulsividade e a dificuldade de manter o controle (LEME; DEL PRETTE; KOLLER; DEL PRETTE, 2016).

Ainda, a dimensão da pessoa é composta pelos **recursos**, que são disposições comportamentais dirigidas à ação. Assim como discutido em relação à força, os recursos podem ser adaptativos quando promovem o desenvolvimento, ou desadaptativos, quando promovem alguma inibição no processo desenvolvimental, como o advento de uma doença crônica, por exemplo. A terceira e última estrutura envolve as **demandas**, que se referem a características pessoais que também podem favorecer ou inibir os processos proximais, como idade, gênero e pertencimento cultural (BRONFENBRENNER; MORRIS, 1998; LEME et al., 2016).

Assim, a dimensão pessoa pode ser compreendida e analisada a partir da demanda, que envolve características de estilo pessoal aparentes, como idade, sexo, cor da pele, aparência física, entre outros; do recurso, que se relaciona aos aspectos cognitivos e emocionais que nem sempre são aparentes na observação do sujeito, como experiências pregressas, habilidades e nível de inteligência; e, por fim, a partir da força, também conhecida como disposições, que envolvem o temperamento, a motivação e também a persistência.

O segundo domínio desse modelo trata-se do **processo**, que é o aspecto socializador e que se desenvolve por um período regular e extenso de tempo. A dimensão processual é a que garante o maior dinamismo desse modelo, permitindo que se compreendam as mudanças ao longo do tempo, dando destaque aos processos proximais, ou seja, aqueles que envolvem diretamente o sujeito e que, portanto, possuem o maior potencial de transformação, o maior potencial para o desenvolvimento.

A terceira dimensão do modelo de Bronfenbrenner é a que aparece de modo mais evidente nos estudos sobre este autor: o **contexto**. Em algumas leituras equivocadas do modelo acaba-se reduzindo sua perspectiva apenas à exploração do ambiente e das suas subdivisões.

Para compreendermos a dimensão contextual é preciso que conheçamos como Bronfenbrenner pensa este ambiente ecológico. Para este autor, o **ambiente ecológico** é uma série de estruturas encaixadas uma dentro da outra (BRONFENBRENNER, 2002). No nível mais interno, chamado de microssistema, está contida a pessoa em desenvolvimento. Ainda, para definirmos o ambiente ecológico, é importante considerar que as características cientificamente relevantes de qualquer meio ambiente incluem não apenas as suas propriedades objetivas, como também a maneira pela qual essas propriedades são percebidas pelas pessoas naquele meio ambiente. Isso equivale a dizer que um ambiente não apenas deve ser descrito assim como observamos em termos de suas características físicas e que podem ser facilmente acessadas a qualquer interlocutor, mas fundamentalmente o modo como a pessoa em desenvolvimento percebe e acessa aquele ambiente ecológico, de modo que o mais relevante é justamente essa percepção ambiental.

Bronfenbrenner classifica o contexto em quatro grandes conjuntos ambientais: o microssistema, o mesossistema, o exossistema e o macrossistema. O primeiro nível é representado pelo **microssistema**, que envolve as relações proximais e mais imediatas, como as interações face a face, em casa, na família mais próxima e nos vínculos mais fortes e próximos. Em suas palavras, trata-se de um "padrão de atividades, papéis e relações interpessoais experienciados pela pessoa em desenvolvimento num dado ambiente com características físicas e materiais específicas" (BRONFENBRENNER, 2002, p. 18).

O **mesossistema** inclui as inter-relações entre dois ou mais ambientes nos quais a pessoa em desenvolvimento participa ativamente, podendo ser compreendido como um sistema que inclui diferentes microssistemas. O mesossistema está em permanente mudança, pois pode ser ampliado ou reduzido em função dos microssistemas dos quais a pessoa em desenvolvimento participa, que podem variar a cada momento do seu desenvolvimento e das necessidades que vai enfrentando. Como exemplo de mesossistema podemos descrever os diferentes ambientes ecológicos dos quais a pessoa participa presencial e ativamente, como a casa, a escola, o trabalho e outros espaços interativos da vida social.

O terceiro nível, o **exossistema**, refere-se a um ou mais ambientes que não contêm a pessoa em desenvolvimento como um participante ativo. Na prática, isso significa que este domínio ambiental envolve um espaço do qual a pessoa não participa presencialmente, mas que exerce influência sobre o seu processo desenvolvimental. Um clássico exemplo trazido por Bronfenbrenner é o do trabalho dos pais ou cuidadores de uma criança. Mesmo que essa criança não frequente o trabalho dos pais, este ambiente pode exercer uma influência muito grande sobre o seu processo de desenvolvimento, haja vista que esse espaço pode ser significado como um provedor, como de afastamento entre genitores e filhos, como essencial à sobrevivência, entre outros.

O último nível é o **macrossistema**. Ele envolve os demais sistemas existentes e, na prática, abarca elementos e variáveis que existem a respeito do próprio desenvolvimento do sujeito. Um exemplo disso são os aspectos culturais e sociais que existem independentemente do sujeito. Assim, em uma determinada cultura, há costumes e padrões comportamentais esperados, e isso ocorre através do processo de desenvolvimento sem que o sujeito possa, de fato, alterar esse componente cultural. Embora não possamos diretamente intervir na cultura, temos que compreender que a mesma exerce um papel muito importante sobre as nossas vidas e acaba padronizando determinados comportamentos e expressões entre diferentes pessoas a partir do seu pertencimento a um mesmo grupo social, o que poderíamos compreender em termos de uma coletividade.

A última dimensão do modelo bioecológico é a referente ao **tempo**. Como afirmado anteriormente, o tempo é uma variável de destaque na obra de Bronfenbrenner, haja vista que este autor pressupõe a necessidade de compreensão longitudinal dos efeitos do tempo sobre os processos de desenvolvimento e de mudança experienciados ao longo da vida. A dimensão tempo também possui uma subdivisão, assim como na dimensão contextual. Existe o chamado **microtempo**, que abarca uma ação ou interação no momento em que elas ocorrem, ou seja, em um prazo mais curto, de algumas horas. O **mesotempo** considera a passagem do tempo e o período um pouco mais ampliado, como de alguns dias, por exemplo. E, finalmente, o **cronossistema** abarca o tempo histórico, ou seja, o tempo mais ampliado da existência não apenas individual como também coletiva.

A representação do modelo PPCT está apresentada na Figura 1. Mais do que compreender essas dimensões do modelo e suas subdivisões, reforça-se a necessidade de uma visão dinâmica e interativa desses diferentes vértices. O desenvolvimento não é a divisão desses vértices, mas justamente a compreensão integrada e complexa dos mesmos. É essa integração que permite uma análise bioecológica. Assim, as disposições da dimensão Pessoa, por exemplo, embora possam, em uma primeira análise, ser compreendidas de modo isolado, como se pudéssemos explorar os elementos essencialmente individualizantes e que também dominaram por muito tempo os estudos da Psicologia do Desenvolvimento, devem ser apreendidas em modelo integrativo completo, tanto em função dos processos existentes quanto dos contextos nos quais essa pessoa está inserida, do modo como ela participa desses contextos e também dos recortes temporais que incidem em dado momento, permitindo determinados comportamentos e disposições.

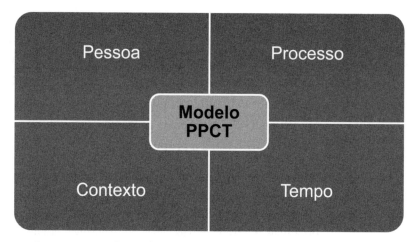

Figura 1: Representação do modelo PPCT, de Bronfenbrenner.
Fonte: Elaborado pelo autor.

Na Figura 2 apresentamos as subdivisões que compõem a dimensão do Contexto, com destaque para a organização estrutural das mesmas. Na Figura 3 representamos os elementos que compõem a dimensão da Pessoa.

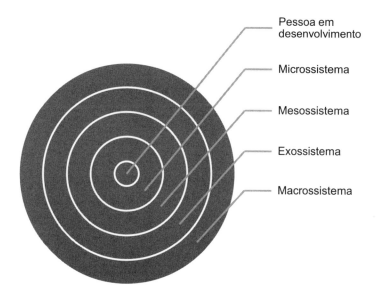

Figura 2: Representação dos elementos que compõem a dimensão do Contexto segundo o modelo PPCT, de Bronfenbrenner.
Fonte: Elaborado pelo autor.

Bronfenbrenner trabalha com algumas definições importantes para pensarmos o processo de desenvolvimento, tornando-se um autor essencial no sentido de padronizarmos teorias e conhecimentos que possuem uma aplicação na prática e também podem orientar as pesquisas nessa área. Nessas definições Bronfenbrenner explicita melhor o que compreende por desenvolvimento e pela influência dos diferentes motores desenvolvimentais, como o contexto, o tempo o processo e a própria pessoa:

> Definição 7: O desenvolvimento humano é o processo através do qual a pessoa desenvolvente adquire uma concepção mais ampliada, diferenciada e válida do meio ambiente ecológico, e se torna mais motivada e mais capaz de se envolver em atividades que revelam suas propriedades, sustentam ou reestruturam aquele ambiente em níveis de complexidade semelhante ou maior de forma e conteúdo (BRONFENBRENNER, 2002, p. 23).

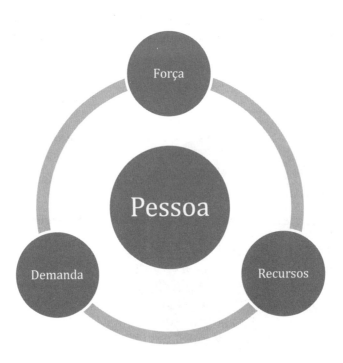

Figura 3: Representação dos elementos que compõem a dimensão da Pessoa segundo o modelo PPCT, de Bronfenbrenner.
Fonte: Elaborado pelo autor.

Retomando a definição de desenvolvimento

Como destacamos anteriormente, o autor afirma que a ecologia do desenvolvimento humano envolve o estudo científico do que chama de **acomodação progressiva e múltipla** entre um ser humano em desenvolvimento e as propriedades mutantes dos ambientes imediatos e também dos ambientes mais amplos dos quais essa pessoa participa ativamente ou de modo remoto. Outro princípio bastante expressivo em sua obra trata da reciprocidade, afirmando que o desenvolvimento é bidirecional, ou seja, tanto o ambiente exerce uma influência sobre a pessoa como a pessoa exerce uma influência sobre o ambiente, como afirmado no início deste capítulo. Embora o modelo PPCT seja um dos aspectos mais conhecidos da obra de Bronfenbrenner, outro importante componente deve ser considerado: o conceito de transições ecológicas, como abordaremos a seguir.

Transições ecológicas

Para esse autor uma transição ecológica "ocorre sempre que a posição da pessoa no meio ambiente ecológico é alterada em resultado de uma mudança de papel, de ambiente, ou ambos" (BRONFENBRENNER, 2002, p. 22). Isso fica claro quando pensamos, por exemplo, no ingresso de um estudante na universidade. Ao se matricular no ensino superior, esse estudante passa a ocupar o papel de universitário e futuro profissional de uma área específica, ou seja, há uma mudança importante em seu papel enquanto estudante. Também neste exemplo podemos notar uma mudança de ambiente, ou seja, de que o estudante deixa de frequentar o ensino médio ou cursinho e passa a se engajar em atividades desenvolvidas dentro da universidade, em um novo cenário desenvolvimental, com diferentes características e também desafios e possibilidades.

Um aspecto central nessa definição é de que passamos diariamente por diversas transições ecológicas, pois estamos sempre mudando de ambiente e também desempenhamos diferentes papéis. Mas como podemos saber quais transições ecológicas são, de fato, significativas para o nosso desenvolvimento? Para responder a essa questão é importante que compreendamos que essas transições precisam ser significativas não apenas para a pessoa, mas também para o seu percurso desenvolvimental.

No exemplo em tela, podemos compreender que a transição para o ensino superior representa um momento de grande transformação para o estudante, pois o aproxima da construção da sua carreira, o insere em uma discussão mais próxima do mercado de trabalho, também representando um momento que pode coincidir com a transição da adolescência para a vida adulta, momento particularmente estressor, com diferentes potencialidades de crescimento e também de amadurecimento. Assim, trata-se de uma transição significativa e relativamente permanente, haja vista que terá uma duração ampliada.

Outra característica importante da transição ecológica é que ela é tanto uma consequência como uma instigação dos processos desenvolvimentais. Isso equivale a dizer que uma transição pode ocorrer em consequência de uma mudança, mas também essa transição pode promover outras mudanças importantes para o processo de desenvolvimento. Ao ingressarem na universidade os estudantes passam por uma transição ecológica, mas essa transição também deve promover uma série de transformações em suas vidas, o que pode coincidir, por exemplo, com a mudança de cidade, com o estabelecimento de novas redes de apoio social, com a existência de novos desafios desenvolvimentais relacionados ao mundo adulto e à especialização do processo de aquisição do conhecimento, entre outras características.

A mudança de papel marcada pelo processo de transição ecológica põe em destaque as expectativas de comportamentos associados a determinadas posições na sociedade. Assim, as expectativas construídas socialmente sobre o que é ser um universitário no contexto brasileiro, o que é ocupar essa posição de alta especialização em relação à produção do conhecimento, o que é a possibilidade de chegar ao ensino superior em uma sociedade na qual muitas pessoas se mostram à margem desse processo formativo.

Independentemente do exemplo que possamos trazer, todo papel ocupado possui determinadas representações e expectativas construídas acerca do mesmo. Tais expectativas são importantes de serem acessadas para que possamos compreender os significados dessas transições ecológicas e o modo como, para cada pessoa, tal transição pode ser corporificada e repercutir em seu processo de desenvolvimento.

A partir dessa apresentação do modelo bioecológico, podemos refletir sobre como esses conceitos podem ser úteis para pensarmos o cuidado em saúde, especificamente a atuação do(a) enfermeiro(a). Algumas dessas reflexões serão compartilhadas a seguir.

Como o modelo bioecológico pode contribuir para pensarmos o cuidado em Enfermagem?

Quando pensamos na atuação em Enfermagem, a discussão sobre a importância dos conteúdos de Psicologia do Desenvolvimento é premente. Tradicionalmente, em cursos de graduação de Enfermagem trabalha-se com uma perspectiva desenvolvimental orientada pelas diferentes etapas em que se estrutura o desenvolvimento ao longo do ciclo vital, com as subdivisões da infância, da adolescência, da vida adulta e da velhice. No entanto, essa classificação retoma apenas o caráter etário, não envolvendo outros marcadores desenvolvimentais expressivos, como o próprio contexto e também a cultura.

Assim, embora possamos compreender as principais características de uma dada fase do desenvolvimento ou dos principais comportamentos esperados ou associados a cada etapa desenvolvimental, podemos também pensar o desenvolvimento a partir do modo como esses elementos encontram-se em interação, não balizando uma atuação que seja padronizada, que se baseia exclusivamente em marcadores presentes em grandes manuais de orientação em saúde e mesmo da Psicologia do Desenvolvimento. Baseados no que Bronfenbrenner nos traz em seu modelo bioecológico, devemos compreender o desenvolvimento a partir dos processos de mudanças, mas que as mesmas não devem ser efêmeras nem ligadas a uma situação em específico. Mudamos a todo tempo, mas só podemos falar em processos de mudanças em termos desenvolvimentais quando elas promovem ou implicam uma reorganização que tem certa continuidade ao longo do tempo e do espaço.

Também essa mudança desenvolvimental deve ser pensada como ocorrendo concomitantemente em dois domínios, tanto o da ação quanto o da percepção. Isso nos obriga a olhar não apenas para aquilo que podemos observar que se modificou, como as mudanças decorrentes de um processo de adoecimento, por exemplo, mas o modo como a pessoa constrói suas percepções a respeito deste fenômeno.

Ao entrarmos em contato com um paciente-cliente-usuário na linha de cuidado, portanto, não precisamos apenas descrever o que ocorre com ele, o seu diagnóstico e as características desse processo de adoecimento e do tratamento que foi prescrito, mas acessar o modo como este sujeito percebe todo esse itinerário terapêutico, desde os primeiros sintomas até o tratamento. Assim, ação e percepção são domínios que devem estar permanentemente integrados quando trabalhamos com o pensamento sistêmico proposto por Bronfenbrenner.

Para uma investigação ou uma prática que seja considerada válida do ponto de vista ecológico, é fundamental que esses profissionais possam considerar os diferentes ambientes ecológicos, e não apenas um microssistema, como notadamente ocorre quando pensamos, por exemplo, em uma consulta de Enfermagem. A anamnese e mesmo a escuta que promovemos na atenção prestada deve permitir que possamos considerá-lo em seus diferentes contextos desenvolvimentais e também as repercussões desses contextos para o seu processo de desenvolvimento ou para os desfechos específicos em relação aos processos de saúde e doença que estamos investigando ou com os quais estamos trabalhando em um dado momento de nossa atuação.

Uma definição que pode ser particularmente importante na prática de Enfermagem em termos dos processos de educação em saúde refere-se ao conceito de **validade desenvolvimental**. Bronfenbrenner afirma que para demonstrar que o desenvolvimento humano de fato ocorreu é necessário considerar que as concepções e atividades modificadas precisam ser transferidas para outros ambientes e outros momentos.

Quando pensamos processos de educação em saúde podemos nos basear nesse princípio de validade desenvolvimental, uma vez que, para verificar se uma pessoa, de fato, aprendeu um determinado comportamento de saúde considerado importante em um dado tratamento, é preciso que a mesma seja capaz de transferir o que adquiriu ou do que se apropriou para outros ambientes e outros momentos. As estratégias ou práticas de autocuidado, por exemplo, podem ser representativas dessa validade desenvolvimental, uma vez que permitem acessarmos se, de fato, os pacientes-clientes-usuários têm estabelecido rotinas de cuidado em outros cenários que não aqueles representados pelos equipamentos de saúde formais e nos quais os profissionais de Enfermagem podem ter acesso a essa aprendizagem por meio da observação e também do inquérito.

Outro princípio importante no sentido da validade desenvolvimental é o da permanência ao longo do tempo, de modo que essa mudança observada no comportamento deve apresentar certa invariância através do tempo, do lugar ou de ambos. Isso faz com que retomemos o próprio princípio do que é o desenvolvimento na perspectiva bioecológica, envolvendo a necessidade de que as transformações sejam relativamente permanentes ao longo do tempo para que possamos tratar, de fato, de desenvolvimento, e não apenas de uma mudança circunstancial.

Em termos da pesquisa em Enfermagem, alguns pressupostos do modelo biológico podem ser especialmente importantes, como a necessidade da realização de estudos longitudinais para acompanhar o desenvolvimento de pacientes-clientes-usuários ao longo do tempo. Embora essas pesquisas sejam menos frequentes no contexto brasileiro por justamente envolverem importantes demandas em termos materiais e financeiros, há que se realizar um esforço no sentido de propor investigações que possam acompanhar o sujeito por um determinado período de tempo, podendo apreender os possíveis efeitos dessa passagem de tempo sobre o comportamento humano. Também se faz importante a observação atenta das transições ecológicas e as suas permanências ao longo do tempo, ampliando seus significados e sua importância para o desenvolvimento do sujeito.

Algumas recomendações aos profissionais de saúde que pretendem desenvolver pesquisas ou se orientarem em termos práticos a partir desse referencial envolvem, fundamentalmente, a necessidade de considerar que estudar o desenvolvimento humano é sempre investigar a pessoa, o meio e a inter-relação entre essas dimensões. Essas inter-relações não se dão de modo automático, mas são extremamente complexas, exigindo um olhar atento e permanentemente capaz de ultrapassar a consideração das ações e observações que podem ser realizadas, envolvendo a investigação das percepções dos sujeitos em interação e em desenvolvimento. Compreender a dinamicidade do princípio de reciprocidade entre pessoa e ambiente é essencial quando tomamos por base o modelo bioecológico.

O modo como podemos operacionalizar o modelo PPCT deve garantir que não apenas as diferentes dimensões desenvolvimentais sejam explicitadas e compreendidas, mas que se possa integrá-las para uma compreensão mais complexa acerca do processo de desenvolvimento, uma vez que este não se faz a partir desses domínios de modo isolado, mas da interação dinâmica entre eles.

No cuidado de Enfermagem, o acesso a essas interações constantes pode permitir a este profissional uma apreensão mais complexa, profunda e crítica acerca do sujeito que se apresenta nos equipamentos de saúde e como podemos pensar em estratégias de cuidado e de tratamento que estejam alinhadas a essas características e a essas interações que observamos durante o contato com esse paciente-cliente-usuário. Acessar as percepções de sujeitos é essencial no processo. Do mesmo modo, acompanhá-los longitudinalmente é uma possibilidade de verificar como o desenvolvimento tem se processado e quais os recursos que essas pessoas estão empregando para fazer frente aos desafios disparados em função do cuidado em saúde.

Concluímos com o destaque para que o cuidado de Enfermagem possa estar atento às transições ecológicas consideradas significativas na história de vida do sujeito em relação à queixa, aos sintomas e ao diagnóstico com o qual trabalhamos, a fim de que as linhas de cuidados estabelecidas para cada sujeito possam ser compreendidas em sua significação para aquele determinado paciente-cliente-usuário. Essa compreensão sistêmica é relevante no sentido de permitir que não construamos retratos parciais ou fragmentados da pessoa, mas justamente a representemos de modo integral, humanizado e considerando sua complexidade. Sem a aceitação da complexidade do outro e da complexidade da atuação em saúde, nossas práticas e nossas pesquisas no campo do cuidado serão igualmente parciais e fragmentadas. Para solidificar os conhecimentos compartilhados neste capítulo, apresentamos, a seguir, alguns exercícios.

Reflexões sobre o CAPÍTULO 5

1) A partir do que foi apresentado neste capítulo, escolha um colega de turma com quem possa conversar ou mesmo com um familiar ou um amigo. O objetivo dessa conversa é conhecer melhor essa pessoa. A partir dessa conversa,

tente explicitar as principais características desse colaborador em relação às suas dimensões ecológicas: a) pessoa; b) processo; c) contexto; d) tempo.

Para refletir melhor:

Para lhe ajudar nesse exercício você pode elaborar um pequeno roteiro de perguntas para ter acesso a esses elementos, por exemplo: Onde você mora? Quais os locais que mais frequenta e o que faz em cada um deles? Quais as suas principais características pessoais? Também pode pedir que o colaborador lhe relate algum evento significativo em sua vida. A partir desse evento, possivelmente promotor de desenvolvimento, tente pensar, nessa situação, os elementos do modelo PPCT que o compõem. Anote esses elementos e suas características. Alguns elementos podem ser mais complexos de relatar, como o processo. Mas trata-se de um exercício importante de ser realizado, por isso você pode retomar as definições do modelo presentes no capítulo.

2) Ainda a partir da entrevista realizada para responder à primeira questão, tente refletir sobre um processo de transição ecológica pelo qual tenha passado seu interlocutor. Descreva essa transição.

Para refletir melhor:

Lembre-se de que a transição ecológica envolve uma mudança de ambiente, de papel ou de ambos. E essa mudança deve ser relativamente permanente e significativa ao longo do tempo. No caso relatado, observa-se uma mudança de ambiente, de papel ou de ambos? Trata-se de uma mudança permanente? Quando isso ocorreu na história de vida do seu colaborador?

3) Pensando em sua futura atuação como enfermeiro(a), cite um exemplo no qual você possa empregar o modelo bioecológico.

Para refletir melhor:

Para lhe ajudar nesse exercício você pode partir de uma situação já vivencia-da por você em estágio e mesmo observando outros profissionais ou, ainda, recebendo cuidados de saúde, na posição de paciente-cliente-usuário. A adoção desse modelo seria útil para compreender melhor essa situação? Como? Quais os pontos fortes e fracos da adoção desse modelo nessa situação escolhida por você?

CAPÍTULO 6

Contribuições da Etnopsicologia para o cuidado em saúde

Objetivo do capítulo:

- Apresentar ao leitor os pressupostos básicos da Etnopsicologia e como os mesmos podem ser úteis para se pensar um cuidado de Enfermagem que se contraponha aos modelos biomédicos e positivistas que fragmentam o sujeito.

O que abordaremos neste capítulo?

- Vamos conhecer o histórico da Etnopsicologia, bem como apresentar disciplinas correlatas, como a Etnopsiquiatria e a Etnopsicanálise, discutindo suas repercussões nas ciências da saúde.
- Vamos entender de que modo a Etnopsicologia pode orientar práticas de cuidado que não considerem apenas os processos individuais tradicionalmente incluídos na premissa de uma atenção que respeite as especificidades do paciente-cliente-usuário, mas que justamente resgate e inclua no itinerário terapêutico os aspectos históricos, culturais e coletivos que não podem ser apreendidos de modo apartado do sujeito em sofrimento.

Ao final, serão apresentados exercícios reflexivos para solidificar a aprendizagem desses conteúdos.

CAPÍTULO 6

Contribuições da Etnopsicologia para o cuidado em saúde

Nesse momento, Tio Aproximado interrompeu a cerimónia e pediu a Silvestre que, se o assunto era sério, ao menos ele se lembrasse dos antepassados para nomear os filhos. Sempre tinha sido assim, geração após a geração.
– Sossegue os nossos avós, dê o nome deles aos meninos. Proteja esses miúdos.
– Se não há passado, não há antepassados.
(Mia Couto. *Antes de nascer o mundo*, 2009, p. 39.)

Quando analisamos os clássicos manuais de Psicologia aplicados às ciências da saúde dificilmente encontramos referências a respeito da Etnopsicologia. Isso não ocorre porque esse referencial não seja importante ou usual, mas, fundamentalmente, pelo fato de constituir um campo de ruptura epistemológica importante em relação aos modelos mais orientados pela biomedicina e pelo positivismo que, de fato, mostram-se mais tradicionais na atenção em saúde.

Embora na contemporaneidade seja crescente o movimento de ruptura em relação a esses direcionadores que sustentam grande parte das intervenções em saúde e o modo de se pensar o cuidado, a operacionalização dessa desconstrução é um processo longo, histórico e que não será levado a cabo apenas por iniciativas acadêmicas, mas, sobretudo, por transformações na prática de se pensar e de se promover o cuidado. Tais processos, como sempre, são lentos, o que não nos impede de investir constantemente em reflexões que possam tornar esse movimento mais dinâmico, como no presente capítulo.

O emprego do referencial etnopsicológico neste livro cumpre a necessidade de oferecer referenciais concretos que possam orientar novas formas de se pensar e promover a atenção em saúde. O cotejamento da dimensão da cultura ou dos processos históricos e sociais que atravessam a constituição do humano não são uma novidade na Enfermagem, haja vista que diferentes teorias de Enfermagem têm se disposto a pensar um cuidado orientado por esses pressupostos ou atento a essas balizas.

Por considerarmos que a Enfermagem já tem trilhado um caminho importante nesse sentido é que a escolha da Etnopsicologia se torna alinhada a esse movimento, possibilitando incrementar esse diálogo e propor inovações nos modos de ser e de fazer esse cuidado. Assim, a Etnopsicologia, neste livro, não visa a inaugurar uma discussão. Pelo contrário, tem por objetivo contribuir com diversas reflexões que historicamente têm sido assumidas por uma Enfermagem mais crítica.

Na oferta de uma compreensão de ser humano em sua interação com seus contextos desenvolvimentais para além de uma visão essencialmente individualizante e fragmentada de ser humano, a Etnopsicologia vem compondo um rol de conhecimentos importantes que, originariamente, situam-se nas interlocuções entre Psicologia, Antropologia e Psicanálise. Entre os principais expoentes internacionais dessas disciplinas etnopsis podemos mencionar George Devereux, Tobie Nathan, François Laplantine, Roger Bastide e Ernesto De Martino. Na América Latina podem ser mencionados Pichón-Rivière e seu seguidor Moffatt. Já no Brasil encontramos importantes pesquisadores que têm atuado no sentido da construção de uma Etnopsicologia brasileira, como José Francisco Miguel Henriques Bairrão, fundador e coordenador do Laboratório de Etnopsicologia da Faculdade de Filosofia, Ciências e Letras de Ribeirão Preto da Universidade de São Paulo.

A partir dessa breve apresentação, o objetivo deste capítulo é apresentar ao leitor os pressupostos básicos da Etnopsicologia e como os mesmos podem ser úteis para se pensar um cuidado de Enfermagem que se contraponha aos modelos biomédicos e positivistas que fragmentam o sujeito. Espera-se que esses conhecimentos aqui compartilhados possam ser úteis não apenas na solidificação de saberes para uma Etnopsicologia aplicada à saúde, mas para a reflexão permanente de estudantes e profissionais de saúde quanto à necessidade de construção e aprimoramento de referenciais que forneçam elementos para um cuidado em saúde menos individualizado e fragmentado, mais situado coletivamente e, com isso, com maior possibilidade de transformação, de inovação e integração. Para iniciar, uma diferenciação em termos conceituais mostra-se importante.

Etnopsicologias plurais

Na literatura encontramos referências a três disciplinas que podem ser consideradas etnopsis: a Etnopsiquiatria, a Etnopsicologia e a Etnopsicanálise. Para as finalidades deste capítulo, embora possamos considerar essas três disciplinas como equivalentes ou muito próximas, aqui se retoma a necessidade de ponderar que as mesmas apresentam aproximações epistemológicas importantes.

A Etnopsiquiatria, por exemplo, emerge de modo mais alinhado ao campo da saúde mental e da própria Medicina, podendo ser interpretada como uma área particular da própria Psiquiatria, embora tal endereçamento não seja propriamente perseguido por seus expoentes. Criada originalmente por George Devereux na década de 1970 como um campo interdisciplinar entre a Antropologia e a Psicanálise, considera que a cultura deveria ser apreendida como uma experiência vivida, ou seja, não como um artefato delimitado, mas como uma noção porosa e sempre aberta, dando destaque ao modo como os processos culturais atravessam e constituem também o psiquismo. Como afirma Coelho (2018, p. 9):

> [...] é a ideia de que há uma continuidade entre o que é interior e exterior ao indivíduo, de modo que os aspectos subjetivos e os culturais se articulam mutuamente. Nessa direção, não há como falar do sujeito independentemente do Outro, do seu contexto social, da sua cultura, do universo simbólico inconsciente que lhe é implícito. As pesquisas e as práticas etnopsicanalíticas dão voz a outros saberes, a elementos da cultura bra-

sileira que foram historicamente oprimidos, mas que integram e produzem efeitos em cada indivíduo que dela faz parte; elas revelam, assim, a articulação entre o sujeito e o Outro.

Em outras palavras, a Etnopsiquiatria compreende a necessidade de se compreender o psiquismo por meio da cultura. Para François Laplantine (1994), outro importante expoente desse movimento, essa perspectiva – de análise do psiquismo pela cultura – pode ser considerada bastante antiga e, ao mesmo, tempo, muito recente. Antiga, pois desde o início da humanidade a cultura atravessa o modo como pensamos e tratamos o adoecimento, por exemplo, de forma que diferentes sociedades constroem inteligibilidades próprias que explicam aquilo que se passa com o sujeito a partir de um marcador cultural e mais coletivo. Como método para se compreender e tratar o adoecimento psíquico, incorporando, de fato, esses elementos culturais na construção de uma inteligibilidade científica sobre a loucura, por exemplo, mostra-se uma perspectiva ainda recente, até mesmo inovadora. Nas palavras de Laplantine (1994, p. 14):

> [...] a Etnopsiquiatria é o estudo das relações entre as condutas psicopatológicas e as culturas nas quais se inscrevem. Mais exatamente, é uma pesquisa pluridisciplinar e uma prática terapêutica nela fundamentada, que se esforça para compreender a dimensão cultural das perturbações mentais e a dimensão psiquiátrica das culturas, evitando o duplo obstáculo que consistiria em relativizar toda a psiquiatria ou em psiquiatrizar toda a cultura.

Essa definição de Laplantine (1994) nos oferece uma primeira recomendação: não é pelo fato de considerarmos que a dimensão da cultura é importante para se pensar e tratar o adoecimento mental que todo tipo de adoecimento pode ser considerado como um produto coletivo, cultural. Para as finalidades deste livro, atenho-me a considerar que a Etnopsiquiatria considera de modo premente a dimensão cultural do adoecimento psíquico, o que tradicionalmente tem sido desconsiderado por uma Psiquiatria mais positivista e orientada pelo modelo biomédico. Ainda para Laplantine (1994, p. 41), a Etnopsiquiatria deve "analisar as maneiras com que outras sociedades, que não a nossa, apreendem a doença mental, procedem a seu tratamento e interpretam suas próprias concepções etiológicas e terapêuticas".

A recomendação é a de que a cultura não apenas seja mencionada como um possível vértice a ser considerado quando pensamos no adoecimento psíquico, mas que esse vértice seja, de fato, incorporado quando pensamos o cuidado e todos os direcionamentos possíveis para cada caso. Incorporar e considerar a cultura do outro não é apenas mencioná-la de modo "cosmético", mas, de fato, trazer seus elementos em busca de uma inteligibilidade nova e, de certa forma, que resgate o sujeito em sua origem, em suas ancestralidades, em seu pertencimento ao mundo, por exemplo.

Outra recomendação importante a partir da definição de Laplantine (1994) e que também é compartilhada por Devereux (1972) é a de que as disciplinas etnopsis devem se comprometer com a construção de um saber pluridisciplinar, visando à busca da complementaridade entre cada uma das contribuições advindas, por exemplo, da Antropologia, da Etnologia e da Psicanálise. Esses sistemas devem ser compreendidos em sua complementaridade para que, de fato, possamos apreender um determinado fenômeno. Tal aspecto também é enfatizado no estudo de Leal de Barros e Bairrão (2010), que traz importantes aproximações desse saber para uma prática clínica não apenas de cunho individual, mas também social e coletivo.

Retomando as aproximações e os distanciamentos entre Etnopsiquiatria, Etnopsicologia e Etnopsicanálise, pode-se afirmar que as duas últimas têm se destacado a partir do seu compromisso mais particular com a ciência psicológica, visando a reunir e aproximar conceitos da Psicologia, da Antropologia e da Psicanálise, especificamente. Em que pese a forte tradição da Etnopsicanálise no contexto europeu e também no cenário brasileiro, este capítulo opta pelo emprego do termo Etnopsicologia por justamente considerarmos que o mesmo reflete de modo mais generalista os endereçamentos e as inovações propostas tanto pela Etnopsiquiatria quanto pela Etnopsicanálise. E mesmo porque as diferenciações entre os presentes termos, como assinalam Leal de Barros e Bairrão (2010), por vezes se remetem mais a elementos políticos e acadêmicos que não chegam a produzir diferenças epistemológicas ou de ordem prática.

Quer a Etnopsicologia quer as etnopsicologias prendem-se sempre a decisões de política científica e de exigência episte-mológica, sempre um compromisso a renovar. Elas são psico-logia construída com as psicologias dos outros ou, se preferir, que levam em conta as "culturas" ou, mais especificamente, o enquadramento e determinação simbólica dos sujeitos e das suas ações, entendidos como capazes de transformar a inter-pretação de toda e qualquer pressuposta natureza objetiva do psíquico (BAIRRÃO; GODOY, 2018, p. 13).

A adoção do termo Etnopsicologia também emerge de modo específico quando consideramos o contexto brasileiro. Para Laplantine (1994, p. 18-20), a Etnopsicologia

> é uma disciplina, ou, antes, um campo de pesquisa e de in-dagação que surgiu no início do século XX para tentar com-preender identidades diferentes de culturas em presença e, mais precisamente, de nações dentre as quais algumas ainda estão em vias de constituição. [...] O objetivo dessa etnopsi-cologia, estreitamente ligada a crises de identidade cultural e à formação da consciência das nações, é justamente construir uma ciência dos caracteres nacionais.

Nessa acepção, a Etnopsicologia emerge como uma ciência específica para compreendermos elementos nacionais que poderiam estar na gênese e também na construção de itinerários terapêuticos de determinados tipos de adoecimento psíquico. O caso do Brasil, referido por Laplantine (1994), evoca a necessidade de refletirmos sobre o fato de que a própria construção da identidade do brasileiro perpassa diferentes tradições, podendo gerar equívocos no modo como o adoecimento pode ser compreendido.

Uma compreensão equivocada e que ficou bastante reconhecida na his-tória da Psiquiatria brasileira foi proposta pelo psiquiatra Nina Rodrigues. Esse autor, ao estudar o transe de possessão em comunidades ligadas a re-ligiões de matrizes africanas, como o candomblé brasileiro, postulou uma compreensão errônea e racista ao afirmar que a possessão enquanto fenô-meno psíquico era algo próprio de povos primitivos, desconsiderando os aspectos culturais que marcam o transe de possessão e seu papel ritual fun-damental nas religiões tradicionais africanas. Ao patologizar uma expressão cultural legítima, este psiquiatra promoveu uma leitura racista e equivocada que foi, por muitos anos, aceita pela comunidade científica internacional.

O alerta trazido por Laplantine (1994) é de que a Etnopsicologia permitiria a composição de uma ciência capaz de se tecer a partir não de uma identidade nacional, mas problematizar justamente os dinamismos envolvidos na construção de uma identidade impermanente. A composição étnica do povo brasileiro, basicamente remetendo-se a elementos europeus, africanos e indígenas, não pode ser traduzida como uma bricolagem, mas sim como uma dimensão integrada, que dá origem a uma identidade. Essa identidade "mestiça" não pode ser equivocadamente lida como uma fragilidade – ou como a literatura racista de Nina Rodrigues postulou, como um demérito, um primitivismo –, mas como uma condição. A Etnopsicologia, desse modo, permitiria uma leitura integradora e comprometida com a desconstrução de preconceitos e estereótipos, sendo uma inteligibilidade construída "de dentro para fora" ou, em outros termos, endoperspectivada – o que guarda um atravessamento político inequívoco.

Moffatt (1984), no contexto da América Latina, critica a psiquiatria tradicional, destacando a necessidade de consideração da cultura popular e das propostas de vida que advêm desse sistema. Quando pensamos nos processos de saúde e doença e também na busca pela cura, devem ser recuperadas as modalidades psicoterápicas que emergem da cultura, entrando em contato com as raízes históricas de cada povo.

Em sua concepção eminentemente política e de combate à psiquiatria que era produzida no exterior e que negava a esse sujeito a sua própria ancestralidade, Moffatt destaca as ressonâncias desse modo de produção e de fazer em saúde na vida dos sujeitos: "A cura processada com base em valores e normas cultas – colonizadas – decapitam culturalmente a pessoa que busca atendimento" (MOFFATT, 1984, p. 17). Na prática, essa proposição faz coro ao que a Etnopsicologia acaba buscando por meio de técnicas e, principalmente, de reflexões que impõem a necessidade de um novo rumo para o campo da saúde mental, campo este no qual a inovação é justamente a possibilidade de recuperação de um passado histórico e de uma ancestralidade negada ao próprio sujeito – processo este que, inevitavelmente, será convertido em adoecimento e em mal-estar para além da dimensão individual.

Como etnociência, a Etnopsicologia também nos permite um diálogo com diferentes abordagens psicológicas que não exclusivamente a psicanálise. Embora a Etnopsicanálise seja uma área fortalecida no Brasil, com a influência de grupos de pesquisa tradicionais neste campo, como o Laboratório de Etnopsicologia da Universidade de São Paulo (LEAL DE BARROS; BAIRRÃO, 2010), outras aproximações tornam-se lícitas, como o diálogo com a abordagem centrada na pessoa, com as perspectivas mais cognitivistas e com o modelo bioecológico, apenas para citar alguns exemplos (CAMARGO; SCORSOLINI-COMIN; SANTOS, 2018; SCORSOLINI-COMIN, 2014c, 2014d; SCORSOLINI-COMIN; RIBEIRO; GAIA, 2020).

Para além das diferenças epistemológicas entre cada um dos termos, há que se considerar que tais disciplinas têm sido cada vez mais convidadas para o diálogo com o campo da saúde, movimento este que também é observado com a emergência de áreas como a da Antropologia Médica e da Antropologia da Saúde e da Doença, que se tornaram disciplinas importantes em cursos de formação em saúde a partir da segunda metade do século XX (HELMAN, 2009; LAPLANTINE, 1986). Um apontamento importante também é o de que as disciplinas etnopsicológicas, de agora em diante referidas sob o domínio da Etnopsicologia neste capítulo, também devem ser diferenciadas de movimentos/termos como a Antropologia Psicológica, a Psicologia Antropológica e mesmo as diversas facetas da Psicologia Cultural. Nas palavras de Bairrão e Godoy (2018, p. 14):

> Enquanto as Psicologias Culturais são fundadas por reformadores ou restauradores da Psicologia, a Etnopsicologia é interdisciplinar e afeita a modelagens metodológicas dóceis à inclusão da diferença e da alteridade, sem comportar verdades *a priori* sobre o que deveria ser a Psicologia.

Assim, o compromisso da Etnopsicologia não é com a proposição de uma nova Psicologia ou mesmo de revisão da Psicologia, mas sim de promover uma inovação a partir da inclusão da diferença e da alteridade, em um diálogo pluridisciplinar entre os saberes da Antropologia, da Etnologia, da Psicanálise e, de modo geral, com a própria Psicologia. Esse diálogo não se coloca a serviço de uma ciência que promova a ruptura, mas o resgate e a integração. Estando a serviço da construção de práticas de saúde mais alinhadas a esses pressupostos, a seguir exploraremos um pouco sobre o histórico e os antecedentes desse referencial.

Histórico e ancoragens da Etnopsicologia

Como temos trabalhado ao longo deste livro, todo referencial teórico deve ser compreendido e examinado tendo em vista seu contexto de produção e também as rupturas que ele enseja. Na construção da Etnopsicologia – aqui representando as demais disciplinas apresentadas anteriormente – é importante recuperar as aproximações entre a Antropologia, a Etnografia, a Etnologia e a Psicologia, notadamente a Psicanálise. Embora tais disciplinas possuam especificidades e objetos particulares de estudo e interesse, podemos considerar que suas interfaces produzem importantes inteligibilidades para a emergência de um pensamento etnopsicológico mais amplo e com o qual temos dialogado, não investindo nas especificidades de cada disciplina, mas justamente em suas aproximações à guisa de composição de uma etnociência pluridisciplinar, como afirmam Devereux (1972) e Laplantine (1994).

O trabalho de Devereux (1972) é pioneiro no campo da constituição dessa etnociência. Como destacamos anteriormente, Devereux empregava o termo Etnopsiquiatria. Sua principal crítica – e que possibilitava uma ruptura em relação ao modo como se pensava as intersecções entre mundo interno e mundo externo, personalidade e comunidade, por exemplo – era a de que a Antropologia Cultural norte-americana considerava a cultura como algo externo ao sujeito.

Para este autor, assim como assinalam Pagliuso e Bairrão (2015), a cultura não seria externa, mas justamente uma dimensão que recuperaria a experiência vivida – compondo, desse modo, uma representação interna, e não apenas um contexto externo e com pouca gerência por parte do sujeito. Ao considerar a cultura como algo que também se localiza dentro do sujeito, em sua percepção e interpretação e, por conseguinte, em seu modo de ser e em sua personalidade, Devereux operou uma importante ruptura com a Antropologia exercida à época, propondo a necessidade de investigar a forma como o ser humano apreende a cultura, ou seja, a internaliza.

Segundo levantamento organizado por Pagliuso e Bairrão (2015), o termo Etnopsicologia foi empregado ainda na primeira metade do século

XX na revista científica *Ethnopsychologie*, na França, em substituição a um termo que vinha sendo bastante utilizado: a Psicologia dos Povos. O termo Psicologia dos Povos foi utilizado pela primeira vez na Alemanha na segunda metade do século XIX por dois intelectuais judeus (Moritz Lazarus e Heymann Steinthal). Esta área da Psicologia considerava a influência da cultura nos elementos tradicionalmente investigados na ciência psicológica, tendo como um de seus representantes Wundt, também um dos expoentes da Psicologia Experimental e da própria emergência da Psicologia enquanto ciência ao final do século XIX. Basicamente a Psicologia dos Povos se colocava a estudar as características comuns das coletividades, recusando a noção de "nacionalismo" ou "identidade nacional".

Após a Segunda Guerra Mundial, ainda segundo Pagliuso e Bairrão (2015), houve um declínio do termo Psicologia dos Povos, dando origem à emergência da etnia, que não possuía o mesmo peso histórico da palavra *povo*. A partir de então o termo Etnopsicologia passou a ser mais encontrado nas publicações científicas e foi se expandindo, juntamente com as importantes contribuições de Devereux nas décadas de 1960 e 1970, sobretudo.

No Brasil, como trazido anteriormente, a Etnopsicologia encontrou um campo promissor não apenas pelas condições sociais e culturais da nossa formação como povo, que ofereciam um material de importante análise pelas disciplinas etnopsis, mas também pelo modo como os pesquisadores brasileiros têm produzido conhecimentos, em um processo de constante amadurecimento desse conjunto teórico-metodológico (BAIRRÃO; GODOY, 2018). Na contemporaneidade também emerge a tentativa de aproximar esse referencial dos sujeitos concretos, das comunidades concretas, e não apenas dos povos anteriormente estudados pela Etnologia como "distantes", "estranhos", "excêntricos" ou "nativos":

> Ao realizar estudos de Antropologia e mesmo de Etnopsiquiatria, sempre se mostra atraente e interessante ouvir falar de acontecimentos de povos distantes. No entanto, maiores tumultos se elevam em nossa interioridade quando ouvimos sons produzidos por participantes de nosso cotidiano, pois forte é o chamado dos que estão por aqui, grande é o desafio de compreensão do que seja este povo brasileiro, esta alma mestiça, mesclada de tantos povos, de tantas origens, com seu

simbolismo incomparavelmente rico (RIBEIRO; SALAMI; DIAZ, 2004, p. 90).

Assim, é importante sempre recuperar que as abordagens que destacam de modo mais evidente os aspectos culturais da constituição de povos e comunidades, como a Etnopsicologia, não são referenciais construídos para a compreensão apenas de um "outro", como se a cultura fosse uma dimensão presente apenas quando nos colocamos diante do que ou de quem desconhecemos. A Etnopsicologia se coloca em favor da compreensão de nós mesmos.

A partir do histórico aqui compartilhado, podemos considerar que a Etnopsicologia é uma etnociência jovem, tornando essencial que enderecemos a partir dela algumas discussões sobre, por exemplo, a promoção do cuidado em saúde, um dos vértices centrais da presente obra. A partir dos direcionadores compartilhados até o momento, apresentaremos a seguir algumas recomendações que podem orientar uma atuação em Enfermagem que considere os saberes etnopsis.

Recomendações da Etnopsicologia para a promoção do cuidado em saúde

Uma questão central quando pensamos no modo como um dado referencial teórico pode ser empregado na prática é retomar os seus pressupostos. Como temos apresentado no capítulo, Devereux (1970) postulava que o psiquismo humano seria composto pelos elementos da cultura. Essa consideração tem importantes ressonâncias. Uma delas é a própria conceituação – e também o papel – da personalidade.

Como vimos no segundo capítulo do livro, a noção de personalidade, por muito tempo, ocupou um papel central não apenas no modo como pensamos o cuidado, mas também em áreas como a Antropologia, guiando as observações etnográficas de maneira muito persuasiva e promovendo leituras tendenciosas (WHITE; KIRKPATRICK, 1985) que, basicamente, buscavam trazer uma visão unívoca e permanente de personalidade. A personalidade foi considerada ao longo do tempo uma dimensão que representava o sujeito de maneira integral, confundindo-se com a própria noção de indivíduo. Em uma perspectiva mais alinhada aos elementos culturais e, portanto, próxima das disciplinas etnopsis, passou-se a considerar, nesse conceito, processos como a "construção dos significados sociais da vida cotidiana" (WHITE; KIRKPATRICK, 1985, p. 4).

A partir de uma leitura etnopsicológica, portanto, a tradicional perspectiva da personalidade como uma noção individualizante foi cedendo espaço à consideração dos elementos culturais presentes na personalidade, com destaque para as relações "eu-outro" e "indivíduo-cultura". No cuidado em saúde, a adoção dessa perspectiva pressupõe uma investigação que parte dos elementos normalmente evocados, por exemplo, quando submetemos um paciente-cliente-usuário a uma anamnese. A anamnese é um campo de preponderância de uma perspectiva individualizante na qual a particularidade é alçada como algo que define o sujeito e que também cristaliza a sua história. Ainda que possamos incluir nesse inquérito alguma questão que retome os aspectos sociais e culturais que compõem o sujeito, trata-se de um instrumento que visa a caracterizar o sujeito no sentido de individualizá-lo a partir da narrativa da busca pela assistência em saúde, individualizando também o cuidado.

Isso não equivale a dizer que o cuidado individualizado, atento às necessidades particulares de cada sujeito, seja algo considerado equivocado ou que não possa se alinhar a uma perspectiva etnopsicológica. O cuidado individualizado pode ser promovido desde que os processos de adoecimento, por exemplo, não sejam considerados apenas como resultados de itinerários que se desenvolvem a despeito da inserção social e cultural daquele paciente-cliente-usuário. É importante, pois, investigar o modo como esses elementos culturais, naquele sujeito, encontram-se expressos e se entrelaçam aos seus processos de saúde e de doença. A forma como o cuidado será prestado, os possíveis tratamentos e encaminhamentos, desse modo, tomariam por base um cuidado voltado a um dado sujeito considerado de modo integral, e não apenas como um caso descontextualizado, sem referências, sem ancestralidades, sem uma inclusão no mundo por meio da cultura.

Nessa consideração é fundamental retomarmos o modo como Devereux (1970) analisa a cultura. Segundo Bastide (1970), a proposta não é a inclusão da cultura como um elemento fixo, nem que os vértices da cultura de uma dada pessoa sejam reconhecidos para também caracterizá-la como um ser fixo. A recomendação da Etnopsicologia é para justamente os profissionais de saúde compreenderem a funcionalidade da cultura para cada paciente-cliente-usuário (PAGLIUSO; BAIRRÃO, 2015). Na prática, isso desobriga os profissionais a conhecerem e serem especialistas na cultura do cliente-paciente-usuário. O fundamental é compreender e promover uma escuta para o modo como esses elementos atravessam o sujeito, como o ajudam a se estruturar, como permitem a construção de sentidos que atravessam os processos de saúde e de doença.

Retomamos, desse modo, a importância do conceito de cultura. Embora a consideração da cultura seja frequente até mesmo em uma epistemologia mais positivista, as disciplinas etnopsis, de fato, propõem uma forma de se cotejar tal dimensão ao refletirmos sobre o humano. Assim, a cultura não é apenas um vértice do cuidado, mas um elemento que se corporifica quando pensamos o que é o cuidado. Ao olharmos para a cultura como um vértice norteador do cuidado também nos afastamos de explicações em saúde que consideram apenas o sujeito, frequentemente o culpabilizando – pelo adoecimento, pela sua não adesão, pelo desfecho negativo, caso ocorra.

Ao pensarmos que os processos de saúde e de doença também são marcados culturalmente, é lícito considerar, a exemplo de Devereux (1970), que determinados processos podem ser mais esperados para dadas comunidades que outras. Assim, o foco recairia não sobre o sujeito, mas sobre um elemento maior e que possui grande relevância para todo o cuidado prestado. Conhecer a cultura do outro e saber diferenciá-la da própria cultura de referência é uma recomendação fundamental:

> Nesse sentido, Georges Devereux defendia que cabia aos profissionais a responsabilidade de um conhecimento aprofundado do sistema cultural de seus pacientes. Dever-se-ia considerar, por exemplo, que o mecanismo transferencial entre indígenas não se dá a partir dos sistemas de parentesco vivenciados pelo próprio psicanalista (ou antropólogo), mas a partir dos sistemas de relação das populações com as quais trabalha. Por exemplo, na escuta dos sonhos dos mohaves, deveria ser considerado o sistema mítico em que estão inseridos e, além disso, qual uso cada mohave faz deste material (LEAL DE BARROS; BAIRRÃO, 2010, p. 49).

A promoção de um cuidado referenciado do ponto de vista cultural considera a necessidade de que as práticas de saúde não sejam automatizadas, mas que justamente se coloquem a serviço de um sujeito concreto. Esse sujeito não é apenas uma pessoa com necessidades individuais, mas, antes disso, alguém que possui uma ancestralidade, um pertencimento, uma história, uma coletividade.

Esses aspectos, muitas vezes, acabam sendo desconsiderados ou mesmo negligenciados na linha de cuidado em função de um olhar para o sujeito que o individualiza e, portanto, o fragmenta, desrespeitando suas representações e suas ancoragens. O sujeito que chega ao cuidado é compreendido, pois, de modo dissociado de sua história e suas tradições, promovendo um cuidado que considera a cultura apenas como um marcador imaginário, que não se concretiza no modo como pensamos ou promovemos essa atenção.

É por essa razão que um dos pressupostos de base da Etnopsicologia é justamente a compreensão das etnoteorias "nativas" (PAGLIUSO; BAIRRÃO, 2011, 2015; LEAL DE BARROS; BAIRRÃO, 2010; SCORSOLINI-COMIN, 2015a), ou seja, as explicações construídas socialmente sobre os processos de saúde e doença. Ao se explicar como e por que se adoeceu, por exemplo, as matrizes culturais podem fazer uso de diferentes inteligibilidades, sendo fundamental ao profissional de saúde promover o acesso às mesmas.

Um exemplo prático disso é quando tratamos o adoecimento psíquico. A oferta de um determinado diagnóstico, por exemplo, não pode ocorrer sem que aquela definição possa ser precisada e compreendida dentro de um sistema específico e compartilhado em cada coletividade. Um diagnóstico de depressão pode ser lido e interpretado de diferentes modos a depender da cultura de referência – como um castigo, como uma vaidade, como uma "frescura", como algo ligado à influência de "maus espíritos", como uma falácia, como uma sentença de algo que atravessará para sempre o sujeito, que não possui cura. Esses diferentes sentidos podem circular no sistema referencial do sujeito, cabendo à equipe de saúde reconhecer o modo como cada paciente-cliente-usuário se posiciona para, então, prover as informações e os cuidados necessários.

Ainda nesse mesmo sentido, não basta conhecer a representação de adoecimento trazida pela pessoa, mas dialogar com a mesma. A função do profissional de saúde não pode ser a de desconstruir as inteligibilidades "nativas", desconsiderando a sua importância, mas de justamente oferecer outras possibilidades interpretativas e, como consequência, novas formas de manejar essa condição. A compreensão do sistema referencial do outro não pode ser um convite para a oferta de um conhecimento considerado "melhor" e "mais adequado", mas uma outra possibilidade interpretativa, sempre reconhecendo e respeitando a inteligibilidade "nativa".

A Etnopsicologia se propõe a integrar essas inteligibilidades, recuperando ancestralidades e também legitimando o conhecimento dito científico produzido pelos meios tradicionais da ciência: "Associar formas de terapia popular aos consagrados recursos de uma Psicologia construída no mundo branco ocidental certamente constitui caminho promissor na busca de superação do sofrimento e da solidão" (RIBEIRO; SALAMI; DIAZ, 2004, p. 90).

Esse reconhecimento mostra-se fundamental para que elementos importantes no contexto do cuidado em saúde, como a adesão, possam ser problematizados para além de algo que se centra no desejo individual do sujeito ou em sua capacidade pessoal de responder a um dado tratamento, mas de problematizar se essa adesão tem recebido influência da cultura na qual esse sujeito se situa. Reconhecendo uma possível interferência, não se trata de desconstruir a ancoragem cultural, pelo contrário – deve-se buscar, por exemplo, que essa dimensão possa se colocar a serviço da adesão e, consequentemente, de desfechos mais positivos em saúde.

A necessidade de reconhecer e incorporar a cultura do outro no cuidado em saúde nos leva a uma consideração fundamental: o lugar da alteridade. Isso equivale a dizer que o profissional de saúde precisa se comprometer a romper, de modo perene, com qualquer aproximação com o etnocentrismo. Esse é um dos pontos fortalecidos a partir da perspectiva etnopsicológica. O profissional de saúde não pode se sentir detentor de uma cultura considerada "melhor", "mais letrada" ou "mais desenvolvida", de modo a cindir "a sua cultura" e "a cultura dos outros".

Para Devereux (1972), o profissional (referindo-se a psiquiatras e psicanalistas, aqui expandidos para os profissionais de saúde de modo geral e aos enfermeiros em específico) deve se esforçar não apenas para conhecer a cultura do outro, mas em compreender como as produções desse paciente-cliente-usuário ocorrem em função da sua cultura, e não da cultura do profissional de saúde. Com isso, recupera o compromisso que as disciplinas etnopsis possuem com a ruptura com o etnocentrismo.

O **olhar etnocêntrico** acaba sendo tão nocivo na promoção do cuidado quanto a própria desconsideração dos elementos culturais. De algum modo, o etnocentrismo pressupõe a não consideração da cultura do outro ou, ainda, a subalternização da cultura do outro. Estabelecendo a cultura do profissional de saúde, por exemplo, como a mais adequada ou como um padrão, qualquer cultura que promova alguma desconstrução em relação ao que se espera – segundo normativas próprias – pode ser considerado um desvio. Ao desviar-se, pode-se patologizar. Assim, é importante que a abordagem da cultura do outro se dê sempre de maneira respeitosa, evitando-se a patologização de tradições culturais, a exemplo do que ocorreu com o psiquiatra Nina Rodrigues, como explicitado no início deste capítulo.

A abordagem dos elementos culturais, na Etnopsicologia, pressupõe que toda cultura deve ser considerada e que nenhuma pode se apresentar de modo superior ou indicando qualquer assimetria. A cultura do profissional de saúde, por exemplo, pode apenas ser distante daquela do seu paciente-cliente-usuário, mas não pode ser qualificada como superior ou inferior. A promoção de um cuidado referenciado culturalmente na área de Enfermagem foi trazida por Madeleine Leininger em sua Teoria da Diversidade e Universalidade do Cuidado Cultural. Embora esta autora não esteja associada à Etnopsicologia, suas considerações nos ajudam a amadurecer o que poderia ser um cuidado etnopsicológico em Enfermagem.

Para Leininger (2002), o profissional de Enfermagem deve reconhecer os processos sociais e culturais que estão associados tanto ao adoecimento como ao modo com que o cuidado pode ser promovido. Isso pressupõe considerar que cada paciente-cliente-usuário traz aspectos sociais e culturais que podem influenciar os sistemas profissionais e populares de saúde e cuidado. Entre esses fatores a autora destaca as religiosidades e espiritualidades, os posicionamentos políticos, os marcadores econômicos, bem como valores culturais, história coletiva, marcadores de linguagem e de gênero, dentre outros. Quando o profissional reconhece e integra esses elementos na atenção em saúde, ele está promovendo o que se chama de um cuidado de Enfermagem culturalmente satisfatório. Esse cuidado pode contribuir para melhores desfechos em saúde, maior adesão a tratamentos e também maior satisfação por parte do público atendido.

Assim como Devereux (1970), Leininger (2002) considera que a cultura não é apenas algo que circunda o sujeito, mas que também o constitui internamente. Assim, é de fundamental importância promover o reconhecimento não apenas de elementos culturais como se eles estivessem justapostos no sujeito, mas como eles são incorporados, significados, experienciados na prática e no viver. Essas recomendações podem ser úteis, por exemplo, quando prestamos cuidado a populações específicas, como refugiados ou mesmo povos indígenas, sendo fundamental que o profissional de saúde se mostre aberto a entrar em contato com esses elementos, verificando as ressonâncias dos mesmos para o sujeito e, por conseguinte, no modo como este se coloca diante dos processos de saúde e de doença.

Por fim, cabe-nos retomar uma consideração de Laplantine (1994) de que nem tudo é exclusivamente cultural. A consideração da cultura quando analisamos o psiquismo é uma lente de leitura importante e que rompe com diversos modos de se pensar e de se fazer saúde. Ainda que esse argumento não seja totalmente original e perpasse diversas epistemologias, as disciplinas etnopsicológicas têm se comprometido com uma abordagem da cultura como experiência e, nesse sentido, como algo que se situa também dentro do paciente-cliente-usuário. Mas isso não nos legitima a uma concepção exclusivamente cultural quando analisamos e corporificamos os processos de saúde e de doença. Reconhecer a natureza cultural de algumas patologias é importante para não promovermos uma atenção descontextualizada, equivocada e possivelmente estereotipada, preconceituosa ou parcial. Mas também precisamos abordar os aspectos fisiopatogênicos e genéticos que, muitas vezes, têm a sua existência de modo independente dos elementos culturais.

Uma Etnopsicologia comprometida com o avanço do conhecimento em saúde e com a melhoria das práticas de cuidado deve se colocar a serviço de uma reflexão séria que não banalize a cultura e a coloque como solução para qualquer compreensão clínica, mas como elemento em uma perspectiva pluridisciplinar a serviço do cuidado e da promoção de saúde. Na condição de etnociência pluridisciplinar, a Etnopsicologia não se compromete a balizar o que é ou o que deve ser o cuidado. Mas seus saberes podem orientar diferentes profissionais de saúde para uma prática menos fragmentada, menos descontextualizada e que possa oferecer uma escuta ao sujeito, à sua ancestralidade e aos elementos que, frequentemente, acabam sendo escamoteados pelas intervenções biomédicas que partem de um compromisso com um sujeito objetivo e que deve responder a instrumentos igualmente objetivos.

A partir desses conhecimentos compartilhados e problematizados no capítulo, apresentamos alguns exercícios reflexivos para a fixação do conteúdo e para a experienciação do mesmo em sua prática e em sua formação.

Reflexões sobre o CAPÍTULO 6

1) Neste capítulo vamos apresentar apenas um exercício, pois ele deve ser bastante aprofundado. Você pode realizar este exercício de modo individual ou, ainda, em grupo ou em dupla. A discussão será bem-vinda para orientar a resposta. A partir do que foi apresentado neste capítulo, imagine-se em uma situação de atendimento da Enfermagem. Sabemos que o tratamento do câncer infanto-juvenil é bastante especializado, demandando recursos que nem sempre podem ser acessados em todas as regiões do país. Assim, grandes hospitais com a estrutura para esse tipo de atendimento podem estar localizados em regiões metropolitanas e, muitas vezes, distantes de boa parte da população que pode demandar esse cuidado. Para a reflexão a seguir vamos partir de um exemplo de prática profissional. Você recebe na linha de cuidado uma família indígena que possui um membro (um dos filhos, por exemplo), em tratamento oncológico. Você é uma enfermeira ou enfermeiro oncológico e irá fazer uma anamnese inicial com a presença da criança e seus pais. Como você pode conduzir essa entrevista pensando na necessidade de reconhecer e acolher a cultura do outro, como estudamos na Etnopsicologia?

Para refletir melhor:

Lembre-se de que o cuidado baseado nos pressupostos da Etnopsicologia deve levar em conta o reconhecimento da cultura do outro. Isso pode se dar a partir de diferentes marcadores como, por exemplo, a linguagem e o modo de se comportar. Você pode pensar em diferentes vértices para essa conversa: a) quais analogias você poderá empregar caso a família não compreenda suas perguntas e colocações; b) quais ajustes em termos de linguagem deverá realizar; c) quais elementos culturais se mostram mais relevantes de serem investigados neste caso, entre outras possibilidades. Como você buscaria se preparar para essa anamnese?

CAPÍTULO 7

Contribuições das diferentes abordagens psicológicas para o cuidado em saúde

Objetivo do capítulo:

- Apresentar ao leitor as principais abordagens psicológicas existentes, com destaque para a Psicologia Positiva, refletindo sobre como essas perspectivas podem contribuir para a prática do profissional de Enfermagem.

O que abordaremos neste capítulo?

- Vamos conhecer as principais características das abordagens psicodinâmicas, comportamentais, cognitivo-comportamentais e humanistas.
- Vamos estudar o histórico da Psicologia Positiva e como este movimento tem se apresentado na contemporaneidade.
- Entre as principais noções desenvolvidas pela Psicologia Positiva, vamos discutir de modo mais específico a esperança, o otimismo, o sentido de vida e os afetos positivos, por exemplo, refletindo sobre como os mesmos podem contribuir para uma atuação mais apreciativa no campo da Enfermagem.
- Vamos conhecer as virtudes e as forças de caráter que têm sido estudadas pela Psicologia Positiva para a promoção da saúde e do bem-estar.

Ao final, serão apresentados exercícios reflexivos para solidificar a aprendizagem desses conteúdos.

CAPÍTULO 7

Contribuições das diferentes abordagens psicológicas para o cuidado em saúde

> *– O que é que se consegue quando se fica feliz? Sua voz era uma seta clara e fina. A professora olhou para Joana.*
> *– Repita a pergunta...?*
> *Silêncio. A professora sorriu arrumando os livros.*
> *– Pergunte de novo, Joana, eu é que não ouvi.*
> *– Queria saber: depois que se é feliz, o que acontece? O que vem depois? – repetiu a menina com obstinação.*
> *A mulher encarava-a surpresa.*
> *– Que ideia! Acho que não sei o que você quer dizer, que ideia! Faça a mesma pergunta com outras palavras...*
> *– Ser feliz é para se conseguir o quê?*
> *A professora enrubesceu – nunca se sabia dizer por que ela avermelhava. Notou toda a turma, mandou-a dispersar para o recreio.*
> (Clarice Lispector. *Perto do coração selvagem.*)

No capítulo dedicado ao conceito de personalidade destacamos que existem diferentes abordagens psicológicas que podem ser empregadas de modo mais direto para que compreendamos as possíveis contribuições da Psicologia para a prática de Enfermagem. Isso equivale a considerar que há abordagens psicológicas que permitem um diálogo maior com a Enfermagem e isso deve sempre ser considerado quando pensamos no modo como promovemos o cuidado.

Essa diversidade de abordagens revela diferentes epistemologias que foram construídas ao longo do tempo para fazer frente à necessidade de oferecer respostas às diversas demandas instaladas a partir dos processos de adoecimento e de atenção à saúde. A construção de cada abordagem também possui como objetivo apresentar uma nova compreensão acerca de aspectos do funcionamento psíquico e que, comumente, contrapõem-se às perspectivas apresentadas anteriormente, consideradas insuficientes para um debate que se reaquece cada vez que uma nova perspectiva é produzida e passa a ser melhor investigada e divulgada. Juntas, tais abordagens ou perspectivas permitem que reflitamos sobre as suas aproximações, os seus distanciamentos e, sobretudo, sobre a complexidade que é reunir explicações e inteligibilidades capazes não apenas de explicar os seres humanos e como eles se relacionam, mas como podemos intervir de modo a ajudá-los nesse processo tanto individualmente como coletivamente.

Assim como estudamos em relação às teorias de Enfermagem, essas diferentes epistemologias revelam posicionamentos importantes, concepções de ser humano, concepções do que é o cuidado e de como ele deve ser oferecido, compreensões acerca do papel do profissional de saúde, delimitação dos instrumentos que podem ser empregados na oferta de cuidado, bem como podemos pensar a efetividade desses referenciais em sua aplicação em contextos de atenção à saúde. A diversidade de teorias psicológicas ou abordagens psicológicas tem seu lugar de discussão no campo da ciência psicológica. Mas, em termos de sua aplicabilidade na Enfermagem, é importante que reflitamos sobre o modo com que determinadas abordagens nos ajudam a compreender e a pensar uma oferta de cuidado que seja, de fato, coerente e comprometida com desfechos favoráveis aos pacientes-clientes-usuários.

A partir dessa necessidade podemos elencar diversas abordagens que se tornam mais próximas do campo de atuação da Enfermagem e que, portanto, são potencialmente mais recomendadas, podendo não apenas ser aplicadas como também disparar reflexões importantes acerca do fazer profissional. É o caso da Psicologia Positiva, que será apresentada de modo mais detalhado neste capítulo tanto pelo seu caráter contemporâneo como pelas importantes articulações com o cuidado em saúde.

No entanto, de antemão, consideramos que todas as abordagens psicológicas podem nos trazer pistas importantes para reflexões e também para possíveis intervenções e orientações relacionadas à promoção do cuidado, como trabalharemos mais detidamente a seguir. Portanto, o objetivo deste capítulo é apresentar as principais abordagens psicológicas existentes, com destaque para a Psicologia Positiva, refletindo sobre como essas perspectivas podem contribuir para a prática do profissional de Enfermagem.

Para que possamos iniciar esse percurso pelas diferentes abordagens vamos agrupá-las em psicodinâmicas, comportamentais, cognitivo-comportamentais e humanistas. Em cada um desses grupos vamos apresentar os principais pressupostos, principais autores e as recomendações para o cuidado em saúde derivadas dessas concepções. Esses grandes grupos empregados nesse livro dialogam diretamente com o modo com que muitos manuais de Psicologia da Personalidade são organizados. No entanto, é importante considerar que essas divisões e classificações são distintas quando analisamos cada um dos manuais, representando posicionamentos assumidos pelos seus autores e também diferentes movimentos epistemológicos que nem sempre se tornam claros aos leitores. Abordamos um pouco desses tensionamentos no Capítulo 2, dedicado ao estudo da personalidade.

Ao final desse panorama das principais abordagens existentes vamos discutir de modo mais particular a proposta da Psicologia Positiva, que guarda conexões com as abordagens humanistas, mas também dialoga fortemente com a perspectiva cognitivo-comportamental. A partir desses exemplos poderemos pensar efetivamente sobre como todas essas diferentes abordagens podem ser úteis para direcionar e orientar nossas práticas de cuidado, sempre em interação com os protocolos e com as intervenções praticadas pela Enfermagem em cada cenário empírico.

Abordagens psicodinâmicas

As abordagens psicodinâmicas também podem ser conhecidas como psicanalíticas, haja vista o marco do surgimento da psicanálise ao final do século XIX, com os trabalhos do psiquiatra vienense Sigmund Freud (1856-1939).

Freud marcou a história ao propor um novo modo de compreensão do adoecimento psíquico, à época, bem como desenvolver uma nova forma de tratamento para esses transtornos, rompendo com as perspectivas vigentes. As ideias de Freud fizeram com que a psicanálise fosse reconhecida como filosofia da natureza humana, método de investigação da personalidade e teoria com fundamentação e rigor metodológico (SCORSOLINI-COMIN, 2015b).

Freud despertou o interesse de toda a comunidade médica, que passou tanto a defendê-lo em alguns posicionamentos como a criticá-lo de modo bastante contundente. Essas críticas se dirigiam, por exemplo, ao modo como a sexualidade humana era trazida em sua teoria, o que também promovia desconfortos devido ao seu contexto de referência, uma sociedade bastante conservadora e na qual a atividade sexual não era pensada para além das funções reprodutivas – desse modo, como conceber a sexualidade em termos de prazer e suas associações com o adoecimento psíquico? Se hoje ainda abordamos a sexualidade com diversos interditos, naquela época esse tema era um tabu ainda maior.

Freud considerava a psicanálise como um procedimento de pesquisa dos processos psíquicos inconscientes, um método de tratamento para os transtornos mentais e também uma ciência que seria construída a partir desse método. Fulgencio (2013) destaca que Freud sempre defendeu que a psicanálise deveria se apresentar ao lado das ciências naturais, como a física, a química e a biologia. No entanto, essa aproximação nem sempre foi compartilhada pela comunidade científica da época, sobretudo pelo modo como a psicanálise promoveu uma ruptura em diversos sentidos: no modo de compreender e tratar o adoecimento mental, no modo de investigar o ser humano e, sobretudo, em relação à sua visão sobre a humanidade (SCORSOLINI-COMIN, 2015b). A seguir vamos sumarizar algumas das suas principais ideias.

Freud postulou o conceito de inconsciente. O inconsciente está na base de sua teoria de personalidade e é composto por impulsos, desejos e instintos que não são acessíveis à consciência, mas que podem direcionar e explicar nossos sentimentos e comportamentos (FEIST; FEIST; ROBERTS, 2015). O inconsciente não poderia ser comprovado a partir de uma observação de um dado comportamento, mas poderíamos ter acesso à vida inconsciente, por exemplo, a partir dos sonhos. É nessa vida inconsciente que representaríamos muitos de nossos conflitos que poderiam produzir adoecimentos psíquicos. Os conteúdos inconscientes seriam provenientes da repressão observada durante o período da infância e esse material poderia influenciar toda a nossa vida adulta.

Na perspectiva psicanalítica, o consciente possui um papel menos expressivo que o inconsciente, representando nossas percepções e nossas ações no mundo concreto. Utilizando a metáfora e a imagem de um *iceberg*, Freud nos apresenta que o consciente seria a porção desse corpo que seria observável, de modo que toda a porção de gelo não visível na superfície comporia o chamado inconsciente. Dessa analogia podemos considerar que a vida inconsciente é muito maior que a vida consciente, mas que não está acessível à nossa observação, demandando um trabalho específico para que possa ser acessada e interpretada.

Além das diferenças entre consciente e inconsciente a teoria de Freud apresenta as três principais instâncias da mente, representadas pelo id, pelo ego e pelo superego. O id representa todos os nossos desejos e impulsos que não podemos expressar devido à nossa socialização. O id aborda uma série de conflitos, de conteúdos irrepresentáveis e que não possuem qualquer organização, representando nosso lado mais primitivo, caótico e com energia advinda dos impulsos básicos para a satisfação e para o prazer.

Já o ego é representado pelo chamado princípio de realidade, que faz oposição ao princípio de prazer que rege o id. O ego é uma instância de mediação e de possibilidade concreta de expressão do sujeito, considerando as tensões advindas tanto do id quanto do superego.

O superego representa uma instância repressora que apresenta ao sujeito os princípios da moralidade. É o superego que organiza e direciona o material produzido no id para que o sujeito tenha condições de existir e de conviver em uma sociedade organizada. O superego também é compreendido como um elemento castrador, haja vista que uma das suas funções é reprimir e organizar os impulsos provenientes do id.

A teoria de Freud coloca em destaque dois elementos bastante importantes que se referem à sexualidade e à agressividade. Um dos aspectos que mais geraram desconforto em relação à sua teoria foi o fato de propor o desenvolvimento da sexualidade já a partir da infância, a partir das primeiras interações e estimulações em bebês. A agressividade também é uma grande força apresentada por Freud no sentido de descrever que todas as pessoas possuiriam esse componente e o mesmo seria responsável por diversas de nossas ações, inclusive de sobrevivência. Assim, apresenta-se uma diferenciação entre o que é agressividade e o que é a violência, sendo a primeira associada a uma força, a um impulso que gera a sobrevivência.

Em relação ao desenvolvimento humano, Freud postula que este ocorre a partir de diferentes estágios, descritos como os períodos infantil, de latência, genital e de maturidade. Em cada um desses grandes estágios podem ocorrer também subdivisões, como no período infantil, no qual podemos localizar a fase oral, a fase anal e a fase fálica. Quando falamos na fase oral nas crianças, por exemplo, estamos destacando que é nesse período do desenvolvimento em que a oralidade ocupa uma função muito importante, o que pode ser notado desde as primeiras relações e a partir da amamentação, por exemplo. A estimulação proporcionada pela boca é importante ao bebê para que este possa satisfazer suas necessidades tanto nutricionais quanto relacionadas à sexualidade como, por exemplo, quando o bebê suga o polegar.

A fase anal coincide com o treinamento esfincteriano, ou seja, um período no qual a criança precisa aprender a controlar a urina e as fezes. Embora sejam atividades fisiológicas e necessárias à manutenção da vida, também podem estar ligadas ao prazer advindo do controle que a criança pode exercer sobre o seu próprio corpo. Já na fase fálica, que ocorre em torno dos três ou quatro anos de idade, a criança começa a explorar a sua área genital, que se torna uma importante zona erógena.

Após essa fase a criança entraria no período de latência, que ocorreria por volta dos quatro ou cinco anos, estendendo-se até a puberdade. Nesse período as atividades erógenas teriam uma menor importância, uma menor frequência em função das diversas tentativas dos pais e de seus cuidadores em desencorajarem o desenvolvimento dessa dimensão nos filhos pequenos (FEIST; FEIST; ROBERTS, 2015), sendo considerada uma fase de estabilidade e que prepararia o futuro adolescente para o período genital, iniciado durante a puberdade. É na fase genital que o ser humano abandonaria o autoerotismo e passaria a direcionar a sua energia sexual para outra pessoa e para o estabelecimento de relacionamentos interpessoais afetivos.

Diversos conceitos são importantes na teoria de Freud, como os mecanismos de defesa do ego, a interpretação dos sonhos e as técnicas terapêuticas desenvolvidas. Um desses conceitos é fundamental quando pensamos em um tratamento de base psicodinâmica, que é a noção de transferência. Na transferência o paciente representa no terapeuta as figuras de referência, como os pais, direcionando a ele muitos dos sentimentos nutridos em relação aos genitores, por exemplo. Em uma posição positiva essa transferência permite ao paciente reviver e compreender melhor as suas experiências infantis, estando protegido na relação terapêutica e no espaço de cuidados representado pelo consultório, pelo *setting* terapêutico. Mas a transferência não é vista de modo único na psicanálise, sendo que cada teórico foi incluindo importantes discussões sobre esse conceito. Para Freud, originariamente, a transferência seria resultado de desejos do passado atualizados diante da figura do analista (SAFRA, 2013).

Vários autores foram discípulos de Freud e posteriormente apresentaram contribuições à psicanálise, como Carl Jung (1875-1961). Muitos desses autores também propuseram revisões em alguns conceitos e posicionamentos assumidos por Freud, dando origem a outros conceitos que também podem ser abarcados sob o prisma da psicanálise, embora demarquem rupturas significativas com os pressupostos trazidos pelo psiquiatra vienense, como Jacques Lacan (1901-1981), Wilfred Bion (1897-1979), Melanie Klein (1882-1960) e Donald Winnicott (1896-1971), apenas para citar alguns dos autores mais conhecidos desse campo.

Esses autores também se centraram em determinados aspectos da psicanálise, como a destrutividade em Melanie Klein e seu conceito de posições para tratar do funcionamento mental. Outro exemplo é Winnicott, que desenvolveu o conceito de agressividade posteriormente a Freud. Winnicott discordava de Freud em relação às origens da agressividade. Segundo Dias (2000), Freud compreendia que a agressividade se originava na reação do sujeito às frustrações quando este entrava em contato com o princípio de realidade. Winnicott concordava que a agressividade era relativa à frustração, mas ela pressuporia um alto grau de amadurecimento. A partir desses exemplos podemos compreender que a psicanálise foi se modificando ao longo do tempo a partir de novos autores e suas teorizações, ora aproximando-se de Freud, ora propondo rupturas importantes.

Assim, uma consideração oportuna é que não podemos nos remeter apenas a uma psicanálise, como se esta fosse indivisível e linear, mas a diferentes psicanálises que continuam em desenvolvimento e em revisão continuamente. É por essa razão que abarcamos esses autores e suas contribuições – bem como aproximações e distanciamentos – sob a égide das abordagens psicodinâmicas. Isso nos permite cotejar as especificidades de cada autor e ainda agrupá-las, assim como realizamos com todas as abordagens psicológicas – toda abordagem é composta por muitos autores e ideias diferentes, mas que conservam entre si pontos de convergência em sua base, na sua compreensão do humano.

Para que você conheça mais sobre esses autores recomendamos que entre em contato com os seus livros, haja vista que a maioria deles se encontram traduzidos para o português. Para iniciar esse percurso, um caminho possível é também conhecer as ideias gerais trazidas em manuais de Psicologia da Personalidade (FEIST; FEIST; ROBERTS, 2015). No entanto, destacamos que a leitura desses manuais não exclui a necessidade de aprofundamento, o que só é possível a partir do contato com as obras de cada autor e também por meio dos livros escritos por seus comentadores. Também é importante entrar em contato com cursos e formações específicas que podem ser úteis nesse processo, caso seja do seu interesse.

Em relação às aproximações e distanciamentos com o cuidado em Enfermagem, alguns estudos buscam fomentar esse diálogo com vistas ao adensamento das práticas profissionais e de novas possibilidades analíticas para a compreensão de fenômenos complexos (PIMENTEL; CARVALHO, 2006; PINTO; BARBOSA, 2007; SILVA; KIRSCHBAUM, 2008). Nesses estudos, por exemplo, exploram-se as contribuições da psicanálise para a compreensão da vinculação mãe-bebê. Freud e seus contemporâneos exploraram de modo bastante incisivo as chamadas primeiras relações, de modo que essas estariam na base das relações interpessoais estabelecidas também na vida adulta.

Aproximando essa discussão do campo da Enfermagem podemos refletir sobre processos relacionados a esse período e que contarão com o envolvimento direto desses profissionais. Sendo assim, ao abordarmos a amamentação munidos dos conhecimentos propostos pela psicanálise poderemos promover práticas e reflexões que não explorem unicamente os aspectos físicos e fisiológicos envolvidos nessa atividade, mas também de construção de vínculos importantes, permitindo-nos estabelecer um paralelo entre a nutrição do corpo físico e a nutrição de relações afetivas seguras e capazes de orientar o desenvolvimento futuro do bebê. Ainda no domínio da vinculação mãe-bebê, a psicanálise também pode oferecer reflexões importantes no campo da saúde mental, a exemplo da discussão sobre a depressão pós-parto (CORRÊA; SERRALHA, 2015).

Na oferta de cuidados à criança e aos pais, a equipe de Enfermagem pode empregar conhecimentos adquiridos a partir da psicanálise para compreender determinados movimentos que podem assolar essas pessoas, como a angústia diante de determinados tratamentos invasivos e o próprio estabelecimento do vínculo em momentos de maior instabilidade emocional (PINTO; BARBOSA, 2007). Ao dominar a explicação desses movimentos, o profissional de Enfermagem pode realizar não uma interpretação do sujeito, mas justamente uma escuta atenta às suas necessidades, podendo fornecer orientações adaptadas a esse cenário, contextualizando-as em contraposição a práticas muitas vezes automatizadas e que desconsideram as subjetividades das pessoas em assistência de saúde.

Pensando especificamente nos processos de saúde e doença, a psicanálise pode contribuir não apenas para a compreensão dos mesmos como também para direcionar determinados tratamentos. Exemplos dessa atuação ocorrem em intervenções multi e interdisciplinares voltadas ao tratamento de transtornos alimentares das quais participam profissionais de diferentes áreas, como Enfermagem, Medicina, Nutrição e Psicologia. Os grupos terapêuticos conduzidos com pacientes e familiares envolvidos no tratamento da bulimia e a da anorexia nervosa podem ser espaços coletivos para que os conhecimentos da psicanálise sejam úteis para propor inteligibilidades não apenas sobre o adoecer, mas também sobre a condução dos tratamentos, o envolvimentos dos diferentes personagens, as relações transferenciais observadas, entre outros elementos importantes quando pensamos o cuidado nesse contexto (SANTOS; LEONIDAS; COSTA, 2017; VALDANHA-ORNELAS; SANTOS, 2016).

No Capítulo 1 apresentamos o conceito de vinculação trabalhado pelo psicanalista Pierre Benghozi (2010). Dentro da chamada psicanálise dos vínculos sociais, este autor tem proposto uma leitura dinâmica do referencial psicanalítico, explorando sua ruptura com críticas que, muitas vezes, se apresentaram aos seguidores de Freud: se a psicanálise se remete sempre às primeiras relações e àquelas ocorridas em diferentes gerações familiares, estaríamos tratando, portanto, de uma perspectiva essencialmente determinista. Respondendo a essa crítica, Benghozi destaca a possibilidade de que, na vida adulta, possamos estabelecer relacionamentos interpessoais significativos e mais amadurecidos capazes de reduzir os efeitos negativos e traumáticos de relações iniciais desadaptativas. Com isso, reconhece que a psicanálise pode se colocar a serviço dessa compreensão mais fluida, buscando investigar como estabelecemos vínculos em todas as fases do desenvolvimento (SCORSOLINI-COMIN, 2015b).

Esse conceito de vínculo, como explorado anteriormente, é um dos pilares da atuação da Enfermagem, podendo ser pensado em termos das relações estabelecidas entre profissionais de saúde e pacientes-clientes-usuários na linha de cuidado. Ainda que essas vinculações possam ocorrer de modo mais breve quando comparadas a vinculações na vida adulta como as estabelecidas em casamentos, por exemplo, destaca-se a potência de relações amadurecidas para que vivências complexas sejam melhor compreendidas e também transformadas ao longo do tempo.

Assim, o cuidado em Enfermagem se alinha ao que Safra (2013) sublinha como a necessidade de pensarmos uma psicanálise "fora dos consultórios". Ainda que este autor esteja se referindo, *a priori*, à necessidade de que os psicanalistas possam explorar esse referencial para além do *setting* clássico representado pelo tradicional consultório do analista, essa metáfora também pode aludir à possibilidade de que esses conhecimentos, de fato, dialoguem e se coloquem a serviço de atuações para além do cenário da Psicologia.

A Enfermagem, aqui, pode explorar esse rol de conhecimentos para propor compreensões sobre os pacientes, suas histórias e seus processos de saúde e doença que ultrapassem explicações por vezes positivistas sobre o adoecer. De modo semelhante, podem explorar de modo mais detido a participação dos enfermeiros e das enfermeiras nesse processo, sendo útil que reflexões em torno da transferência também possam se dar, por exemplo. Alguns direcionadores foram apresentados, o que não exclui a necessidade de que essa abordagem seja cada vez mais explorada nos currículos de Enfermagem, apresentando possibilidades de leitura aos fenômenos humanos diretamente relacionados ao cuidado.

Uma última recomendação torna-se importante. A psicanálise não é uma abordagem exclusiva dos profissionais de Psicologia, de modo que outros profissionais de saúde, a exemplo da Enfermagem e da Medicina, podem e devem se dedicar ao seu estudo e ao seu emprego nos cenários de prática. Mas esse movimento demanda a necessidade de um aprofundamento analítico constante, de preferência associado ao tratamento psicoterápico alinhado à psicanálise. Essa seção obviamente não esgota as possibilidades de leituras sobre a psicanálise e as suas interfaces com a Enfermagem, sendo que aqui exploramos apenas alguns conceitos para nortear nossa reflexão. Em que pesem as diversas críticas endereçadas à psicanálise ao logo do tempo, a seguir exploraremos mais detidamente as abordagens comportamentais que também se posicionaram de modo crítico a essa abordagem.

Abordagens comportamentais

Pode-se dizer que o comportamentalismo ou behaviorismo ou, ainda, as abordagens comportamentais, compõem o que chamamos de segunda força entre as teorias psicológicas. Ela surge ao final do século XIX, coincidindo com o advento da Psicologia como ciência. Se antes disso a Psicologia era compreendida como uma disciplina essencialmente ligada à Filosofia, é com seu *status* de ciência que ela passa a ser mais reconhecida. Como segunda força, as abordagens comportamentais se contrapõem à psicanálise e a tudo o que ela representava em termos de suas representações de ser humano, do modo como compreendia os fenômenos psíquicos e seus tratamentos. Entre os autores mais importantes desse referencial encontramos Pavlov (1849-1936), Thorndike (1874-1949), Watson (1878-1958) e Skinner (1904-1990).

Skinner compreendia o behaviorismo radical como uma filosofia da ciência do comportamento. Para ele o comportamento deveria ser compreendido em sua ocorrência concreta, ou seja, seria passível de ser mensurado, investigado, controlado. Isso ocorreria por meio da Análise Experimental do Comportamento. O comportamento foi apreendido primeiramente a partir da atividade investigativa que ocorria dentro dos laboratórios. Para estudarmos determinados comportamentos humanos precisaríamos, anteriormente, compreender sua ocorrência em organismos mais simples, como em ratos, pombos, cachorros e até mesmo macacos. Quando pensamos na aplicação desses conhecimentos aos comportamentos humanos e às situações sociais e de aprendizagem, já podemos utilizar a expressão Análise do Comportamento.

Considerando o histórico da Análise do Comportamento, podemos afirmar que essa abordagem tem início junto a uma concepção filosófica de ser humano concreto e em interação. É por essa razão que os experimentos realizados em laboratórios tinham por objetivo demonstrar não apenas a ocorrência de determinados comportamentos, como os de aprendizagem e memória, mas também se alinhar a uma perspectiva filosófica – o behaviorismo radical – que em muito se aproximava das ciências naturais. Essa aproximação se dava por meio das nomenclaturas compartilhadas – experimentos, variáveis, controle, desfechos – e pelo modo como se concebia o humano.

Se a psicanálise recebia como crítica o fato de que se sustentava em método clínico e de observação de poucos pacientes, as ciências do comportamento podiam demonstrar as suas ideias em laboratório, tais como as ciências naturais. Assim, por muito tempo, as abordagens comportamentais foram compreendidas como sendo "mais científicas" que a psicanálise ou a Psicologia Humanista, por exemplo. O que se pode discutir, nesse sentido, é que as abordagens comportamentais são sim mais próximas das ciências naturais pelos seus métodos e visão de ser humano, mas isso não desqualifica as demais abordagens, nem mesmo a colocam como não sendo científicas.

Uma crítica que as abordagens comportamentais frequentemente recebem é a que as classificam como essencialmente positivistas. Em que pesem as críticas contemporâneas acerca desse positivismo, pode-se dizer que as ciências do comportamento, em alguma medida, compartilham sim de posicionamentos positivistas. Mas talvez uma melhor classificação seja a de uma ciência pragmática (RODRIGUES, 2006). Outros autores também destacam que as abordagens comportamentais não excluem a noção de subjetividade, por exemplo, mas a consideram essencialmente social, aprendida na interação com os outros. O que queremos destacar é que muitas críticas dirigidas a essa abordagem por vezes se sustentam em uma visão estereotipada, como salienta Rodrigues (2006).

As abordagens comportamentais partem da noção de comportamento. Para Watson, que representava o behaviorismo metodológico, nas ciências do comportamento não haveria espaço para a introspecção, de modo que o comportamento seria aquilo que poderia ser observado. Assim, só se tornaria um objeto de investigação o que pudesse ser observado do ponto de vista concreto. Nessa acepção, por exemplo, aspectos cognitivos e pensamentos – embora existissem – não seriam considerados comportamentos passíveis de estudo, sendo desconsiderados por Watson (RODRIGUES, 2006).

Já no behaviorismo radical essa noção de comportamento seria complexa justamente porque ultrapassaria a visão comum de que o comportamento é tudo aquilo que pode ser observado. Assim, Skinner considerava também os chamados comportamentos "encobertos" ou eventos internos, a exemplo dos pensamentos, sentimentos, cognições, sonhos e fantasias (RODRIGUES, 2006). Um pensamento, portanto, é também um comportamento, embora não possamos observá-lo, *a priori*, mas sim as suas repercussões, os seus efeitos.

Encontramos no behaviorismo dois tipos de condicionamento: o clássico e o operante. O condicionamento clássico envolve situações reflexas, ou seja, de respostas naturais de um organismo a um determinado estímulo. Quando uma luz muito forte é projetada em nós, nossas pupilas tendem a se contrair; quando estamos com fome e um alimento que desperta nosso apetite nos é apresentado, tendemos a salivar – todas essas respostas são exemplos de comportamentos reflexos. Mas podemos controlar ou associar essas respostas reflexas a determinados estímulos, por exemplo.

Pavlov, por exemplo, promovia a emissão de uma resposta reflexa em cães – a salivação – a partir da apresentação de um alimento. Para exemplificar o condicionamento clássico ele passou a apresentar, junto com o alimento, um sinal sonoro, uma pequena campainha. Assim, quando soava a campainha o cão já esperava pela apresentação do alimento, apresentando a resposta reflexa – a salivação. Com o tempo e a exposição a esses estímulos, apenas ao ouvir o som da campainha o cão já salivava, independentemente da apresentação do alimento. Assim, um estímulo incondicionado (som da campainha) passou a ser condicionado na situação.

Em termos da aplicação desses conhecimentos para pensarmos situações de interação humana, Watson propôs que esse método fosse a base para tratamentos de fobias, por exemplo, o que acabou sendo bastante questionado em termos éticos, à época. Para isso podemos recorrer ao caso clássico do pequeno Albert, fartamente descrito na literatura (FEIST; FEIST; ROBERTS, 2015). Albert tinha 11 meses de idade e não demonstrava medo de ratos. No entanto, em um experimento, propôs-se a apresentação de um sinal sonoro estrondoso no momento em que o rato aparecia. A partir disso, Albert passou a ter medo. Por razões éticas esses experimentos não foram continuados, mas comprovou-se como se dá o condicionamento clássico, ou seja, o "pareamento de um estímulo condicionado (o rato branco) com um estímulo incondicionado (medo de um som alto e abrupto) até que a presença do estímulo condicionado (o rato branco) fosse suficiente para desencadear o estímulo incondicionado (medo)" (FEIST; FEIST; ROBERTS, 2015, p. 310).

Um dos conceitos mais importantes apresentados por Skinner é o de condicionamento operante. Basicamente ele considera que o aprendizado se dá pelas consequências do comportamento. Para que uma determinada resposta a um comportamento aumente de frequência é necessário que as consequências sejam positivas e reforçadoras. Caso as consequências não sejam reforçadoras, o comportamento tende a não se manter.

Algo reforçador sempre aumenta a probabilidade de um determinado comportamento ocorrer novamente. Mas esse reforço pode ser positivo ou negativo. O positivo se refere ao fato de algo se tornar reforçador pela apresentação de algo prazeroso, satisfatório – aumentando a frequência do comportamento. Mas esse aumento também pode ocorrer se algo aversivo for retirado da situação, o que se denomina reforço negativo. Aqui o positivo e o negativo se referem, portanto, à apresentação de um estímulo considerado prazeroso e reforçador ou à retirada de algo aversivo, o que também se torna reforçador.

Skinner exemplificava esses comportamentos a partir de experimentos com ratos. Ele inseria ratos privados de água por um determinado período de tempo em um sistema chamado "caixa de Skinner", em que havia uma alavanca que deveria ser pressionada para a apresentação de uma gota de água. A partir da exploração desse ambiente controlado, o rato deveria associar a pressão à alavanca com a apresentação da água. Assim, a água reforçaria o comportamento de pressão à alavanca. Enquanto a água fosse apresentada e esse rato estivesse com sede, essa associação ocorreria.

A punição, ao contrário, teria como função a diminuição de ocorrência de um determinado comportamento a partir tanto da apresentação de algo ruim, considerado aversivo ou punitivo (o que chamamos de punição positiva) ou pela retirada de algo considerado reforçador (punição negativa). Aqui, novamente, os termos "positivo" e "negativo" são empregados apenas para indicar a inclusão ou a retirada de um determinado estímulo ou elemento à situação. O reforço (tanto positivo como negativo) tende a aumentar a probabilidade de um determinado comportamento ocorrer. Já a punição tem o efeito contrário, de diminuir determinado comportamento.

Obviamente que não é a apresentação de um único reforçador uma única vez que levará ao aumento de um dado comportamento. Por isso Skinner usou o conceito de modelagem. A modelagem se refere a um conjunto de procedimentos que têm por finalidade a emissão do comportamento desejado. Isso pode ocorrer a partir de aproximações sucessivas, de reforçamentos grosseiros à primeira vista e depois mais específicos. É importante refletir, nesse processo, sobre o que pode funcionar como uma recompensa ou como um reforçador, bem como discutir em que medida e até que ponto esses elementos realmente podem promover o aumento da frequência de uma dada resposta. Voltando aos experimentos básicos com ratos, a partir do momento em que o animal estiver saciado, a apresentação de água não será mais reforçadora, por exemplo.

Também alguns esquemas de reforçamento podem se mostrar mais efetivos, como os intermitentes. O reforço intermitente ocorre à medida que a apresentação de uma recompensa não ocorre todas as vezes que um dado comportamento é emitido, mas em intervalos variáveis. Na situação experimental, por exemplo, nem toda pressão à alavanca pode levar à obtenção da água por parte do rato. Às vezes isso pode ocorrer na primeira vez, depois na terceira, na quinta tentativa, ou seja, em uma escala variável. Assim também pode ocorrer com o comportamento humano. A busca pelo reforçamento pode nos conduzir a continuar manifestando o comportamento desejado, ainda que não recebamos o reforçamento ou recompensa todas as vezes. De modo oposto a esse conceito, o reforço contínuo é um esquema no qual o organismo é reforçado a cada resposta. Com o passar do tempo isso pode ser ineficiente – basta relembrarmos o exemplo do rato saciado.

Trazendo algumas dessas reflexões à atuação da Enfermagem, podemos compreender que determinados tratamentos podem se beneficiar desses procedimentos. Um exemplo disso é quando discutimos a adesão de determinados pacientes-clientes-usuários a alguns tratamentos de longa duração, como é o caso do adoecimento crônico. É importante, nesse sentido, que a equipe de saúde possa estar atenta ao modo como ocorre essa adesão, de forma que a mesma se sustente ao longo do tempo. Para isso pode empregar, por exemplo, o conceito de reforçadores.

Pode-se pensar em esquemas de reforçamento que ocorram imediatamente à emissão de algum comportamento relacionado à adesão, como a ingestão de determinado medicamento em dado momento do dia. Assim que houver a ingestão do medicamento, essa pessoa pode receber algum tipo de reforço positivo, por exemplo, um elogio, uma recompensa ou algo que possa manter esse comportamento ao longo do tempo, ou seja, que essa ingestão de medicamento possa ocorrer nos prazos prescritos e de maneira controlada. Assim, cabe aos profissionais de saúde possivelmente pensarem no que pode ser reforçador para cada paciente-cliente-usuário, a fim de que os comportamentos de adesão possam ocorrer sempre. No entanto, advertimos que esse processo nem sempre ocorre de modo simples ou permanente. Por isso a importância de compreensão aprofundada acerca do fenômeno em tela, no caso, a adesão, bem como dos fatores e dos comportamentos que podem interferir em sua expressão e manutenção.

Outros exemplos referem-se a comportamentos considerados desadaptativos. Nessas situações os profissionais de saúde podem se valer de técnicas que promovam a modificação do comportamento, sendo que muitas delas podem estar estruturadas segundo os princípios do condicionamento clássico aqui abordado. Outras aplicações importantes dessa abordagem referem-se aos processos de ensino e aprendizagem com os quais a Enfermagem lida diretamente em seu cotidiano, quer seja para ensinar comportamentos adequados para o autocuidado, por exemplo, como para a adoção de práticas saudáveis que envolvem uma série de elementos. Os princípios comportamentais podem balizar a adoção de determinadas estratégias que podem ser acompanhadas e modificadas ao longo do tempo em função das respostas que forem sendo alcançadas pelos pacientes-clientes-usuários.

Abordagens cognitivo-comportamentais

Além das abordagens comportamentais trabalhadas até o momento, também podemos citar as abordagens cognitivo-comportamentais. Embora haja alguns embates entre essas tradições, elas serão trazidas aqui em uma proposição de diálogo. Os embates ocorrem, muitas vezes, pelo fato de alguns teóricos compreenderem que a terapia cognitivo-comportamental (TCC) se distancia da análise do comportamento justamente por trazer à baila os conceitos de mente e de pensamento. Já outros teóricos compreendem que essas perspectivas dialogam diretamente por possuírem mais pontos de conexão do que de distanciamento. Também encontramos as abordagens cognitivo-comportamentais associadas às perspectivas cognitivas, o que as distanciariam das ciências do comportamento.

Fato é que as abordagens cognitivo-comportamentais também emergiram em respostas a modelos vigentes na segunda metade do século XX. Neste livro, a exemplo da proposição terminológica de Judith Beck (2014), que recomenda o uso do termo terapia cognitivo-comportamental, também iremos nos referir a essa perspectiva como abordagem cognitivo-comportamental ou, ainda, abordagens cognitivo-comportamentais, enfatizando seu caráter plural e sua dinamicidade ao longo do tempo e das contribuições de autores contemporâneos.

A terapia cognitivo-comportamental é uma abordagem largamente empregada na contemporaneidade, sendo que seus principais pressupostos foram desenvolvidos a partir da década de 1960. Entre seus principais expoentes podemos citar Aaron T. Beck (1921-2021), que foi pioneiro ao pensar como os pressupostos cognitivo-comportamentais poderiam ser pensados para o tratamento de transtornos mentais. Judith Beck (2014) menciona que Aaron Beck se inspirou em teóricos como Karen Horney, Alfred Adler, George Kelly, Albert Ellis, Richard Lazarus e Albert Bandura. De lá para cá muitas de suas ideias já foram revistas e aprimoradas, de modo que é importante acompanharmos esse processo caso queiramos nos aprofundar nessa abordagem.

A terapia cognitivo-comportamental é considerada uma abordagem diretiva, de caráter breve e focada no problema atual do paciente-cliente-usuário, ou seja, em seu presente. Assim, tende a ser organizada com vistas a resolver um problema específico a partir de determinadas estratégias e por um tempo delimitado com vistas a promover mudanças de padrões de comportamento. Outra característica dessa abordagem é seu compromisso com a produção de evidências sobre sua efetividade no tratamento de diversos transtornos (RANGÉ, 2011). Podemos afirmar que essa é uma das abordagens que mais diretamente dialogam com a Enfermagem, sendo expressivas as publicações que retratam essa aproximação (OTERO et al., 2006).

Na literatura científica encontramos uma gama de estudos que apresentam sólidas evidências sobre sua efetividade no tratamento e na compreensão de transtornos como a depressão (ALMEIDA; DEMARZO; NEUFELD, 2020; BECK; ALFORD, 2011), a ansiedade generalizada (REYES; FERMANN, 2017), a ansiedade social (DITTZ; STEPHAN; GOMES; BADARÓ; LOURENÇO, 2015), a depressão pós-parto (ARAUJO; CERQUEIRA-SANTOS, 2020), os transtornos alimentares (CAMARGOS; LOPES; BERNARDINO, 2020), o luto patológico (RODRIGUES; CUNHA; SCORSOLINI-COMIN; RODRIGUES, 2018), entre outros. Também encontramos evidências de intervenções bem-sucedidas com diferentes públicos, como crianças, adolescentes, adultos e idosos, bem como sua aplicação em contextos clínicos e em equipamentos de saúde, como os hospitais (RUDNICK; SANCHES, 2014).

As abordagens cognitivo-comportamentais reconhecem que as ferramentas comportamentais são eficazes para reduzir sintomas, mas isso deve ocorrer de modo atrelado ao pensamento e à cognição. Por cognição podemos compreender as crenças, as expectativas e as atribuições, não se resumindo a processos intelectuais, mas sim à complexa interação entre emoções, pensamentos e comportamentos. Nesse modelo, as emoções e os comportamentos das pessoas são influenciados pela percepção que desenvolvem sobre os diferentes eventos. Assim, não é um evento ou fato em si que determina o que a pessoa pensa, mas sua percepção sobre essa situação, sua interpretação sobre o ocorrido (BECK, 2014; RUDNICKI, 2014).

Para Beck (2014), os padrões cognitivos poderiam ser responsáveis pela tendência do paciente-cliente-usuário a fazer julgamentos por um viés negativo. Assim, o modo como cada paciente-cliente-usuário compreende seu processo de adoecimento, construindo interpretações e explicações, é mais importante do que o adoecimento em si. No tratamento é importante reconhecermos as crenças desse paciente-cliente-usuário, a fim de promovermos a modificação de pensamentos disfuncionais, levando à melhora sintomática dos transtornos e modificando crenças disfuncionais. Nessa perspectiva o adoecimento é estudado a partir dos pensamentos distorcidos que as pessoas produzem. No entanto, é importante deixar claro que não são esses pensamentos distorcidos que produzem o adoecer, mas que modulam o curso desse adoecimento por meio de emoções e comportamentos (RANGÉ, 2001; RUDNICKI, 2014).

Uma noção central no modelo cognitivo é a de esquema. Os esquemas são estruturas cognitivas cujo conteúdo específico envolve as crenças nucleares ou centrais. Os esquemas contêm armazenadas as representações de significados. Esses esquemas são estáveis do ponto de vista estrutural do sistema cognitivo afetivo e comportamental ao longo do tempo e dos eventos, possuindo padrões ordenadores da experiência.

A crença é outro conceito importante nessa abordagem. Trata-se de uma condição psicológica que se define pela sensação de veracidade relativa a uma determinada ideia a respeito de sua procedência ou possibilidade de verificação objetiva. As crenças mais básicas em relação a si mesmo são as de desamparo, de desamor e de desvalor.

Os erros cognitivos são pensamentos distorcidos que impedem que se faça uma avaliação realística das experiências. O objetivo da psicoterapia é buscar a flexibilidade cognitiva e corrigir as distorções do pensamento, promovendo maior flexibilidade e construindo pensamentos alternativos mais funcionais. Exemplos de distorções cognitivas: catastrofização, abstração seletiva ou filtro mental, inferência arbitrária, supergeneralização, maximização, minimização, personalização, pensamento absolutista, adivinhação, leitura mental, rotulação, vitimização, imperativos, desqualificação do positivo e baixa tolerância à frustração.

Essas distorções, na prática, acabam modificando o modo como nos relacionamos diante dos eventos cotidianos, gerando sofrimento, angústia e ansiedade. A distorção ligada à personalização, por exemplo, pode gerar na pessoa a sensação de que ela é responsável por tudo o que ocorre ao seu redor, geralmente com uma conotação negativa. Esse pensamento distorcido pode gerar uma série de disfuncionalidades, dificultando relacionamentos interpessoais, por exemplo. Assim, é fundamental, nessa abordagem, reconhecer essas distorções e seus efeitos em nossas vidas.

Entre as técnicas utilizadas pelas abordagens cognitivo-comportamentais encontramos a psicoeducação, identificação, avaliação e modificação de pensamentos automáticos e crenças, a identificação de distorções cognitivas, utilização de atividades, agendas e cartões, treinamento de habilidades de solução de problemas, realização de tarefas cognitivas e comportamentais entre as sessões, aprendizado do manejo de tempo e *mindfulness*. No cenário hospitalar, por exemplo, Rudnicki (2014) refere técnicas como o treino de habilidades sociais (THS), a biblioterapia, o relaxamento, o estímulo ao aumento de autogratificações, bem como a avaliação e o estímulo às necessidades do paciente-cliente-usuário para modificar hábitos alimentares e de higiene, apenas para citar alguns exemplos.

Entre os instrumentos mais empregados encontramos o registro de pensamentos disfuncionais. Ele tem por objetivo identificar pensamentos ou cognições disfuncionais responsáveis por sentimentos negativos e comportamentos desadaptativos. Busca promover uma automonitoração de pensamentos negativos a partir da identificação da relação entre pensamentos, crenças e sentimentos. Basicamente esse registro envolve a descrição da situação dos pensamentos automáticos que emergiram nessa situação, as emoções advindas desses pensamentos automáticos e a consequente distorção cognitiva.

Ao pensarmos na aplicação desses pressupostos para a prática de Enfermagem, podemos nos inspirar em algumas das bases cognitivo-comportamentais para a construção de protocolos de cuidado e para a assistência à saúde. Ao pensarmos os protocolos de cuidado de Enfermagem sob esse prisma, precisamos ter em mente a necessidade de construção de uma aliança terapêutica sólida, representada pela relação estabelecida entre profissional de Enfermagem e paciente-cliente-usuário, bem como de construção de uma relação de colaboração e de participação ativa. Os protocolos precisam ser orientados por objetivos e focados em problemas presentes. Além disso, visam a promover uma psicoeducação na qual o paciente-cliente-usuário possa se automonitorar ao longo do tempo.

Os profissionais de Enfermagem também podem ensinar seus pacientes-clientes-usuários a identificar, avaliar e responder a seus pensamentos e suas crenças disfuncionais. Assim, podem construir repertórios para que crenças e pensamentos disfuncionais possam ser substituídos, direcionando-se para a adoção de comportamentos e pensamentos que possam favorecer o tratamento em termos de adesão, de autocuidado, de automonitoramento, por exemplo.

Um exemplo de atuação no campo da Psicologia da Saúde que pode contar com a participação direta dos profissionais de Enfermagem é descrito por Sanchez (2014) no contexto da atenção a mães e a bebês recém-nascidos. O apoio à mãe em seu processo de parto pode se dar no sentido de promover o controle da ansiedade e na correção de possíveis distorções cognitivas manifestadas pela parturiente. Por meio da psicoeducação o profissional de saúde pode oferecer apoio e contenção, prevenindo tanto o estresse da mãe quanto do bebê.

Também o campo de estudos sobre a adesão a determinados tratamento pode se beneficiar da abordagem cognitivo-comportamental. Nesse processo, Remor (2018) descreve algumas orientações que podem ser promovidas pela equipe de saúde, como: (a) intervenção orientada à educação do paciente, com o fornecimento de informações escritas que sejam corretas e compreensíveis dentro do seu repertório de escolarização e instrução, bem como a oferta de ferramentas como alarmes, aplicativos e autorregistros, por exemplo; (b) intervenção orientada à equipe de saúde, priorizando a construção de habilidades de comunicação com o paciente e seus familiares/cuidadores, "evitando a discriminação ou sanção das dificuldades do paciente em cumprir com o tratamento" (REMOR, 2018, p. 210).

Outra estratégia fortemente empregada nessa abordagem é o acompanhamento do paciente-cliente-usuário, com o fornecimento de *feedback* com vistas à emergência do seu automonitoramento, o que é essencial na discussão da adesão, como abordado anteriormente. Os profissionais de Enfermagem também podem desenvolver formas de acompanhar esses pacientes-clientes-usuários por meio de questionários, de envio de tarefas a serem cumpridas e da oferta constante de psicoeducação. Essas estratégias podem ser desenvolvidas e aprimoradas a partir das condições do paciente-cliente-usuário, das características do seu adoecimento, bem como das características dos cuidados de Enfermagem ofertados nesse contexto.

Por fim, é importante sempre ter em mente o objetivo da abordagem cognitivo-comportamental sumarizado por Rudnicki (2014, p. 41): "dar aos pacientes as habilidades e a capacidade de resolver seus próprios sintomas, constituindo indicação de resolução e término o momento que o paciente adquire estas habilidades". Isso nos coloca diante de um dos mais importantes pressupostos dessa abordagem, que é permitir que o paciente-cliente-usuário tenha maior autonomia e possa, a partir do reconhecimento dos seus pensamentos, promover mudanças cognitivas e comportamentais que permitam uma vida mais saudável e adaptativa. Dando continuidade à apresentação das principais abordagens psicológicas que dialogam diretamente com a prática de Enfermagem, a seguir abordaremos especificamente a Psicologia Humanista.

Abordagens humanistas

As abordagens humanistas também são conhecidas como abordagens humanistas-existenciais (FEIST; FEIST; ROBERTS, 2015). Essas nomenclaturas também podem variar em função dos autores que as agrupam e dos pressupostos que orientam essas classificações. A chamada Psicologia Humanista tem a sua origem na década de 1940, no contexto norte-americano, e entre seus principais expoentes encontramos Abraham Maslow (1908-1970), Carl Rogers (1902-1987) e Rollo May (1909-1984).

Basicamente a Psicologia Humanista é conhecida como a terceira força. Isso se deve ao fato de que ela se contrapõe à psicanálise e ao behaviorismo. Em sua origem, seus teóricos buscavam uma forma de compreender o humano e seu funcionamento mental de um modo que se contrapusesse tanto às tendências deterministas trazidas pela psicanálise quanto pelo foco excessivo nos comportamentos e no ambiente segundo o behaviorismo.

Assim, essa abordagem não acreditava que o ser humano era determinado pelo seu mundo inconsciente e pelas primeiras relações estabelecidas na infância, e também discordava do papel basal que o ambiente ocupava para explicar como as pessoas se comportavam. Faltavam a esses dois referenciais, segundo os humanistas, um olhar que contemplasse a vontade do ser humano e sua tendência ao crescimento e ao amadurecimento. Em linhas gerais, a Psicologia Humanista confia no ser humano e em suas potencialidades, o que o posiciona de maneira distinta – e também mais adaptativa – em relação às duas correntes teóricas que predominavam à época.

O behaviorismo, por exemplo, ao considerar que as mudanças comportamentais poderiam ocorrer se controlássemos as variáveis ambientais e regulássemos o comportamento a partir de suas consequências acabava por não considerar a motivação humana para a mudança, ou seja, não bastava manejar o ambiente para que ocorresse a mudança, mas esta deveria ser desejada, almejada e buscada essencialmente pelo sujeito. Os humanistas também não acreditam que as relações interpessoais na fase adulta são determinadas pelo modo como se estabeleceram desde a infância. Acreditavam, pelo contrário, que essas imagens desadaptativas, muitas vezes, poderiam ser modificadas em função da tendência ao crescimento e ao amadurecimento emocional, de modo que os seres humanos teriam condições de buscar melhores condições de vida e de saúde emocional, estabelecendo relações significativas, apoiadoras e baseadas em suas escolhas.

Mas aqui uma recomendação deve ser trazida. Assim como exploramos nas abordagens anteriores, não podemos cristalizar essas abordagens em termos dessas descrições, exclusivamente. Assim, podemos encontrar teóricos mais contemporâneos que façam revisões nessas perspectivas, como é o caso do próprio Benghozi (2010), apresentado na psicanálise. Ao tratar da vida adulta como uma possibilidade de remalhagem dos vínculos, já assinala sua ruptura com uma posição mais determinista atribuída a muitos psicanalistas. Isso reforça a necessidade de estudarmos e de acessarmos essas abordagens em termos de suas mudanças ao longo do tempo, pois são abordagens vivas.

Mas voltemos aos autores humanistas. Maslow ficou bastante conhecido pelos seus estudos no campo da motivação. É por essa razão que ele é um autor muito conhecido até hoje, sobretudo a partir da sua proposição da pirâmide de hierarquias, modelo estudado também em outras áreas, como Administração de Empresas, Publicidade e Propaganda. Para ele, a motivação deveria ser compreendida como algo que atravessaria o sujeito por completo. Nessa posição, acredita que a motivação não se dá apenas de modo cognitivo, mas envolve todo o organismo e suas necessidades fisiológicas, afetivas e de socialização, por exemplo. Estaríamos sempre em busca de satisfação de nossas necessidades, desde as mais básicas (as necessidades fisiológicas) até as mais complexas (as de autorrealização). Quando uma necessidade é satisfeita, começamos a nos engajar na satisfação de outra necessidade, geralmente em uma hierarquia.

Para Maslow, as necessidades seriam agrupadas da seguinte forma: na base na pirâmide teríamos as necessidades fisiológicas, depois as necessidades de segurança, de pertencimento e amor, chegando às necessidades de estima e, no topo, as de autorrealização, como representado na Figura 4. Essas seriam as chamadas necessidades conativas. As necessidades conativas seriam instintivas ao ser humano e sua privação levaria à patologia.

Mas em seu modelo também existem as necessidades estéticas (de contato com o belo, por exemplo), as cognitivas (de busca pelo saber e de sustentação para a busca de todas as necessidades conativas) e também as neuróticas, que levariam à estagnação e ao adoecimento. A seguir a representação das necessidades conativas, um dos modelos mais conhecidos pelas pessoas quando tratamos da motivação.

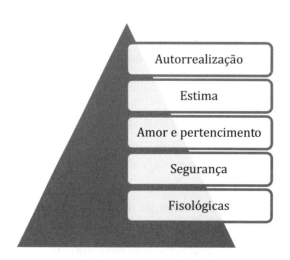

Figura 4: Representação do modelo da hierarquia das necessidades de Maslow.
Fonte: Elaborado pelo autor a partir da teoria de Maslow.

Maslow destacava que as pessoas autorrealizadas seriam livres de psicopatologias, embora também pudessem adoecer do ponto de vista psíquico. Essas pessoas também teriam uma percepção mais realista da realidade, aceitando a si mesmas como são e aos outros dentro de suas capacidades e também limitações. Elas seriam mais espontâneas, não julgando as pessoas e podendo expressar livremente seus posicionamentos, suas impressões e o que sentiam.

Embora a autorrealização pareça ser um nível hierárquico muitas vezes distante, se pensarmos o modelo de Maslow aplicado à psicoterapia e às relações de ajuda (nas quais incluímos a atuação da Enfermagem), vamos compreender que a promoção de saúde está ligada diretamente à construção de um contexto no qual as pessoas possam se autorrealizar ou então se engajar em atividades que sejam promotoras de autorrealização, da satisfação plena das necessidades do indivíduo. Entre essas características atribuídas às pessoas autorrealizadas, algumas delas foram sumarizadas por Feist, Feist e Roberts (2015). Por exemplo:

(a) a capacidade de se centrar no problema (evitando explicações sustentadas nas emoções, por exemplo, que dificultam a solução de um problema);

(b) maior autonomia (o que envolve também responsabilizar-se diretamente pelas suas escolhas e decisões);

(c) estabelecimento de relações interpessoais profundas (que envolve a capacidade de estabelecer vínculos significativos por meio de relacionamentos amorosos, de amizade, entre outros);

(d) experiência culminante (experiência de transcendência, de contato com alguma dimensão do sagrado ou do místico);

(e) apreciação constante do novo (que significa abertura ao novo, à mudança, ao contato com novas pessoas e novas formas de responder aos problemas e aos desafios que se apresentam em nosso cotidiano);

(f) criatividade (as pessoas autorrealizadas seriam criativas em alguma medida, tanto na solução de problemas como para representar a realidade, nas situações de trabalho ou de aprendizagem, entre outras).

Mas a autorrealização, ao contrário do que o modelo pode sugerir, não se trata de um lugar de ápice ou de apogeu, muito menos de estabilidade.

Essa foi uma crítica muito endereçada a Maslow. A autorrealização não seria esse lugar ao qual todos gostariam ou estariam motivados a atingir, mas justamente um processo, um caminho que envolveria a autorrealização.

Como podemos observar nas características descritas anteriormente, não se trata de condições às quais atingimos com estabilidade ou com permanência ao longo do tempo. Podemos ter momentos de maior ou de menor criatividade, de maior ou menor conexão com a transcendência, de maior ou de menor possibilidade de manifestação de nossa espontaneidade. O que Maslow sugeriu é que a busca por essas características nos levaria a nos motivar, ou seja, nos motivaríamos em direção à autorrealização – mas não sendo a autorrealização um ponto estático e ideal do nosso desenvolvimento. Assim, estaríamos sempre engajados em ações, atividades e reflexões que nos levariam, em conjunto, a nos autorrealizarmos.

Essa seria a base na proposta terapêutica de Maslow, sendo que o terapeuta deveria contribuir para que a pessoa alcançasse a autorrealização, o que também equivaleria a considerar a pessoa em um funcionamento psíquico sem patologias, sem dependência, com livre expressão e autonomia. Ao pensarmos o cuidado de maneira mais ampla, como na Enfermagem, esse profissional também poderia, no conjunto de suas competências e nas atividades desenvolvidas no cotidiano de assistência, se colocar disponível para contribuir com que o paciente-cliente-usuário se desenvolvesse cada vez mais, podendo ser mais autônomo em relação aos seus cuidados e às suas decisões em saúde, por exemplo.

O profissional de Enfermagem também poderia apresentar-se disponível para construir com o paciente-cliente-usuário relações interpessoais positivas, permitindo a demonstração de afeto, explicitando que a pessoa está segura no equipamento de saúde, entre outros. Ao permitir a construção de um relacionamento interpessoal saudável com o paciente-cliente-usuário, esse profissional estaria diretamente engajado em uma prática orientada para a busca da autorrealização.

Outro autor fundamental na Psicologia Humanista é Carl Rogers, que teve uma vida rica em experiências e a possibilidade de amadurecê-las juntamente com a abordagem que foi construindo. Embora não quisesse, *a priori*, construir uma teoria de personalidade, foi considerando importante registrar suas ideias e também a evolução das mesmas com o passar do tempo. Assim, podemos dizer que as ideias teóricas de Rogers foram amadurecendo junto com o autor durante toda a sua vida. Esse movimento pode ser notado em diversos de seus escritos nos quais ele apresenta suas reflexões como terapeuta, seu posicionamento diante dos casos atendidos, suas incertezas e o modo como essas pessoas foram evoluindo no espaço clínico.

Essas mudanças de Rogers podem ser apreendidas até mesmo pelo nome com que foi nomeando sua abordagem, partindo da relação interpessoal com seus clientes e priorizando, posteriormente, as relações com a dimensão da pessoa, ou seja, centradas na pessoa. Para ele o ser humano estaria sempre em evolução e aprendizado, partindo de uma condição de aflição, de conflito, de dúvida e de desintegração para uma situação na qual tivesse mais autonomia, na qual estivesse mais integrado e capaz de realizar suas vontades. O terapeuta, nesse sentido, seria uma pessoa capaz de acompanhar o cliente nesse processo, permitindo que essa pessoa entrasse em contato com seu modo de funcionar e de responder e, a partir dessa consciência, poder encontrar formas de se adaptar e de melhorar. Podemos dizer, portanto, que o terapeuta seria um facilitador desse processo, mas também alguém que confiaria na possibilidade de essa pessoa crescer, se desenvolver e amadurecer.

Ao discutir a mudança terapêutica, Rogers estabelecia algumas condições que deveriam ser satisfeitas, como: uma pessoa desintegrada e que busca ajuda de uma pessoa (terapeuta) que possui condições de auxiliá-la; estabelecimento de uma relação de congruência, o que passa pelo reconhecimento e pela aceitação do terapeuta em relação às suas características, mas também do cliente em relação a quem ele é, ao modo como ele se expressa e suas experiências; a consideração positiva do terapeuta em relação ao cliente, acreditando ser possível mudar, melhorar e progredir de algum modo a partir da relação de ajuda; a disponibilidade de o terapeuta se colocar no lugar do cliente, experimentando a empatia e podendo comunicar ao cliente como se sentiu ocupando essa posição. Entre essas condições aqui sumarizadas, três teriam especial participação no processo de mudança: a congruência/autenticidade, a condição positiva incondicional e a empatia. Esses aspectos serão melhor descritos e exemplificados no Capítulo 9.

Quando tais condições eram satisfeitas, poderíamos notar a mudança terapêutica a partir de alguns comportamentos do cliente, como: o cliente tornar-se mais autêntico/congruente, menos defensivo, mais aberto às experiências, com uma visão mais realista do mundo, sendo menos ansioso e menos vulnerável às ameaças advindas dos eventos e do próprio cotidiano. Essas bases não seriam exclusivas para uma atuação em psicoterapia, embora esse tenha sido o cenário com o qual Rogers mais dialogou ao longo de sua vida. Mas Rogers também trouxe considerações importantes para pensar esses aspectos em suas aplicações aos grandes grupos e a contextos como os escolares.

Fazendo essa transposição, podemos considerar que a atuação em Enfermagem pode e deve se beneficiar desse olhar. Ao pensarmos o modo como o cuidado é planejado e oferecido, essas bases podem nortear determinados protocolos. Esse modo humanista de pensar o cuidado na Enfermagem remonta à mesma época em que Rogers viveu. Um exemplo dessa correspondência é trazido por Joyce Travelbee (1926-1973), uma teorista de Enfermagem que estudou os relacionamentos interpessoais a partir de teóricos existenciais e humanistas, com ênfase na comunicação do paciente na satisfação das suas necessidades. Travelbee era contemporânea de Rogers e, pelas conexões entre suas teorias, podemos aproximá-los em termos de um modo de compreender o ser humano e a intervenção em saúde.

Para Travelbee (1982), a(o) enfermeira(o) ocuparia uma posição similar à que Rogers descreve como sendo a do terapeuta. A(O) enfermeira(a) deveria ser capaz de oferecer os cuidados demandados pelo paciente-cliente-usuário, ajudando-o a satisfazer suas necessidades. Essas necessidades, como aprendemos em Maslow, envolveriam diferentes aspectos, desde os fisiológicos até os de autorrealização. A Enfermagem poderia se engajar em todos esses momentos, participando de um processo no qual ofereceria cuidados relacionados aos domínios fisiológicos, de estabelecimento de uma relação afetiva segura e de colaboração no percurso do sujeito em direção a uma maior autonomia, por exemplo. Em todos esses processos o profissional de Enfermagem deveria se ater às condições facilitadoras, ou seja, ser congruente/autêntico, acreditar positiva e incondicionalmente em seu paciente-cliente-usuário e ser empático.

A partir desses pontos de diálogo, podemos compreender que os pressupostos humanistas podem ser aplicados à prática de Enfermagem (CALSAVARA; SCORSOLINI-COMIN; CORSI, 2019; CARNEIRO, 1986). Pela recorrência desse diálogo, o mesmo será retomado e aprofundado no Capítulo 9, quando discutiremos algumas possibilidades de intervenção em saúde baseadas nas proposições de Maslow e Rogers. Assim, esses conteúdos serão revisitados posteriormente, mas com foco na atuação em Enfermagem. Isso revela uma possibilidade de leitura, articulando conceitos e práticas profissionais. Exercícios semelhantes podem e devem ser realizados com outras abordagens e referenciais a depender do seu interesse. A articulação do Capítulo 9 pode ser inspiradora nesse sentido.

A seguir vamos apresentar uma abordagem contemporânea conhecida como Psicologia Positiva. Como poderemos ver, ela se articula diretamente com algumas ideias trazidas pela Psicologia Humanista, mas também guarda proximidades com as abordagens cognitivo-comportamentais. A compreensão dos modelos descritos até aqui no Capítulo 7 são fundamentais para a apresentação da Psicologia Positiva, como veremos na sequência.

Abordagem da Psicologia Positiva

A Psicologia Positiva pode ser considerada uma das abordagens mais recentes do campo da ainda jovem ciência psicológica – considerando que o advento da chamada Psicologia científica data do final do século XIX. Isso se considerarmos os marcadores oficiais do início da Psicologia Positiva, datados da década de 1990, quando o então presidente da American Psychological Association (APA), Martin Seligman, apresentou ao mundo o que chamou de ciência da felicidade, à época (SELIGMAN, 2000; SNYDER; LOPEZ, 2009). Embora esse histórico seja o que é oficialmente relatado, a ancestralidade desse referencial não pode se localizar única e exclusivamente nos estudos deste autor. Isso porque muitos dos conceitos e das terminologias empregadas pela Psicologia Positiva encontram ressonância em abordagens anteriores a ela, como a abordagem da Psicologia Humanista (GIACOMONI; SCORSOLINI-COMIN, 2020).

Isso pode ser evidenciado a partir do próprio nome do referencial, cunhado por Abraham Maslow na década de 1950. Também o olhar apreciativo ou positivo acerca do ser humano foi fortemente trazido pelas abordagens humanistas na segunda metade do século XX, não sendo necessariamente uma inovação exclusiva da Psicologia Positiva.

O que pode ser considerado inovador na Psicologia Positiva é justamente a sistematização de técnicas que possuem como objetivo a ampliação de recursos e estratégias para a promoção do bem-estar e, consequentemente, da felicidade. Assim, neste livro, concebemos a Psicologia Positiva como herdeira da Psicologia Humanista, assim como temos divulgado em diferentes investigações realizadas nesse domínio (GIACOMONI; SCORSOLINI-COMIN, 2020; SCORSOLINI-COMIN, 2014c; 2017; SCORSOLINI-COMIN; FONTAINE; KOLLER; SANTOS, 2013). Essa forma de contar a história da Psicologia Positiva obviamente pode ser revisitada a partir de outros referenciais que também se mostram próximos em determinados aspectos, como a própria abordagem cognitivo-comportamental, como tem sido abordado em muitos estudos recentes (SCORSOLINI-COMIN; POLETTO, 2016).

Assim como na Psicologia humanista, a Psicologia Positiva parte do pressuposto de que o ser humano possui em si potencialidades para o desenvolvimento e para o amadurecimento. Na Psicologia humanista esse conceito recebe o nome de **tendência atualizante**:

> [...] a tendência à atualização é a mais fundamental do organismo em sua totalidade. Preside o exercício de todas as funções, tanto físicas quanto experienciais. E visa constantemente desenvolver as potencialidades do indivíduo para assegurar sua conservação e seu enriquecimento, levando-se em conta as possibilidades e limites do meio (ROGERS; KINGET, 1965/1979, p. 41).

Embora a Psicologia Positiva não trabalhe especificamente com esse conceito proposto por Carl Rogers, o olhar construído para os fenômenos psicológicos nesta abordagem contemporânea à humanista adota uma premissa semelhante. Ao confiar que o ser humano pode sempre crescer, desenvolver-se e amadurecer, cria-se uma perspectiva voltada essencialmente para os aspectos mais preservados do sujeito. Essa tendência também permite que se compreenda o ser humano de um prisma mais apreciativo, pondo em destaque suas competências e habilidades para uma vida saudável, mais prazerosa e prenhe de sentido.

A Psicologia Positiva ganha destaque justamente em um momento no qual a ciência psicológica desenvolvida até então voltava-se fundamentalmente à tentativa de identificação de patologias e de tratamentos voltados a essas problemáticas, predominando na literatura científica um olhar para a identificação de sintomas e tratamentos no campo da saúde mental. Martin Seligman foi um dos autores que atestou essa tendência da Psicologia ao final do século XX por meio da revisão de estudos publicados ao longo de mais de 50 anos. Tal tendência poderia ser explicada em função das repercussões da Segunda Guerra Mundial, em que a atenção psicológica teve que se voltar às pessoas que retornaram da guerra e mesmo daquelas que foram direta ou indiretamente afetadas por esse evento.

Essa tendência priorizava não uma visão negativa da Psicologia ou do ser humano, mas um olhar que estava mais atento àquilo que era disfuncional, patológico ou que não se mostrava adaptativo aos contextos desenvolvimentais. Tratava-se, à época, de corporificar uma Psicologia que pudesse oferecer respostas aos conflitos e às necessidades deflagradas no pós-guerra. A Psicologia Positiva, posicionando-se em contraposição a esse movimento, mostrava-se interessada em uma perspectiva mais apreciativa, em defesa de uma noção de ser humano mais potente, com recursos capazes de fazer frente ao que poderia ser considerado negativo, ruim, desadaptativo.

A Psicologia Positiva, recuperando pressupostos humanistas que haviam sido frequentemente empregados no início da segunda metade do século XX, propõe a adoção de uma nova perspectiva para apreensão dessas patologias. Não se trata exatamente de uma recusa a um olhar para as psicopatologias ou para as disfuncionalidades, como equivocadamente ficou reconhecida a Psicologia Positiva no senso comum do início do século XXI, mas a construção de um olhar apreciativo para os recursos que o ser humano já possui, mesmo estando imerso em um quadro de adoecimento, por exemplo.

Ao olhar para os recursos existentes e preservados mesmo diante de um adoecimento, permite-se uma abordagem de cuidado em saúde que valorize não a patologia, mas justamente que a pessoa adoecida identifique e acesse esses recursos, compreendendo-os como um dos principais pilares para um tratamento adequado e também para a promoção de saúde. Ao possibilitar um olhar para os aspectos considerados mais positivos e adaptativos, a Psicologia Positiva promove uma grande mudança na ciência psicológica, sendo considerada uma inovação no campo do cuidado em saúde (SCORSOLINI-COMIN; GIACOMONI, 2020).

Também por trabalhar com diferentes técnicas e instrumentos que facilitam a identificação desses recursos e o desenvolvimento de novas estratégias de cuidado é que a Psicologia Positiva também tem ganhado um grande destaque no campo da saúde, notadamente em sua interlocução com a área de Enfermagem e a atuação desses profissionais. A seguir, destacaremos os principais conceitos empregados nessa abordagem e que podem ser úteis para se pensar o cuidado de Enfermagem.

Principais conceitos da Psicologia Positiva

Embora muitos dos conceitos trabalhados a seguir possam ser considerados próximos a outros referenciais, há que se destacar que a Psicologia Positiva busca empregá-los de um modo específico, o que pode ser notado pela importância que assumem tanto nas teorizações dessa abordagem quanto nos instrumentos e nas técnicas abarcadas por essa perspectiva. Em que pese a reedição de muitos conceitos presentes em outros referenciais, o sentido que a Psicologia Positiva lhes endereça deve ser alvo de compreensão quando nos propomos a trabalhar especificamente com essa abordagem.

O modelo conhecido como **PERMA** (SELIGMAN, 2011) – acrônimo para *Positive Emotions* (emoções positivas), *Engagement* (engajamento), *Positive Relationships* (relacionamentos positivos), *Meaning* (sentido) e *Accomplishment* (realização) – é um dos primeiros exemplos de como os diferentes conceitos desenvolvidos pela Psicologia Positiva podem compor não apenas um modelo teórico-explicativo, no caso, para a promoção do florescimento, mas também dar origem a práticas e intervenções que considerem de modo isolado ou multidimensional os vértices desse modelo. Esse conceito tem sido amplamente utilizado e problematizado, constituindo um dos elementos-chave para se pensar também o conceito de bem-estar perseguido pela Psicologia Positiva (SCORSOLINI-COMIN et al., 2013). A Figura 5, a seguir, representa os vértices desse modelo.

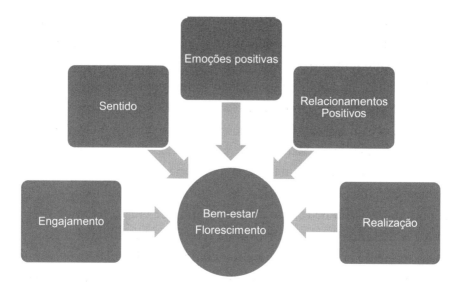

Figura 5: Representação do modelo PERMA.
Fonte: Elaborado pelo autor a partir do modelo proposto por Seligman (2011).

Quando pensamos em como podemos favorecer que as pessoas, ao longo do ciclo vital, possam florescer, é mister que, de modo integrado, esses elementos do PERMA possam ser cotejados. Desde sua proposição teórica, diversas intervenções têm sido desenvolvidas e relatadas por Seligman e seu grupo de pesquisa a partir do emprego desse modelo em diferentes contextos, como os educacionais, os institucionais e os mais ligados à saúde. A exploração integrada desses conceitos constitui o desafio e a inovação do modelo PERMA, o que não invalida as reflexões que têm sido produzidas desde então e que tomam por base o aprofundamento em cada um desses vértices, como discutiremos a seguir.

Relacionado ao vértice de sentido do modelo PERMA, um dos primeiros conceitos explorados pela Psicologia Positiva é o **sentido de vida**. Embora seja um conceito bastante trabalhado por Viktor Frankl na logoterapia, a Psicologia Positiva o emprega de modo mais objetivo. Para tanto, desenvolve diversas pesquisas empíricas para reforçar os argumentos em defesa de um emprego mais objetivo do termo classicamente associado ao existencialismo (FRANKL, 2006). Para Seligman (2002, 2011), é um dos principais elementos da chamada felicidade autêntica e do bem-estar. Para caracterizar uma vida prenhe de sentido é preciso empregar forças e virtudes pessoais a fim de obter gratificações autênticas e a serviço de algo que seja maior do que o próprio indivíduo. Assim, este conceito contribui para o florescimento humano.

A literatura da área tem assinalado uma importante diferença entre a busca de sentido e a presença de sentido (DIAS; TAVARES; CORREA; VIEIRA, 2020; JURICA; BARENZ; SHIM; GRAHAM; STEGER, 2008; STEGER; KASHDAN; SULLIVAN; LORENTZ, 2008). Na prática, isso equivale a considerar que uma pessoa que esteja buscando sentido em algo não necessariamente é desprovida de sentido. Essa busca, inclusive, pode ser importante a fim de rever o próprio sentido de vida construído previamente. A presença de sentido envolve a reflexão sobre atividades que permitam ao sujeito justamente se conectar com um sentido maior, mais amplo e que permita ao sujeito uma experiência mais rica e amadurecida a partir do desenvolvimento de algo.

Nesse percurso a pessoa deve aprender a reconhecer o sentido em cada ação, evento ou experiência para que, de fato, entre em contato com o prazer, a conexão e a possibilidade de recusa aos automatismos que frequentemente são oferecidos em nosso cotidiano. Quando as pessoas reconhecem o sentido no que fazem ou se reconhecem na busca pelo sentido relacionado a algo que pretendem fazer, abre-se a possibilidade de uma experiência de menor ansiedade e estresse, reforçando o argumento de que esse conceito é protetivo ao desenvolvimento (GLAW; KABLE; HAZELTON; INDER, 2017).

Além do sentido, o PERMA inclui o elemento **realização** (também conhecido como conquista), que, basicamente, destaca que a tarefa da Psicologia Positiva é descrever, ao invés de prescrever, o que as pessoas efetivamente fazem para obter bem-estar. Já os **relacionamentos positivos** recuperam a necessidade de que as pessoas estabeleçam relações consideradas saudáveis para alcançar o bem-estar, relações que também sejam prenhes de sentido. Os relacionamentos interpessoais são considerados fontes de apoio em momentos de angústia e também como suporte para o compartilhamento de momentos de prazer, de excitação e de satisfação.

As **emoções positivas** podem estar relacionadas a eventos do passado, do presente ou do futuro. As relacionadas ao futuro incluem otimismo, fé e esperança. As que concernem ao presente abrangem a calma, plenitude, alegria, êxtase, animação e prazer. Ligadas ao passado temos as sensações de satisfação, contentamento, realização, orgulho e serenidade (SELIGMAN, 2011; SCORSOLINI-COMIN et al., 2013). Para finalizar os vértices conceituais do PERMA, o **engajamento** recupera a necessidade de que as pessoas estejam suficientemente envolvidas nas atividades, demonstrando interesse, capacidade de aprofundamento e possibilidade de se sentirem tomadas e arrebatadas por uma dada experiência. Pessoas mais engajadas em uma dada atividade tendem a produzir melhores resultados, e o sentido de estar engajado em algo, por si só, confere ao sujeito o sentido de ser pertencente a algo, de ser útil, de poder contribuir e realizar-se.

De acordo com a Psicologia Positiva, o conhecimento das forças e virtudes poderia propiciar o chamado **florescimento** (*flourishing*) das pessoas, comunidades e instituições. O florescimento trata-se de uma condição que permite o desenvolvimento pleno, saudável e positivo dos aspectos psicológicos, biológicos e sociais dos seres humanos (SCORSOLINI-COMIN et al., 2013). O "florescimento significa um estado no qual os indivíduos sentem uma emoção positiva pela vida, apresentam um ótimo funcionamento emocional e social e não possuem problemas relacionados à saúde mental" (SCORSOLINI-COMIN; SANTOS, 2010, p. 444). Assim, um dos objetivos da Psicologia Positiva é aumentar o florescimento, construto que abarca o aumento da emoção positiva, do engajamento, do sentido, dos relacionamentos positivos e da realização, envolvendo uma existência provida de maior sentido.

Outro conceito, o **estado de *flow***, foi investigado notadamente por Mihaly Csikszentmihalyi (1997) e envolve os desafios ou oportunidades de ação percebidos que ampliam as habilidades pessoais existentes. Para aumentar a probabilidade de produzir *flow*, este autor tem desenvolvido, por exemplo, programas de intervenção que modificam os ambientes de trabalho. O estado de *flow* pode ser atingido ou potencializado a partir de altos níveis de desafios e de habilidades, o que abre a possibilidade de compreender esse conceito como um promotor de atitudes de maior engajamento pessoal na resolução dos problemas, reduzindo o peso conferido aos fatores externos e priorizando as atitudes pessoais na construção de estratégias de enfrentamento mais adequadas e capazes de promover mudanças significativas.

Ainda entre os conceitos clássicos da Psicologia Positiva estão os **afetos positivos** e os **afetos negativos**. Esses conceitos estão na base de outra noção bastante empregada, a de **bem-estar subjetivo**. O bem-estar subjetivo é uma estrutura que envolve as medidas de afetos positivos, afetos negativos e de **satisfação com a vida**. Por muito tempo o bem-estar subjetivo foi apresentado como o conceito científico equivalente ao de felicidade. Como a avaliação do que vem a ser a felicidade é bastante complexa, como alertou Seligman (2011) na revisão de sua teoria, o bem-estar subjetivo parece ser uma noção de mais fácil inteligibilidade, mais objetivo e facilmente mensurável, sendo considerado um índice de saúde mental.

Os afetos positivos e afetos negativos são medidas que avaliam o estado de humor e podem sofrer variação com o tempo. Apesar dessa variação, mostram-se relativamente estáveis, independentemente das condições que possam afetar momentaneamente a variação dessas medidas. Afetos positivos e afetos negativos envolvem a intensidade e a frequência de emoções ligadas a essas valências, ou seja, afetos positivos podem ser associados a momentos de maior experiência de prazer, contentamento, entusiasmo, otimismo, alegria e confiança. Em contrapartida, os afetos negativos estão associados a emoções como tristeza, raiva, ódio, ruminação, melancolia, depressão, preocupação e desprazer (DIENER; SELIGMAN, 2003; LYU-BOMIRSKY; KING; DIENER, 2005).

Já a satisfação com a vida é um construto mais estável e envolve uma avaliação cognitiva que considera a comparação das condições de vida experienciadas pela pessoa com aquelas consideradas ideais ou observadas nas pessoas ao seu redor. Assim, essa satisfação pode ser expressa pela comparação, chegando-se a uma apreciação cognitiva sobre a vida que se tem e suas condições. As pesquisas envolvendo o bem-estar subjetivo continuam expressivas ao longo do tempo, ampliando a compreensão sobre o construto e permitindo diferentes formas de se mensurar tal domínio (SANCHEZ-ARAGON, 2020; SCORSOLINI-COMIN; SANTOS, 2012).

Um dos primeiros conceitos a serem revisitados pela Psicologia Positiva foi o de **otimismo** (SELIGMAN, 2002, 2004). Basicamente o otimismo pode ser compreendido a partir de dois prismas. O primeiro deles se refere às expectativas que as pessoas constroem acerca do futuro baseadas no modo como explicam as causas de eventos pregressos, ou seja, trata-se da possibilidade de vicejar o futuro tomando por base não a realidade ou os elementos mais concretos da experiência, mas em termos das percepções que as pessoas constroem. Quando essas percepções são positivas, ampliam-se as possibilidades de uma visão mais otimista acerca do futuro, com expectativas ampliadas de algo ser bem-sucedido.

Em um segundo prisma, o otimismo compreendido como disposional é considerado mais estável e envolve o modo como a pessoa se mostra diante das expectativas pelos acontecimentos futuros, demonstrando uma tendência a acreditar que coisas mais positivas, prazerosas e adaptativas podem ocorrer, em detrimento de aspectos considerados negativos. Muito ainda tem sido produzido acerca do otimismo, discutindo o que o promove, se uma característica interna e pessoal ou uma exposição a um ambiente considerado mais otimista, em que essas expectativas positivas sejam expressas de modo mais frequente.

A **esperança**, embora seja uma noção bastante empregada no senso comum, adquiriu um *status* de construto na Psicologia Positiva. Nessa perspectiva, mostra-se como um recurso potente em situações de maior vulnerabilidade, a exemplo dos processos de adoecimento. Elevados índices de esperança podem ser importantes na manutenção da vitalidade, do interesse pela vida e pela atribuição de sentido às diversas experiências de vida, independentemente dos desfechos que vêm sendo observados pelo sujeito. A esperança é um estado emocional de caráter positivo e que está associado a um objetivo específico. Em casos de adoecimento, por exemplo, a esperança pode permitir que o curso dos tratamentos seja vivenciado de modo menos estressor em função da expectativa construída acerca do restabelecimento da saúde ou mesmo da cura (OTTAVIANI; SOUZA; DRAGO; MENDIONDO; PAVARINI; ORLANDI, 2014).

Outro conceito existente na Psicologia Positiva é o de **covitalidade**. Em linhas gerais, trata-se de um conceito que se contrapõe ao de comorbidade, chamando a atenção para traços positivos que coexistem nas pessoas, ou seja, a co-ocorrência de recursos positivos que podem interagir, promovendo desfechos positivos e adaptativos em saúde mental (ALMEIDA; GIACOMONI, 2020; WEISS; KING; ENNS, 2002; WEISS; LUCIANO, 2015).

Na prática, essa noção envolve a expectativa de que a existência de determinados recursos pode fomentar ou potencializar que outros recursos também estejam presentes em uma mesma pessoa. A associação desses recursos seria algo protetivo para o ser humano, gerando um repertório a ser acionado sempre que necessário, tanto em situações de maior mobilização emocional como no emprego de recursos para o desenvolvimento de algo, como um projeto ou um trabalho. A própria adoção desse termo já nos chama a atenção para o modo de compreender o que é um recurso: recursos se aliam a outros recursos e se tornam mais potentes, com maior predisposição para a mudança, para o crescimento, para a aquisição de novas competências, para o amadurecimento.

A **resiliência** é outro conceito-chave na Psicologia Positiva e que tem sido empregado de modo automatizado na contemporaneidade. Em termos teóricos, a resiliência está associada à superação e ao desenvolvimento em circunstâncias consideradas adversas (MASTEN, 2001, 2014). Um importante esclarecimentos faz-se necessário: a resiliência não se trata de uma capacidade ou característica que um indivíduo possui ou não, mas sim um processo que não se refere apenas a características individuais, mas aos contextos desenvolvimentais, os recursos disponíveis nesse ambiente, as redes sociais de apoio, entre outros elementos que envolvem aspectos cognitivos e de personalidade em interação com a coletividade.

Na perspectiva da Psicologia Positiva, portanto, parte-se da consideração da resiliência como um processo. O acúmulo de recursos e experiências de superação ao longo da vida pode tornar um indivíduo mais propenso a desenvolver a resiliência em outras situações adversas no futuro. Assim, as intervenções que tomam por base a resiliência devem considerar o desenvolvimento contínuo de recursos, potencializando o ser humano para fazer frente aos desafios que possivelmente experiencie no futuro.

A **gratidão** é um conceito bastante explorado pela Psicologia Positiva contemporânea e envolve a sensação de agradecimento que surge ao receber algum benefício, que pode ser material ou não, ligado a algo considerado grandioso e complexo ou a algo simples e cotidiano (EMMONS, 2007; FROH et al., 2011). Em outras palavras, a gratidão envolve o reconhecimento de eventos ou aspectos bons ou positivos que ocorreram, ocorrem ou que podem vir a ocorrer, causados por alguém ou alguma situação, intencional ou não. Mostrar-se grato a esses diversos movimentos experienciados em nosso cotidiano pode ser algo potente no sentido de permitir uma atenção mais focada em aspectos que, comumente, podem ser automatizados em nossa experiência diária. Ao observar esses elementos e mostrar-se grato à existência dos mesmos, constroem-se possibilidades de uma apreciação mais aberta da realidade, com maior potencialidade para a aceitação e para o desenvolvimento de um olhar apreciativo sobre nossos contextos, nossas condições e as pessoas que nos cercam, sejam elas próximas ou não (SILVA; GIACOMONI; SCORSOLINI-COMIN, 2020).

A **autocompaixão** também tem sido investigada pela Psicologia Positiva e envolve o direcionamento de cuidado e de bondade a si mesmo (NEFF, 2003). Essa condição torna-se positiva por permitir o autocuidado e a capacidade de direcionar a si mesmo comportamentos que normalmente são direcionados apenas às pessoas que amamos ou com as quais nos importamos. A autocompaixão deve envolver também a autoaceitação e a capacidade de se perdoar pelos eventos que não ocorrem da maneira como esperamos ou quando não atingimos as expectativas que construímos acerca de determinados aspectos de nossas vidas. Segundo Neff (2003), a autocompaixão é composta pela bondade consigo mesmo, pelo senso de humanidade e pela atenção plena. Em conjunto, esses elementos formam a base para a experiência da compaixão, envolvendo também um processo, e não apenas a constatação de que tais características estão presentes ou não no sujeito.

Por fim, outro conceito que tem ganhado destaque na contemporaneidade é a **empatia**. A empatia tem sido empregada no senso comum para abarcar uma gama de comportamentos que visam a melhorar a vida em sociedade. No entanto, a partir da tradição humanista na qual se sustenta a Psicologia Positiva, podemos apreender esse conceito de modo bastante específico. Para além do lugar-comum representado pelo "colocar-se no lugar do outro" a empatia envolve a capacidade de retornar a si e compreender seu posicionamento. Esse ir e vir é uma condição fundamental para que se possa, de fato, ajudar alguém.

Em contextos de cuidado em saúde, essa leitura humanista da empatia permite que o profissional de saúde possa promover uma escuta com maior aproximação com o paciente-cliente-usuário, mas reconhecendo seu posicionamento profissional, ou seja, demandando a necessidade desse retorno para uma intervenção adequada. O lugar do profissional não pode se confundir com a necessidade de ser empático e compreender de modo mais próximo a experiência do outro.

Para tentar sumarizar alguns dos principais conceitos empregados pela Psicologia Positiva podemos recorrer ao estudo das **forças de caráter**, que se baseiam na identificação das potencialidades humanas para a promoção do desenvolvimento. As forças de caráter são características psicológicas positivas que participam ativamente na vivência de outros elementos considerados positivos (SELIGMAN; CSIKSZENTMIHALYI, 2000). Em outras palavras, são "características positivas que se refletem em pensamentos, sentimentos e comportamentos" (SEIBEL; DE SOUSA; KOLLER, 2015, p. 372). Ao reconhecer e identificar suas forças de caráter e suas virtudes, o sujeito pode buscar de modo mais ativo seu florescimento, seu desenvolvimento e amadurecimento. Entre as principais forças existentes estão a engenhosidade, originalidade, curiosidade pelo mundo, amor pela aprendizagem, sabedoria, coragem, bravura, perseverança, cidadania, perdão, capacidade de amar e ser amado, entre diversas outras. Todas essas forças estão associadas a **virtudes** mais amplas, como conhecimento, humanidade, justiça e transcendência.

As forças e virtudes com as quais trabalhamos na Psicologia Positiva foram organizadas não com o objetivo de serem prescritivas, mas apenas para orientar as pesquisas sobre esses vértices e também para a exploração mais detida deles em intervenções que possam contribuir para o seu desenvolvimento. A classificação de forças – VIA (*Classification of Strengths*) elenca 24 forças de caráter associadas a seis virtudes básicas: sabedoria, humanidade, justiça, moderação, coragem e transcendência. As figuras a seguir representam essas virtudes e as forças associadas a cada uma delas, a fim de que se compreenda a gama de conceitos que podem ser explorados mais detidamente dentro desse referencial teórico. Para se aprofundar nessas virtudes, é importante consultar publicações científicas desenvolvidas por grupos de pesquisa reconhecidos na área.

A primeira virtude a ser apresentada é a relacionada à sabedoria, composta pelas forças de criatividade, curiosidade, amor ao aprendizado, mente aberta e perspectiva, representadas na Figura 6. Aqui deve-se pensar no fato de que os múltiplos conhecimentos, não apenas os formais e acadêmicos, mas também os relacionados ao mundo e ao cotidiano, podem ter um papel importante na promoção do autoconhecimento e do amadurecimento emocional.

A segunda virtude é a de humanidade, que envolve as forças de generosidade, amor e inteligência emocional (Figura 7). A terceira virtude, a justiça, envolve as forças nomeadas de justiça, liderança e de trabalho em equipe (Figura 8). A quarta virtude refere-se à moderação, que envolve o perdão, a humildade, a prudência e o autocontrole (Figura 9). A quinta virtude, a coragem, abarca as forças de bravura, integridade, perseverança e vitalidade (Figura 10). Por fim, a virtude de transcendência envolve as forças de admiração da beleza e excelência, gratidão, esperança, humor e espiritualidade (Figura 11).

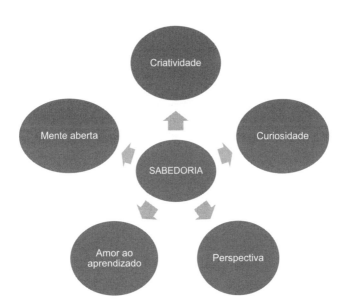

Figura 6: Representação das forças de caráter relacionadas à sabedoria.
Fonte: Elaborada pelo autor.

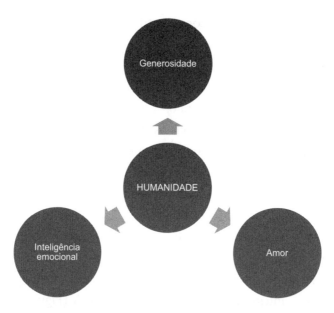

Figura 7: Forças de caráter relacionadas à humanidade.
Fonte: Elaborada pelo autor.

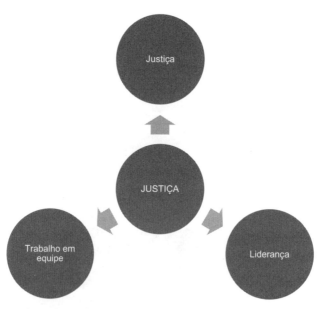

Figura 8: Forças de caráter relacionadas à justiça.
Fonte: Elaborada pelo autor.

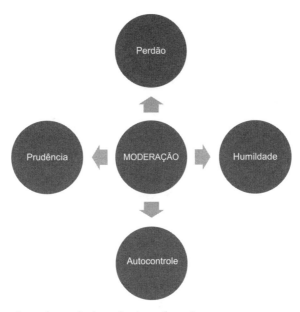

Figura 9: Forças de caráter relacionadas à moderação.
Fonte: Elaborada pelo autor.

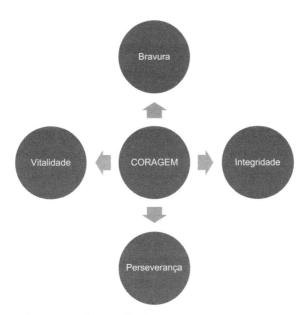

Figura 10: Forças de caráter relacionadas à coragem.
Fonte: Elaborada pelo autor.

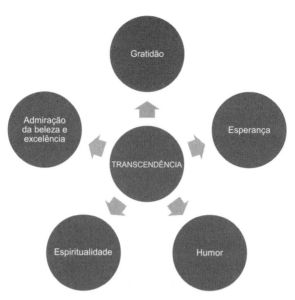

Figura 11: Forças de caráter relacionadas à transcendência.
Fonte: Elaborada pelo autor.

Todos esses conceitos aqui brevemente apresentados não esgotam a gama de forças investigadas pela Psicologia Positiva. Algumas delas já foram apresentadas em capítulos anteriores, como o florescimento e a religiosidade/espiritualidade. Um aspecto que chama bastante a atenção dos profissionais de saúde e também dos alunos de cursos dessa área é o movimento operado pela Psicologia Positiva – o de revisitar conceitos e termos que, no senso comum, já se mostravam suficientemente explorados. Seriam esses termos construtos científicos passíveis de mensuração e de investigação?

A Psicologia Positiva tem mostrado que sim e que uma compreensão mais profunda acerca dos mesmos tem nos levado a importantes desfechos em contextos de cuidado em saúde, o que se refere, principalmente, pela possibilidade de apreciar recursos e poder desenvolver estratégias que façam frente às adversidades experienciadas no curso de vida e, especificamente, durante o adoecimento. A exploração desses conceitos e os estudos recentes também apontam para o fato de que a Psicologia Positiva é um referencial em movimento. Por essa razão, a seguir serão apresentadas reflexões acerca do modo como essa perspectiva tem sido investigada na contemporaneidade.

Por uma Psicologia Positiva em movimento

As teorias psicológicas, embora possam ser sucedidas por outros referenciais que ofereçam respostas mais efetivas em relação às mais diversas problemáticas sobre as quais se debruçam as práticas psicológicas, devem ser revisitadas. Assim, é importante compreendermos que essas teorias não se encontram acabadas, mas permitem sempre que novos movimentos possam ser instalados em função de novas demandas e de novos desafios. Embora os pilares de cada abordagem se mantenham ao longo do tempo – o que é necessário a todo corpo teórico – alguns elementos podem ser acrescentados e uma maior precisão nas terminologias e conceitos podem ser importantes nesse processo, assim como inovações no modo como determinados elementos ganham maior ou menor destaque nesse campo. A Psicologia Positiva pode ser elencada como um exemplo nesse sentido.

Mais recentemente, a partir da segunda década do século XXI, um novo movimento tem ganhado destaque dentro da Psicologia Positiva. Esse referencial foi bastante criticado em seus primeiros trabalhos por justamente priorizar os aspectos essencialmente positivos, como apresentamos inicialmente neste capítulo. A compreensão equivocada de muitos pesquisadores e críticos a essa abordagem reside no fato de considerarem que a Psicologia Positiva estava interessada exclusivamente nos aspectos positivos e potentes do ser humano, desconsiderando/negligenciando as patologias e os aspectos considerados disfuncionais.

Há que se considerar que a Psicologia Positiva nunca esteve comprometida com a exclusão dos aspectos negativos e desadaptativos ou mesmo da consideração das patologias ou psicopatologias no processo de se pensar a saúde mental. A chamada mudança de foco proposta pela Psicologia Positiva não pode ser considerada como uma novidade ou como uma inovação que se recusa a olhar para algo concreto e que atravessa o processo de desenvolvimento como o adoecimento. Mas, ao priorizar os aspectos positivos, tal abordagem gerou como efeito um olhar menos atento aos aspectos considerados negativos ou disfuncionais, e que também podem ser promotores de aprendizagem, de desenvolvimento e de amadurecimento emocional.

Ao destacar o compromisso com a promoção de afetos positivos ou de emoções ligadas à promoção de saúde, opera-se um esvaziamento de um olhar igualmente atento para aspectos considerados negativos e que podem estar relacionados também a recursos e estratégias importantes no processo de enfrentamento de situações de adoecimento. Este movimento mais recente na Psicologia Positiva tem sido identificado como a segunda onda, ou a Psicologia Positiva 2.0 (IVTZAN; LOMAS; HEFFERON; WORTH, 2016; LOMBARDI-RECH; GIACOMONI, 2020; NIEMIEC, 2019).

Essa segunda onda da Psicologia Positiva tem dado destaque para emoções que tradicionalmente são consideradas negativas no ser humano e com as quais possuímos dificuldade de lidar, na maioria dos casos. Por afetos negativos podemos compreender uma grande gama de emoções, como tristeza, raiva, ódio, medo, cólera, culpa e depressão. Não só a Psicologia Positiva como a ciência psicológica de maneira geral e também as diversas práticas de promoção de saúde tendem a vislumbrar que esses afetos negativos possuem, de fato, uma repercussão considerada disruptiva para o ser humano, não adaptativa.

No entanto, essa visão não permite que vislumbremos as potencialidades desses afetos na estruturação do psiquismo e na construção de recursos para fazer frente aos processos de adoecimento. Os sentimentos de tristeza e de melancolia, por exemplo, embora possam estar associados a diferentes quadros psicopatológicos, como a depressão, também podem estar correlacionados a momentos de maior reclusão, de isolamento, e que permitem ao sujeito entrar em contato com esses aspectos considerados menos adaptativos ou menos nobres da experiência humana. Nesses momentos de maior isolamento social, o sujeito pode entrar em contato consigo mesmo, conseguindo identificar de modo mais claro quais são suas emoções e o modo como elas atuam em seus comportamentos.

Entrar em contato com esses elementos e permitir uma maior fruição, por exemplo, da tristeza, pode ser algo importante no sentido de diminuir a ansiedade, em alguns casos, permitindo uma avaliação mais realista da realidade e dos próprios recursos existentes em cada ser humano. Entrar em contato com a própria tristeza e com o próprio sofrimento pode ser o elemento importante para que o sujeito possa encontrar, juntamente com o profissional de saúde, um modo de responder aos desafios que incidem em determinado momento da vida. Um exemplo disso é quando enfrentamos algum tipo de adoecimento que demanda diversos ajustes e modificações em nossas rotinas.

Paradoxalmente, podemos discutir que entrar em contato com os aspectos considerados negativos em nossa experiência humana pode ser algo extremamente positivo para o nosso desenvolvimento e para o nosso amadurecimento. É nesse sentido que a segunda onda da Psicologia Positiva vem evoluindo para recusar um lugar que desenvolvia um olhar exclusivamente para os aspectos positivos e também se aproximar das reais experiências vivenciadas pelas pessoas, que envolvem, a todo momento, o contato com sensações e emoções que não são prazerosas, mas que se mostram importantes para o nosso amadurecimento.

Essa segunda onda, portanto, permite à Psicologia Positiva compor uma abordagem que se mostra mais próxima da experiência humana e dos elementos que fazem parte do desenvolvimento a todo momento. Não se trata, pois, de se recusar a entrar em contato com os aspectos considerados negativos, mas de justamente cotejá-los para que o desenvolvimento possa acontecer a contento e potencializar a emergência de emoções consideradas prazerosas e promotoras de crescimento e de amadurecimento.

Para além da segunda onda e pensando nos movimentos futuros da Psicologia Positiva, também a nomenclatura "terceira onda" vem sendo corporificada na literatura (LOMAS et al., 2020). Se a primeira onda trouxe à superfície o início da Psicologia Positiva e suas diversas rupturas com as abordagens que vinham sendo desenvolvidas à época e a segunda onda aperfeiçoou o argumento de que este referencial estava comprometido apenas com os aspectos positivos e adaptativos, a terceira onda abarca a necessidade de um olhar para além do indivíduo, ou seja, contemplando sua complexidade. Ir além do foco no desenvolvimento individual é permitir uma compreensão de grupos, sistemas e coletividades que podem ser promotoras de desenvolvimento, de cuidado e de bem-estar. Além disso, os estudos que vêm sendo produzidos a partir da terceira onda emergem de modo mais comprometido com perspectivas interdisciplinares e multiculturais (SCORSOLINI-COMIN; GIACOMONI, 2020). Nesse sentido, o diálogo com a Enfermagem emerge não apenas como uma possibilidade, mas como uma necessidade no paradigma que contempla o alargamento epistemológico para a fruição de uma onda que permita o retrato de uma Psicologia Positiva dinâmica.

Contribuições para o cuidado em Enfermagem

Primeiramente é importante compreender que nem sempre esses construtos aqui explorados a partir de um determinado referencial teórico – o da Psicologia Positiva, no caso – podem ser aplicados de modo automatizado nas rotinas de trabalhos dos profissionais de Enfermagem. O mesmo pode ser referido em relação às demais abordagens exploradas no início do capítulo – psicodinâmicas, comportamentais e humanistas. Mas algumas aproximações podem ser possíveis sem que os protocolos de cuidado sejam totalmente alterados. Assim, trata-se de pensar em possíveis contribuições, em um processo de constante reflexão e revisitação de práticas.

Em termos do cuidado de Enfermagem, essas orientações mostram-se especialmente importantes no sentido de que as práticas desenvolvidas junto aos pacientes-clientes-usuários não podem ser desenvolvidas a despeito da existência desses elementos considerados negativos ou desadaptativos. Ao pensarmos na motivação dos pacientes para a adesão a determinados tratamentos, por exemplo, não podemos apenas nos pautar na oferta dos aspectos positivos decorrentes dessa adesão, incentivando essas pessoas ao cuidado ou ao autocuidado.

É importante que esse processo de educação em saúde também considere os elementos negativos que compõem a experiência de adoecer, permitindo sua fruição (SILVA; GIACOMONI; SCORSOLINI-COMIN, 2020). Nesse sentido, o profissional de Enfermagem deve estar atento ao modo como esses elementos estão integrados no sujeito, podendo pensar em protocolos de atenção que considerem a complexidade desses aspectos e que permitam uma visão de paciente-cliente-usuário concreta, real. Assim, o profissional de saúde irá lidar e entrar em contato com esse paciente-cliente-usuário real, com seus processos adaptativos e desadaptativos, com seu psiquismo composto por elementos mais ou menos funcionais, com suas características que possuem mais ou menos recursos.

O desafio passa a ser a identificação desses recursos, o que é possível ao profissional de Enfermagem durante o momento da consulta e a partir do acompanhamento dos casos. O desafio, aqui, é em como desenvolver estratégias que possam empregar esses recursos. Por estar mais próximo dos pacientes-clientes-usuários na linha de cuidado, o profissional de Enfermagem mostra-se essencial nesse processo de reconhecimento de recursos e de contribuição para o desenvolvimento de estratégias. Olhar para as virtudes, como as expressas pela Psicologia Positiva, pode ser um caminho no sentido de desenvolver ações que explorem melhor esses aspectos, que possam evocar essas dimensões no sujeito. Um exemplo pode ser o da recuperação da transcendência a partir do emprego da R/E no cuidado de Enfermagem. Outro exemplo pode ser a reflexão sobre aspectos como a generosidade, o autocontrole e a moderação ao falarmos na adesão a tratamentos e na manutenção perene dos cuidados em saúde.

Assim, abrem-se diversas possibilidades de que as virtudes possam ser mais exploradas durante a assistência de Enfermagem. Como apresentado ao longo de todo o capítulo, tais elementos podem potencializar a adoção de comportamentos mais adaptativos e positivos, gerando mudanças capazes de interferir nos desfechos em saúde. O olhar para as virtudes pode ser um importante balizador para a composição de uma Enfermagem igualmente positiva.

Por fim, em contato com outros membros da equipe multiprofissional, o enfermeiro pode ser útil na comunicação de suas percepções acerca desses aspectos vivenciados durante o acompanhamento do caso, permitindo que se construa um protocolo de cuidado compartilhado entre os diferentes profissionais da equipe, o que deve levar a uma atenção que, de fato, seja mais palatável ao sujeito, mas coerente com suas necessidades e que se situe positivamente em relação às suas experiências. Fortalecer essa leitura do trabalho em equipe a partir dos direcionadores trazidos pela Psicologia Positiva pode ser um caminho particularmente potente não apenas para repensar o modo como o cuidado é promovido, mas também para refletir sobre o autocuidado e o próprio olhar mais apreciativo e protetivo para com a própria equipe. Nesse percurso, os mesmos conceitos aqui apresentados continuam sendo relevantes e disparadores desse processo.

Reflexões sobre o CAPÍTULO 7

1) Neste capítulo apresentamos algumas abordagens psicológicas e discutimos possíveis aplicações das mesmas na atuação em saúde, tendo como recorte

específico a Enfermagem. Essas abordagens são construídas tendo como referências determinados modelos de ser humano e podem se alinhar ao modo como também compreendemos o cuidado, a intervenção e a mudança ao longo do tempo, por exemplo. A partir dos princípios aqui compartilhados, com qual dessas abordagens você mais se identificou? A partir disso, enquanto futuro(a) enfermeiro(a), como pensa que pode empregar ou dialogar com essa abordagem escolhida?

Lembre-se de que todas as abordagens possuem potencialidades e inovações, mas também podem ser alvo de críticas a partir de algumas de suas limitações. Tente recuperar a sua leitura e o que aprendeu sobre cada abordagem. Com qual você mais se identifica? Esse modelo de ser humano apregoado por essa abordagem se alinha ao que você pensa/sente? Nas suas experiências prévias com a atuação em saúde – ou sendo paciente-cliente-usuário, qual dessas abordagens parece responder de modo mais efetivo aos desafios observados na atuação em Enfermagem? Construa sua resposta ponderando essas questões.

2) A partir do que foi apresentado neste capítulo, escolha um dos conceitos da Psicologia Positiva que foram comentados. Faça uma pequena busca em alguma base de dados eletrônica, como o SciELO, por exemplo, e pesquise artigos produzidos acerca desse conceito. Como você poderia enriquecer a definição trazida neste capítulo a partir dessas novas leituras?

Para refletir melhor:

Você pode acessar o SciELO por este endereço: <https://search.scielo.org/?lang=pt>. Digite no campo de busca o termo da Psicologia Positiva que você deseja e leia as três ou quatro primeiras referências que encontrar sobre o assunto. Compare o modo como cada artigo define o mesmo construto e tente problematizar essas definições a partir do que você aprendeu com a leitura deste capítulo. Lembre-se de que você também pode encontrar artigos críticos em relação a essa abordagem e que coloquem em perspectiva muitos dos apontamentos trabalhados ao longo deste capítulo. Toda abordagem ou perspectiva teórica pode e deve ser criticada para que possa avançar. Muitas vezes essas críticas são tecidas pelo fato de que cada abordagem parte de uma determinada concepção de ser humano, o que atravessa, inevitavelmente, o processo de pensar sobre ele. É importante também entrar em contato com esses estudos e compreendê-los. Algumas das críticas recebidas inicialmente pela Psicologia Positiva deram origem, por exemplo, aos movimentos seguintes, como a Psicologia Positiva 2.0 mencionada aqui.

3) Utilizando o mesmo conceito empregado para responder à segunda pergunta, reflita sobre como o mesmo pode estar presente em uma prática promovida pelo(a) profissional de Enfermagem.

Para refletir melhor:

Tente pensar em que medida esse construto pode se fazer presente em uma determinada prática como futuro(a) enfermeiro(a). Se tiver dificuldades nesse percurso, você pode elencar uma determinada prática típica do(a) enfermeiro(a), algum procedimento tradicional que esse(a) profissional tenha que executar em sua rotina. Nesse processo, há algum construto associado à Psicologia Positiva que possa ser empregado? De que modo? Você pode pensar em exemplos que já tenha vivenciado em estágios ou mesmo observando outros profissionais de Enfermagem.

CAPÍTULO 8

A morte, o morrer e seu enfrentamento

Objetivo do capítulo:

- Discutir sobre como os estudantes de cursos de graduação em saúde, especialmente da Enfermagem, podem abordar as temáticas da morte e do morrer em um contexto de cuidado em saúde de modo respeitoso e humanizado.

O que abordaremos neste capítulo?

- Vamos conhecer e problematizar as definições de morte, morrer e luto, destacando a necessidade de uma abordagem processual dessas temáticas e comprometida com a ruptura com perspectivas essencialmente biomédicas.
- Vamos refletir sobre o papel dos profissionais de Enfermagem na abordagem do tema junto a pacientes-clientes-usuários e seus familiares.
- Vamos realizar uma leitura crítica e respeitosa acerca dos tabus e interditos que interferem na abordagem da morte, do morrer e do luto em contextos de cuidado em saúde.
- Vamos destacar a importância de os futuros profissionais de saúde se conectarem com essas temáticas a partir de suas experiências pessoais, a fim de que possam se aproximar mais empaticamente das necessidades expressas por pacientes-clientes-usuários e seus familiares.

Ao final, serão apresentados exercícios reflexivos para solidificar a aprendizagem desses conteúdos.

CAPÍTULO 8

A morte, o morrer e seu enfrentamento

Foram dizer-me que a plantavam. Havia de nascer outra vez, igual a uma semente atirada àquele bocado muito guardado de terra. A morte das crianças é assim, disse a minha mãe. O meu pai, revoltado, achava que teria sido melhor haverem-na deitado à boca de deus. Quando começou a chover, as nossas pessoas arredadas para cada lado, ainda vi como ficou ali sozinho. Pensei que ele escavaria tudo de novo com as próprias mãos e andaria montanha acima até o fosso medonho, carregando o corpo desligado da minha irmã. [...] Achei que a minha irmã podia brotar numa árvore de músculos, com ramos de ossos a deitar flores de unhas. Milhares de unhas que talvez seguissem o pouco sol. Talvez crescessem como garras afiadas. Achei que a morte seria igual à imaginação, entre o encantado e o terrível, cheia de brilhos e susto, feita de ser ao acaso. Pensei que a morte era feita ao acaso.
(Valter Hugo Mãe. *A desumanização*).

A temática da morte e do processo de morrer representam fenômenos que nem sempre são de fácil apreensão por parte dos profissionais de saúde e, sobretudo, pelos estudantes de cursos de saúde ao longo de sua formação. Tais temáticas costumam ser bastante mobilizadoras do ponto de vista emocional e o movimento que frequentemente emerge nesses estudantes e também nos profissionais é a narrativa acerca de uma dificuldade para falar sobre o assunto. Quando expomos essa dificuldade, essas temáticas podem se tornar tabus em nosso processo formativo ou então representar esforços desenvolvidos para que possamos, de fato, abordar o assunto com o cuidado, o respeito e a importância que ele merece ao longo de todo o ciclo vital.

Frequentemente, em manuais de Psicologia do Desenvolvimento e de Psicologia da Saúde, a morte é representada como sendo o estágio final do ciclo de vida, como se fosse exclusivamente um ponto ao qual todos chegarão, um ponto de finalização a partir do qual não poderíamos mais falar sobre desenvolvimento. Dentro da perspectiva que pretendemos desenvolver ao longo deste livro, a morte e o morrer são processos que não se resumem a uma etapa final, mas a todo um contexto que traz esses eventos para uma discussão que se dá ao longo de toda a vida.

Assim, não podemos falar apenas da morte de um indivíduo, mas das representações que esse processo ou esse fenômeno possui em seu contexto de produção, em sua família e em sua coletividade. Entre os elementos envolvidos na compreensão da morte devemos considerar a questão da irreversibilidade, ou seja, de que se trata de um fenômeno que não pode ser contornado ou desfeito, de sua não funcionalidade, ou seja, da compreensão de que as funções vitais acabam no processo de morte e também da questão da universalidade, que se refere ao fato de a mesma ser um evento inevitável a todos os seres vivos (KOVÁCS, 2002; SPEECE; BRENT, 1984).

A partir dessa breve contextualização, o objetivo deste capítulo é discutir sobre como os estudantes de cursos de graduação em saúde, especialmente de Enfermagem, podem abordar as temáticas da morte e do morrer em um contexto de cuidado em saúde de modo respeitoso e humanizado. Espera-se que os conhecimentos compartilhados neste capítulo possam contribuir para uma formação mais aprofundada acerca do tema e também para a desconstrução de possíveis dificuldades, interditos e desconfortos que emergem sempre que esses fenômenos são evocados.

Como podemos falar sobre a morte?

Sempre que trabalho as temáticas da morte e do morrer com meus alunos de graduação em Enfermagem costumo partir de uma reflexão bastante vivencial, questionando quais as experiências que os mesmos possuem acerca desses processos. Como o foco dessa abordagem não reside nos aspectos fisiológicos do processo de morrer, mas sim nos aspectos psicológicos relacionados ao enfrentamento da morte, sempre os questiono sobre o que conhecem acerca do assunto do ponto de vista não dos conhecimentos acadêmicos aprendidos no curso, mas das experiências pessoais acumuladas ao longo da vida.

Sempre faço uma advertência inicial: nem sempre os conteúdos trabalhados sobre o assunto serão absorvidos de modo adequado, havendo a possibilidade de que muitas reflexões endereçadas se tornem potencialmente mobilizadoras do ponto de vista emocional. Isso ocorre fundamentalmente porque estamos inseridos em um contexto social, cultural e relacional no qual a abordagem da morte é justamente um tabu, algo que não é considerado ou que frequentemente é escamoteado, como se outros aspectos fossem mais importantes ou como se pensar na morte refletisse uma recusa em falar da vida.

Pelo contrário. Falar sobre a experiência da morte e do morrer é um processo bastante importante para os estudantes que futuramente serão profissionais de saúde. É por justamente representar um tabu na formação em saúde que essa temática é assumida, muitas vezes, de modo tão conflituoso por parte dos futuros profissionais. Trazer à tona nossos repertórios sobre o tema é um convite importante para que, em um primeiro momento, esse futuro profissional de saúde possa se posicionar enquanto um paciente-cliente-usuário que já passou pela experiência da morte de alguma pessoa próxima e que, em um segundo momento, a partir dos conhecimentos adquiridos na disciplina de Psicologia da Saúde e nas experiências acumuladas ao longo de toda a formação na graduação, possa ter uma experiência potencialmente enriquecedora ao lidar com a temática junto aos pacientes-clientes-usuários na linha de cuidado.

Outro exercício importante para iniciar os alunos na temática é questioná-los a respeito das ideias frequentemente associadas à morte e ao morrer. Normalmente, essas ideias trazem à baila aspectos como a finitude, o encerramento, a terminalidade, os aspectos dolorosos da perda de um ente querido, os processos de ruptura experienciados a partir da perda de uma pessoa próxima, entre outros elementos considerados negativos ou desadaptativos. Em nossa cultura ocidental, as ideias adaptativas associadas à morte e ao morrer acabam se sobrepondo aos aspectos considerados potencialmente transformadores a partir dessa experiência, como as noções de transformação, de renascimento e de possibilidade de construção de novas relações interpessoais e itinerários em saúde.

Para orientar essa discussão, um texto literário bastante interessante que pode ser empregado está presente no livro intitulado *Ostra feliz não faz pérola*, escrito por Rubem Alves (2008). Neste texto, o autor destaca que a produção da pérola só é possível a partir da invasão de um corpo estranho na ostra. Para fazer frente a esse incômodo gerado pela existência de um agente invasor é que a ostra começaria a produzir um muco que, posteriormente, transformar-se-ia na pérola. Assim, a pérola é conhecida como uma joia ou como um objeto de muito valor, mas que só é possível a partir de um processo considerado invasivo e doloroso por parte da ostra. Nessa metáfora, costumo trabalhar com meus alunos a importância de que um processo considerado bastante doloroso também pode ser potencializador de mudanças importantes, de conhecimento e de transformação pessoal e coletiva, como pode ocorrer em decorrência de um processo de morte.

Ainda para apresentar os alunos esse universo podemos recorrer à ancoragem em diversas pinturas e obras arquitetônicas que foram produzidas para representar os universos da morte e do morrer. Referências à obra *Pietá*, de Michelangelo, que representa Jesus morto nos braços da Virgem Maria, ao *Taj Mahal*, mausoléu construído na Índia em homenagem à esposa de um imperador que faleceu durante o parto do seu 14º filho, passando pelas pinturas da mexicana Frida Kahlo que representam também os processos de luto e morte pelos quais ela passou ao longo da vida, como a perda gestacional de seu filho com o muralista Diego Rivera. Essas obras, muitas vezes aclamadas pela crítica, nem sempre são empregadas para falar sobre a morte e o morrer, sendo importante que os estudantes se conectem a essa dimensão para que justamente possam inserir tais temáticas como uma experiência necessária ao viver e não dissociada desse processo.

A morte, o morrer e o luto

Uma primeira diferenciação em termos de nomenclatura também se faz importante. Neste capítulo, emprego dois termos: a morte e o morrer. A

morte refere-se ao fenômeno de interrupção da vida, que pode ser descrita em termos fisiológicos, cotejando os sinais vitais que são interrompidos e determinados marcadores do ponto de vista biológico e médico que podem atestar, de fato, que a morte ocorreu.

Embora haja debates bioéticos acalorados sobre a questão da determinação da morte encefálica e a partir de qual momento podemos atestar, de fato, que a morte ocorreu (KIND, 2009; TORRES, 2003), os sentidos sobre essa definição mais positivista nos interessam mais do que a própria delimitação do conceito em si. No campo da saúde, diferentes sentidos sobre o que é a morte também podem emergir. A partir de um modelo biomédico e positivista que busca a todo custo a cura das doenças e o prolongamento da vida, a morte pode ser significada como um fracasso, como um erro da Medicina em proporcionar a continuidade da vida (PAZIN FILHO, 2005).

> Nessa perspectiva de valorização da vida, a medicina fracassa se, e quando, a morte ocorre. Ela parece exercer cada vez menos o direito de deixar morrer e cada vez mais o direito de intervir para fazer viver. A ritualização recai, agora, sobre a capacidade de promover novos arranjos que, interminavelmente, sustentem a vida e, assim, o poder. Controlar a vida implica constantemente ressignificar a morte e, nessa direção, o discurso científico sobre a morte tem sido articulado na confluência dos discursos médico (com seus desdobramentos na tecnobiomedicina), jurídico e ético. E, assim, chega-se à morte na terceira pessoa, a morte em geral, a morte abstrata e anônima, um objeto como outro qualquer, um objeto que pode ser descrito e analisado (VARGAS; RAMOS, 2006, p. 140).

Esse sentido explica parte do desconforto com que os profissionais de saúde, sobretudo os médicos, lidam com essa temática. Falar na morte de pacientes-clientes-usuários é, de certa forma, evocar a impossibilidade de a ciência médica responder suficientemente aos desafios impostos pelo correr da vida e pelos adoecimentos que nos afetam por meio de tecnologias e práticas responsáveis por manter a vida. Mas isso apenas quando possuímos uma visão bastante estreita da morte, que se associa, inequivocamente, a uma condição de fracasso, de insucesso.

Na tentativa de romper com esses sentidos, uma abordagem psicossocial da morte nos traz outros marcadores que a situam histórica, cultural e socialmente. Assim, não apenas os marcadores clínicos são importantes para definir a morte, mas também o que se compreende pela morte em dada sociedade, em dada comunidade. Visando a romper com uma perspectiva que reduza todo o processo envolvido na morte a apenas um momento no qual se separa a vida da morte, o conceito de **morrer** vem sendo adotado com frequência.

O morrer refere-se a um processo que inclui não apenas o fenômeno da morte em si mas também todo um percurso de construção dessa morte, quer seja pela preparação para este evento, quer seja sobre as representações sociais construídas ao longo da vida sobre o que vem a ser a morte, ou, ainda, sobre o processo de enfrentamento da mesma e outras experiências relacionadas a esse período do ciclo vital. O morrer nos permite uma apreensão do fenômeno da morte de modo mais fluido, abrindo espaço para a transformação, a reflexão e também a compreensão desse período não como um evento datado, mas como uma experiência – uma experiência de continuidade, não de fragmentação como ocorre quando adotamos exclusivamente os critérios médicos da interrupção de sinais vitais ou das atividades cerebrais.

Já o processo de **luto**, outra definição com a qual iremos dialogar neste capítulo, envolve um conjunto de reações desenvolvidas ou expressas diante de uma perda. Enquanto um acontecimento vital grave, deve ser valorizado quando analisamos a saúde emocional de uma pessoa que passou por um processo de perda, da morte de um familiar ou pessoa próxima, por exemplo (PARKES, 1998).

Para a psicanálise, o luto é um processo de elaboração que depende do psiquismo do sujeito, podendo ser bem-sucedido ou não. Nesse itinerário, o sujeito deve integrar em seu aparelho psíquico as impressões traumatizantes, permitindo a conexão entre as mesmas. Em outra perspectiva bastante empregada pela Psicologia, Bowlby (1960) explora os diferentes estados subjetivos que acompanham o processo de enlutamento, concordando com a psicanálise em relação ao fato de o luto ser considerado o trabalho psíquico de elaboração da perda (FRANCO; MAZORRA, 2007).

Embora algumas perspectivas possam sugerir uma evolução contínua do processo de luto, há que se considerar que se trata de um processo complexo que não depende apenas do tempo em que ocorreu a perda, mas envolve uma série de sintomas e quadros clínicos que se mesclam, que se substituem e que não apresentam um desenvolvimento linear. Segundo Parkes (1998, p. 199), trata-se de um "processo de aperceber-se, de tornar real o fato da perda", ou seja, que envolve também um amadurecimento, uma internalização e uma representação acerca dessa perda.

Para que se elabore esse processo, esses sintomas podem variar e se mostrar mais ou menos intensos, dando origem ao que a literatura também frequentemente refere como **luto complicado** (BRAZ; FRANCO, 2017). O termo luto complicado tem sido empregado em substituição ao termo luto patológico, que pressupõe o luto como algo adoecedor. O processo de luto é algo natural na experiência humana. Para que seja considerado algo complicado em termos clínicos deve envolver alterações significativas e persistentes em termos das organizações psíquicas, cognitivas e sociais decorrentes de uma perda:

> De acordo com o DSM-V[10] [...] no Transtorno do Luto Complexo e Persistente ocorre sofrimento intenso por pelo menos 12 meses (ou seis meses em crianças) após a morte da pessoa próxima, além de comprometimento nas atividades cotidianas, saudade duradoura e preocupação com o falecido, amargura ou raiva relacionada à perda, desejo de morrer a fim de estar com o falecido, confusão quanto ao seu papel na vida ou senso diminuído acerca da própria identidade. Nesses casos, a reação de luto é desproporcional ou inconsistente com as normas culturais, religiosas ou apropriadas à idade. A morte de um ente querido, inevitavelmente, repercute em mudanças que precisam ser encaradas e readaptadas, muitas vezes com intervenção profissional, para não se agravarem e configurarem uma patologia (RODRIGUES et al., 2018, p. 20).

O luto considerado normal envolve a compreensão, a representação e a aceitação da perda, em um processo de adaptação a esse evento e à necessidade de continuar a vida sem aquela pessoa, sugerindo uma adequada administração desse fenômeno. Esclarecidos os termos com os quais iremos

---

10 *Diagnostic and Statistical Manual of Mental Disorders* ou Manual de Diagnóstico e Estatístico de Transtornos Mentais. A 5ª edição foi publicada no ano de 2013 pela Associação Americana de Psiquiatria.

trabalhar, passaremos à explicitação e à problematização das principais dificuldades encontradas pelos estudantes de graduação ao abordarem essa temática.

Por que falar em morte é tão difícil? As dificuldades dos estudantes de saúde com as temáticas da morte e do morrer

Para tratar das principais dificuldades para abordar essa temática na graduação em Enfermagem, temos que recuperar alguns lugares-comuns construídos ao longo de toda a nossa vida e que interferem no modo como representamos a morte e o morrer. A primeira delas refere-se ao fato de considerarmos a morte como um tabu. O tabu envolve algo que não pode ser narrado, que não pode ser falado de modo aberto, que recupera nossas dificuldades, nossos interditos em relação a um determinado assunto, que pode representar um bloqueio em relação a algum aspecto.

No entanto, é importante considerar que a morte enquanto tabu é um fenômeno mais recorrente no contexto do mundo ocidental, no qual a morte apresenta-se como o fim de um período ou como a ausência de algo. Em outras tradições, há diferentes possibilidades de construção sobre esse processo, emergindo representações associadas à transformação, ao renascimento e à possibilidade de construção de novas inteligibilidades a partir desse evento de vida. Esse tabu também é herança do processo que descrevemos anteriormente, de tentativa de construção de tecnologias que pudessem prolongar a vida, possibilitando a emergência de um sentido de morte como fracasso, falta de controle e mesmo de erro profissional (PAZIN FILHO, 2005).

Outra dificuldade comumente relatada pelos estudantes é a clássica frase: "eu não sou bom para falar de morte". Em um contexto que frequentemente trabalha com a morte enquanto um tabu não se permite que a pessoa construa um amplo repertório para tratar dessa temática, gerando a impressão de que falar sobre o assunto é algo que é reservado a determinadas pessoas que possuam mais repertórios sobre o tema. É importante pensarmos que a morte em nosso contexto é um assunto bastante delicado, de modo que é esperado que as pessoas possuam dificuldades para falar sobre o tema.

Nesse sentido, não devemos considerar que haja pessoas que tenham mais ou menos capacidade para falar da morte, mas a necessidade de desenvolvermos competências e conhecimentos específicos para abordar essa temática. Nesse espectro, é fundamental que o futuro profissional de saúde possua profundas informações sobre o que é a morte e o morrer, que tenha conhecimento sobre os processos de morte que incidem sobre os pacientes-clientes-usuários que se situam dentro da sua linha específica de cuidado, bem como possua habilidade para trabalhar com essa temática de modo confortável.

Isso significa que em alguns momentos ou em alguns serviços pode ser mais frequente a discussão sobre os processos de morte e de morrer, por exemplo, quando trabalhamos com os cuidados paliativos (BRAZ; FRANCO, 2017). No contexto da pandemia do novo coronavírus e da COVID-19, deflagradas pela Organização Mundial da Saúde a partir do ano de 2020, os processos de morte e de morrer passaram a ser uma temática cada vez mais vivenciada não apenas pelos profissionais de saúde, mas por toda a sociedade (CREPALDI; SCHMIDT; NOAL; BOLZE; GABARRA, 2020).

As recorrentes manchetes que narravam o número crescente de mortes em todo o mundo acabaram trazendo para a cena cotidiana a inevitável discussão sobre a morte. Nesse processo, diferentes inteligibilidades foram produzidas. Algumas delas revelam um processo de automatização do processo de morte em que os números crescentes acabavam por invisibilizar as histórias e as experiências de pessoas por trás desses registros. Assim, as mortes poderiam se tornar apenas números significativos, desconsiderando o fato de que estavam associadas a pessoas, a histórias, a contextos familiares fortemente impactados pela pandemia.

O contexto da pandemia tem impossibilitado a realização de tradicionais rituais de despedida entre pessoas adoecidas e seus familiares, bem como de rituais fúnebres devido às recomendações sanitárias de isolamento e de distanciamento social adotadas e por todos os riscos envolvendo a alta taxa de transmissão do vírus. A ausência desses espaços e desses momentos pode impactar o processo de construção do luto e de compreensão da própria morte, cenário este que pode se asseverar quando observamos vários casos de óbito em uma mesma família e em um curto período de tempo (CREPALDI et al., 2020; WALLACE; WLADKOWSKI; GIBSON; WHITE, 2020). As repercussões a médio e longo prazos desses elementos, bem como seus impactos sobre a saúde mental dos enlutados, ainda devem ser acompanhadas, haja vista que se trata de uma pandemia com atravessamentos que devem se prolongar para além da descoberta de tratamentos ou de vacinas que façam frente ao vírus.

Outra inteligibilidade produzida durante esse período refere-se ao fato de que este assunto passou a compor o cotidiano de todas as pessoas, desde aquelas que se mostravam mais preparadas para essa discussão até mesmo aquelas que simplesmente se esquivavam dessa possibilidade. Falar sobre a morte tornou-se um assunto fundamental não apenas para compreender o que estava acontecendo, mas para também refletir sobre todos os processos ligados à vida. Dessa monta, a aparente dificuldade narrada por estudantes para falarem sobre a morte foi cedendo espaço para a necessidade de cotejar essa temática não só por serem futuros profissionais de saúde, mas por serem cidadãos inseridos em um contexto de saúde global.

Voltando às dificuldades expressas pelos estudantes ao abordarmos as temáticas da morte e do morrer, destaca-se o modo como os mesmos tratam do assunto com outras pessoas, como familiares na linha de cuidado e com os próprios pacientes-clientes-usuários. Embora possamos empregar alguns protocolos para narrar acerca deste evento e que possam ser mobilizadores de uma primeira conversa, uma primeira recomendação é a consideração de que a morte faz parte do ciclo vital.

Embora possamos lidar com essa temática com bastante estranhamento, é cada vez mais importante que tal discussão faça parte justamente do nosso cotidiano, o que acabou sendo potencializado, de certa forma, a partir da pandemia da COVID-19. Ainda não sabemos quais os efeitos dessa discussão cotidiana em longo prazo, mas podemos tanto trazer uma reflexão para a pauta do dia como continuarmos a representar a morte enquanto um tabu e escamotear novamente essa discussão depois de um certo tempo em que a pandemia deixar de ocupar o centro das atenções em saúde.

Outra recomendação importante é considerar que a morte é um tema diretamente associado à prática da Enfermagem. Sendo um profissional de Enfermagem ou sendo um estudante de um curso de Enfermagem é praticamente impossível esquivar-se de uma discussão sobre esse tema, de modo que é importante construir um repertório sólido para que essa abordagem possa ser algo construtivo em sua carreira, não representando uma dificuldade adicional em seu percurso. Na prática, isso equivale a dizer que a temática da morte é sim complexa, mas que podemos construir ferramentas para lidar com a mesma de modo construtivo, e não nos esquivando dessa abordagem.

A fim de que possamos compreender melhor as dificuldades aqui explicitadas, bem como construir repertórios para manejá-las, é fundamental acessarmos os aspectos históricos, sociais e culturais associados à morte e ao morrer. Em uma perspectiva de ruptura com um posicionamento exclusivamente biomédico e positivista, tal travessia mostra-se essencial, como apresentado a seguir.

Aspectos históricos, sociais, culturais e religiosos associados à morte e ao morrer

Como anunciamos anteriormente, a morte não pode ser discutida apenas do ponto de vista biológico. Quando percorremos diferentes culturas compreendemos que as visões construídas acerca da morte e do morrer podem variar em função de diversos aspectos reunidos e corporificados por essas culturas. Toda cultura possui uma representação de morte (ARIÈS, 1977; KOVÁCS, 2002). As representações acerca da morte são importantes porque nos permitem compreendê-la. Há visões que a associam de modo mais próximo a questões da morte material, do corpo físico e também a uma experiência imaterial, recuperando nomenclaturas como a alma e o corpo não físico.

Nessas visões também encontramos representações sobre o que é o sofrimento e como as pessoas devem se posicionar diante do mesmo, o que pode repercutir na aceitação ou não aceitação da morte ao longo do tempo. Também emergem representações sobre a responsabilidade pelo processo da morte, como, por exemplo, as questões de destino, de desígnio e de ordem superior frequentemente incorporadas por determinadas religiões ou religiosidades.

Como explorado anteriormente, o mundo ocidental tem possibilitado uma visão de morte que a associa a um processo de finalização. Nessa perspectiva, a morte é algo inominável, irrepresentável. Como efeito dessas representações, emerge o medo da morte, que passa a ser associada a um tabu e a um desconforto. Falar sobre a morte é um tabu e representá-la passa a ser algo extremamente doloroso e complexo. Já na tradição oriental, encontramos representações que sugerem que a morte seja um processo natural, sendo representada como uma possibilidade de transformação e de transcendência. Ao ser representada dessa forma, a morte deixa de ser associada a algo que tenhamos que temer, mas justamente a uma dimensão que deve ser trabalhada e valorizada no sujeito ao longo de toda a sua vida.

Também as diferentes religiosidades veiculam determinadas representações sobre a morte e o morrer, o que nos ajuda a compor repertórios culturais a respeito dessas temáticas (ZIEGLER, 1977). Em algumas tradições são frequentes as menções ao corpo e a associação do mesmo aos processos de vida e de morte. Em tradições cristãs, há algumas tendências à descrição da morte enquanto um castigo, enquanto uma missão ou mesmo como sinônimo de redenção. Em um país eminentemente religioso como o Brasil, essas representações sobre a morte ligadas às religiosidades acabam sendo muito importantes no modo como as pessoas passam a representar social e culturalmente esse evento, possibilitando também a construção de crenças relacionadas à morte que podem tanto contribuir para uma experiência significativa com a temática quanto dificultar sua elaboração (RODRIGUES; CUNHA; SCORSOLINI-COMIN; RODRIGUES, 2018).

A ideia de ressurreição frequente na tradição católica e de reencarnação na tradição espírita kardecista, apenas para citar dois exemplos, revelam processos construídos por essas religiões para representar a temática da morte. Tais representações ajudam aos seus fiéis/adeptos no processo de compreensão sobre o que vem a ser a morte e sobre o que se pode esperar a partir da mesma. Nas tradições cristãs, bastante frequentes no Brasil, o morrer é comumente associado ao sofrimento e também à transformação, em uma ideia ainda de continuidade.

Isso é diferente quando nos aproximamos de outras tradições, como a iorubá, por exemplo, presente em religiões como o candomblé e a umbanda. Para Prandi (2000), a divisão entre corpo material e alma presente na tradição cristã ensina que o ser humano é composto de corpo material e espírito indivisível, a alma. Para os iorubás, com a morte o equivalente ao corpo material se decompõe e se reintegra à natureza de onde originariamente provém. A parte espiritual, equivalente à noção de alma cristã, para os iorubás é composta por várias dimensões, cada uma com sua existência.

> Para os iorubás, existe um mundo em que vivem os homens em contato com a natureza, o nosso mundo dos vivos, que eles chamam de aiê, e um mundo sobrenatural, onde estão os orixás, outras divindades e espíritos, e para onde vão os que morrem, mundo que eles chamam de orum. Quando alguém morre no aiê, seu espírito, ou uma parte dele, vai para o orum, de onde pode retornar ao aiê nascendo de novo. Todos os homens, mulheres e crianças vão para um mesmo lugar, não existindo a ideia de punição ou prêmio após a morte e, por conseguinte, inexistindo as noções de céu, inferno e purgatório nos moldes da tradição ocidental-cristã. Não há julgamento após a morte e os espíritos retornam à vida no aiê tão logo possam, pois o ideal é o mundo dos vivos, o bom é viver. Os espíritos dos mortos ilustres (reis, heróis, grandes sacerdotes, fundadores de cidades e de linhagens) são cultuados e se manifestam nos festivais de egungum no corpo de sacerdotes mascarados, quando então transitam entre os humanos, julgando suas faltas e resolvendo as contendas e pendências de interesse da comunidade (PRANDI, 2000, p. 174).

Ainda em relação às religiosidades, destaca-se a existência de representações imagéticas como as de santos, deuses, entidades e orixás relacionados à morte. Na Igreja Católica encontramos as representações de São Pedro que, segundo a tradição, possui as chaves do céu, em uma metáfora acerca da entrada ou não das pessoas nessa dimensão, a do paraíso bíblico. São Lázaro é um santo católico que representa os enfermos. Também encontramos a representação de Nossa Senhora da Boa Morte, bastante cultuada no estado da Bahia.

Na umbanda e no candomblé encontramos as representações de Obaluaê, frequentemente associado ao adoecimento, e também de Nanã, considerada a orixá mais velha do candomblé e associada à morte. Na mitologia grega há a representação de Perséfone, a deusa do submundo, que guarda a transição do mundo dos vivos para o mundo dos mortos.

Esses exemplos revelam que as religiosidades vivenciadas por meio de ícones nos permitem uma representação e uma possibilidade de lidar com a morte de um modo menos doloroso, de modo que os fiéis/adeptos podem recorrer à intercessão dessas diferentes entidades no processo da morte e do morrer. Independentemente das diferentes crenças aqui mencionadas, destaca-se a importância de seres que medeiam a relação do ser humano com a morte, que medeiam a relação entre o mundo dos vivos e o mundo dos mortos. Essa cisão ou fragmentação pode estar associada ao modo como também representamos este processo, sendo a morte significada como a "não vida", e não um processo ou uma experiência contínua ligada ao viver.

Quando recorremos à história encontramos uma obra muito importante acerca da morte, da autoria de Phillipe Ariès, historiador francês que viveu de 1914 a 1984. Em sua obra aborda as bases da tanatologia, que é uma área do conhecimento que discute os processos de morte e de morrer. Essa nomenclatura remete a Tânato ou Thanatos, que é a personificação da morte diretamente relacionada ao deus Hades, que governa o submundo, o reino dos mortos.

Quando percorremos a história, podemos compreender que a morte foi representada de modos distintos ao longo do tempo (ARIÈS, 1977). Na Idade Média, por exemplo, a morte era compreendida como algo a ser domesticado. Nesse período eram frequentes os rituais das despedidas, de arrependimento, dos que se despediam do falecido, do processo de perdão às pessoas que faleciam, da construção de uma retrospectiva de vida que elencava os aspectos positivos e negativos da pessoa, entre outras possibilidades. É dessa época que a morte passa a ser considerada um evento público, dando origem a algumas expressões que atualmente empregamos, como a questão do leito de morte. Nesse período também a morte era representada de modo natural, não havendo a construção do sentimento de medo em relação a ela, haja vista o reconhecimento da condição da finitude do ser humano. Há, ainda nesse período, a divisão entre a morada dos mortos e a morada dos vivos, dando origem à fragmentação acerca desses dois universos, o que ainda resiste em nossas representações atuais sobre a morte.

Segundo Rodrigues (1995), também na Idade Média os cemitérios eram construídos nos centros das cidades, que eram dominadas pela igreja católica. Havia uma clara divisão de classes no que se refere a quem podia ser sepultado e onde: aos mais abastados eram reservados os espaços internos das igrejas, sendo que ladeando essa estrutura havia o sepultamento dos menos nobres. Os mais pobres podiam ser enterrados em valas comuns. Os mortos estavam integrados à sociabilidade local, não representando um assunto delicado ou alvo de algum interdito por parte das pessoas.

Entre os séculos XI e XII a biografia da pessoa falecida passa a ser investigada em uma perspectiva de juízo final, ou seja, de um processo de julgamento pelas obras boas ou ruins realizadas pela pessoa ao longo da vida, com uma forte influência da tradição católica nesse processo. É dessa época que emergem representações consideradas macabras a respeito da morte (COMBINATO; QUEIROZ, 2006). É desse período também que emergem elementos como as sepulturas, as placas de identificação dos mortos e dos túmulos utilizados como ícones para identificação das assimetrias sociais existentes entre ricos e pobres que morriam. Emerge também a representação do testamento, ou seja, de um documento que legitima a transmissão de bens da pessoa falecida aos seus herdeiros ou sucessores.

No século XVIII a temática do medo da morte se intensifica. O Romantismo passa a discorrer sobre a morte da pessoa amada, possibilitando a construção de diversos enredos e dramas acerca desse momento. Emergem representações de um luto considerado exagerado, com o culto aos túmulos e também a um universo relacionado aos cemitérios. No século XIX os cemitérios são deslocados para as cidades e passa a haver uma preocupação com os aspectos sanitários desses espaços, buscando uma gestão mais adequada da morte. Nesse percurso é fundamental o papel da industrialização crescente e da urbanização:

> Com o desenvolvimento das sociedades industriais e o desenvolvimento técnico e científico da medicina, a partir do século XIX, a visão da morte e a interação com o paciente moribundo modificaram-se ainda mais radicalmente. A revolução higienista radicalizou a separação entre vivos e mortos de tal modo que o convívio entre estas duas condições passou a ser visto como uma fonte extremamente importante de perigo, contaminação e doença. A Modernidade trouxe também uma mudança fundamental na maneira como o ser humano passou a ser compreendido. Em seu processo, emerge o ser humano individualizado que permitiu ao indivíduo pensar e sentir em si

mesmo como um ser autônomo (COMBINATO; QUEIROZ, 2006, p. 210).

No século XX passam a existir imagens e representações, como a vergonha da morte e a finitude ocultada, ou seja, de evitação de incômodos e emoções disparados pela morte e pelo morrer. A morte deixa de ocupar um espaço dentro das casas e passa a ser corporificada dentro de hospitais e equipamentos de saúde. As cerimônias fúnebres passam a ser agenciadas, evitando-se a manifestação de emoções exageradas diante da morte. A morte se edifica enquanto um tabu, sendo também alçada à condição de um objeto de comércio e de lucro decorrente desse fenômeno.

Na contemporaneidade, encontramos diferentes representações sobre esse processo, mas uma discussão ainda mais midiática sobre o fenômeno. Em alguns momentos, nota-se uma espetacularização da morte que leva as pessoas a olharem para essa experiência sem interiorizá-la. Isso nos leva justamente a uma fragmentação, de modo que a morte passa a ser compreendida não como um evento contínuo da vida, mas uma interrupção que gera entraves, punição, dor e incompreensão.

Ainda acerca dos aspectos culturais e históricos da morte, também encontramos diferentes ritos construídos para cultuar ou celebrar esse fenômeno. Independentemente da cultura ou da tradição analisada, o processo de lembrar a morte revela o respeito, a necessidade de reverenciar as heranças trazidas pelos antepassados e a própria construção de uma história cultural. Isso pode ser verificado, por exemplo, nos rituais produzidos no Dia de Finados, em 2 de novembro. Nesse período são produzidos diferentes rituais para lembrar os mortos.

No estado da Bahia existe a Festa da Boa Morte[11], por exemplo. No México o Dia de Finados é celebrado com bastante entusiasmo,

---

11 Segundo o Decreto Estadual n. 12.227/2010, trata-se de uma "manifestação característica da religiosidade popular que acontece todos os anos na cidade de Cachoeira, no Recôncavo Baiano. A festividade se inicia no dia 13 de agosto, dia dedicado às irmãs falecidas. Nesses dias as irmãs vestem-se de branco, saem em procissão carregando a imagem postada sobre um andor rumo à Igreja Matriz de Nossa Senhora do Rosário. No dia 14, com a imagem de Nossa Senhora da Boa Morte, as irmãs saem da sede da Irmandade em procissão noturna, carregando velas, entoando cânticos proferidos durante o percurso fazendo menção à dormição de Nossa Senhora. O dia 15 de agosto é

havendo o culto à Santa Morte e a Jesús Malverde. No México, há uma cultura que representa de modo bastante transformador e propositivo a morte de um ente querido. Os rituais de Finados produzem elementos que permitem a todos os vivos relembrar seus entes já falecidos. É frequente a oferta de comidas e objetos que eram de particular predileção dos mortos, como se a energia contida nesses elementos rituais pudesse ajudar esses mortos no trânsito realizado em outra dimensão. Tais celebrações são bastante coloridas, acompanhadas por músicas e forte mobilização cultural.

Como pudemos recuperar nesta seção, a morte possui diferentes representações e diferentes marcadores culturais, sociais e históricos que contribuem para a construção dessas inteligibilidades. A seguir, vamos pensar sobre os processos de morte e de morrer no contexto de promoção de cuidado em saúde.

A morte e a produção do cuidado em saúde

Um dos elementos importantes para se pensar o cuidado em saúde diante da morte e do morrer é refletir sobre como a família do paciente-cliente-usuário se posiciona diante desse fenômeno. A família pode apresentar muitas dificuldades em relação à aceitação ou não desse processo, sendo frequentes as narrativas que tratam de possíveis falhas ou negligência da família e que, segundo suas próprias representações, levaram ao adoecimento e à perda do familiar. Também são frequentes menções a elementos como castigo, dor e também resgate de vida.

A morte na família pode ser uma experiência considerada devastadora também pela percepção de impotência que muitos desses familiares podem experienciar. Na impossibilidade de controlarem a morte, esses familiares podem sofrer com os processos de separação e de ruptura frequentemente

---

dedicado à Nossa Senhora da Glória. A procissão sai pela manhã da sede da Irmandade, seguida pelas filarmônicas locais. Levam flores, carregam o andor de Nossa Senhora da Glória até a Igreja Matriz, onde uma missa é celebrada, e aí acontece a transferência dos cargos, com posse da nova comissão de festa. A festa se prolonga até o dia 17, com muito samba de roda e uma farta ceia durante os cinco dias de festa" (fonte: http://www.ipac.ba.gov.br/festa-da-boa-morte).

associados à morte. Para lidarem com essa passagem, podem recorrer a diferentes estratégias como, por exemplo, as de cunho religioso e espiritual, buscando a construção de representações sobre a morte em uma perspectiva que permita uma ressignificação desse processo.

As estratégias de enfrentamento relacionadas às religiosidades e às espiritualidades são chamadas na literatura científica de *coping* religioso-espiritual. Este conceito envolve a busca de significado, de controle, de conforto espiritual, de intimidade com Deus e com os outros e de transformação de vida, podendo ser desenvolvidas diferentes estratégias que permitam atingir essas dimensões (PARGAMENT; KOENIG; PEREZ, 2000). Essas ações envolvem uma ampla gama de possibilidades de leituras religiosas e espirituais que são invocadas para fazer frente ao sofrimento representado pela morte de um familiar. Frequentemente o *coping* é uma estratégia considerada positiva e adaptativa. No entanto, as representações sobre as religiosidades e espiritualidades também podem ser bastante dolorosas na explicação dos processos de morte e de morrer, dificultando aceitação de todo o processo e gerando conflitos entre os membros de uma mesma família, sobretudo quando os mesmos constroem representações e explicações distintas em relação a esse percurso (PARGAMENT et al., 2000; RODRIGUES et al., 2018).

Enquanto profissionais de saúde podemos ter muitas dificuldades para abordar essa temática. Essa dificuldade pode ser maior quando nos comunicamos com crianças. Há que se compreender que a comunicação realizada com crianças deve considerar o nível de amadurecimento emocional e também os aspectos cognitivos dessas crianças para que elas possam aprender o que é esse fenômeno e como ele pode incidir sobre si própria e sobre as pessoas ao seu entorno. Nessa comunicação normalmente consideramos as capacidades cognitivas e interpretativas da criança, além do modo como a dimensão da morte está presente ou não em seu cotidiano.

O movimento que ocorre com frequência é a tentativa de esconder da criança a morte de algum adulto, ou mesmo de construir explicações fantasiosas acerca desse fenômeno. Embora o uso de metáforas possa ser importante, ou mesmo de histórias que representem a questão da morte, é fundamental que a criança seja suficientemente esclarecida sobre esse fenômeno, notadamente quando há a perda de uma pessoa considerada significativa para ela (FRANCO; MAZORRA, 2007; VENDRÚSCULO, 2005).

Em que pesem diferentes estratégias para abordar essa temática, é importante que destaquemos que o universo relacionado à morte tem sido bastante negado às crianças em desenvolvimento. Trata-se de uma temática cada vez menos explorada pelas escolas, de modo que todo o universo relacionado à morte e ao morrer – como a existência de cemitérios e mesmo de rituais fúnebres –, quase sempre é negado às crianças, como se elas não pudessem participar desse processo. Esse escamoteamento da questão pode produzir crianças, adolescentes e mesmo adultos que reforcem as dificuldades em trabalhar com esse fenômeno de maneira saudável e adaptativa.

Assim, é recomendado que esse tema possa ser também trazido à baila no universo da família, com as adequações de linguagem e de informações, mas que possa ser um fenômeno que faça parte da experiência dessa criança, e não algo que é recusado ou retirado em função das dificuldades dos próprios adultos em elaborar suas representações sobre a morte e o morrer. Quando os familiares questionam os profissionais de saúde acerca de como podem abordar a questão da morte com seus filhos pequenos, é sempre importante reconhecer que não existe uma única resposta ou um protocolo que possa cotejar todos os aspectos importantes dessa questão. É fundamental contextualizar o processo e tentar ao máximo aproximar-se do universo da criança, acolhendo suas dúvidas e respeitando a expressão de suas emoções em relação àquele processo.

Todas essas estratégias tratam do processo de humanização relacionado à promoção do cuidado em saúde. Um ponto fundamental é a necessidade dessa humanização ao falarmos sobre a morte. E de aproximar essas experiências – do morrer e da humanização do cuidar. Uma autora frequentemente empregada nesse contexto é a psiquiatra suíça Elisabeth Kübler-Ross (1926-2004), que desenvolveu uma perspectiva teórica sobre os estágios do morrer e do processo de luto a partir de sua experiência com pacientes terminais em um hospital. Esse modelo é representado na Figura 12.

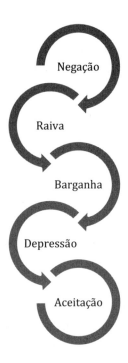

Figura 12: Representação das fases do luto descritas no modelo de Kübler-Ross.
Fonte: Elaborado pelo autor a partir de Kübler-Ross (2008).

Embora esses estágios tenham se popularizado na literatura no campo da saúde, é importante reconhecer que os mesmos nem sempre acontecem de modo sequenciado e único, sendo importante reconhecermos as variações individuais desse percurso em função de diversos aspectos associados ao processo de morte e de morrer, como o tipo de adoecimento, experiência prévia das pessoas envolvidas em relação à temática e condições emocionais desses clientes-pacientes-usuários e seus familiares.

Segundo esse modelo, o processo de luto decorrente da morte e do morrer passa por cinco fases: negação, raiva, barganha, depressão e aceitação. Na fase de negação a pessoa tende a recusar-se a receber informações acerca do processo da morte, representando uma defesa do sujeito em relação ao recebimento de uma notícia considerada dolorosa, inesperada ou mesmo chocante. No estágio da raiva há um processo de resposta em relação ao fenômeno da morte em que o sujeito expressa seu descontentamento e sua discordância em relação ao que ocorreu. Trata-se de uma fase que envolve uma resposta diante da morte. Embora seja uma resposta esperada, ela envolve um aspecto bastante desadaptativo.

Na fase de barganha o sujeito tenta organizar estratégias para tentar reverter os efeitos da morte, processo este que pode ser realizado internamente, com apoio da referência a um universo considerado religioso ou mesmo de caráter mágico e fantasioso. A crença do sujeito, nesse estágio, deixa de ser algo considerado positivo, como em relação ao que discutimos acerca do *coping* religioso-espiritual, e passa a ser um mecanismo bastante desadaptativo, haja vista que a morte envolve um evento que não pode ser revertido. A tentativa de "negociar" com Deus, santos e demais entidades pode ser um exemplo de ação nessa fase diretamente associada ao componente religioso-espiritual.

A fase de depressão também pode ocorrer em diversos momentos do processo de luto, mas, situando-se após o período de barganha, a depressão pode envolver desde uma preocupação natural até uma preocupação adicional em relação ao fenômeno. A fase depressiva também pode se estender por dias ou semanas, até mesmo meses, representando um período de maior mobilização emocional, mas também de possibilidade de ressignificação e real compreensão do fenômeno da morte, com maior introspecção por parte do sujeito.

Ao final do itinerário tem-se o que se chama de processo de aceitação, que pode ser descrito como uma compreensão cognitiva e também experiencial do processo da morte e do morrer e de como a vida das pessoas relacionadas a quem se foi deve ser reorganizada e retomada, não excluindo a necessidade de lembrar e de reverenciar a pessoa falecida. A fase de aceitação não envolve o que comumente se destaca como a superação da perda. A aceitação é um processo mais complexo e mais importante do que a chamada superação, uma vez que envolve uma determinada representação de morte e de morrer que favorece a adaptação e a resiliência.

Por fim, ao falarmos de cuidado humanizado no contexto da morte e do morrer, também é importante abordarmos os **cuidados paliativos**, que visam a melhorar qualidade de vida de pacientes-clientes-usuários que enfrentam adoecimentos considerados graves, ou seja, que ameaçam a vida e que possuem representações e repercussões mais significativas para as famílias. Os cuidados paliativos são promovidos por equipes multidisciplinares em ambientes hospitalares e também domiciliares, buscando a oferta de um cuidado que possa proporcionar maior alívio, compreensão e acolhimento durante o processo de morrer (BRAZ; FRANCO, 2017; JUSTINO; KASPER; SANTOS; QUAGLIO; FORTUNA, 2020; PALMEIRA; SCORSOLINI-COMIN; PERES, 2011).

Essas ações envolvem, frequentemente, o suporte religioso-espiritual e também psicossocial. Essa abordagem iniciou-se no Brasil na década de 1990 e possui como principais norteadores a promoção do alívio da dor e outros sintomas, a reafirmação da vida e da morte como processos naturais, a necessidade de contemplação da morte para além de um processo que possa ser antecipado ou postergado e também a integração de aspectos psicossociais e religiosos-espirituais ao cuidado. Além disso, os cuidados paliativos visam a oferecer um sistema de suporte que permita ao paciente-cliente-usuário uma vida ativa dentro de suas possibilidades, até o momento da sua morte. Também envolvem o suporte à família durante todo o processo de adoecimento e de perda do ente querido.

Recomendações finais para a prática em Enfermagem

A partir do que foi apresentado ao longo de todo este capítulo, algumas recomendações práticas para a atuação do profissional de Enfermagem podem ser especialmente importantes. Sumarizando o que foi apresentado, é mister que os futuros profissionais de saúde possam lidar com o tema da morte e também do morrer considerando sua complexidade.

Deve-se conhecer e reconhecer suas dificuldades e limitações ao lidar com o tema. Conhecendo esses processos, pode-se pensar em estratégias para que tais limitações possam ser acolhidas devidamente ao longo do seu processo formativo, não impedindo sua atuação diante desse fenômeno.

Nesse itinerário, diferentes estratégias podem ser empregadas, mas não existe uma melhor ou mais adequada. Estar aberto à experiência do outro é uma possibilidade de reconhecimento não apenas das dificuldades que essa pessoa apresenta diante do tema, mas que você também possa entrar em contato com suas próprias dificuldades, permitindo-se e permitindo ao outro uma experiência mais amadurecida e que promova um cuidado mais adequado.

É fundamental considerar as referências familiares e de cunho religioso-espiritual dos pacientes-clientes-usuários para lidar com o tema, não sugerindo quaisquer crenças, mas respeitando o repertório trazido por cada núcleo familiar. Atentar-se ao cuidado com o paciente-cliente-usuário não deve retirar o foco também da atenção prestada à família ao longo desse processo, o que pode demandar, inclusive, um cuidado mais próximo. O profissional de Enfermagem deve manter uma comunicação aberta e transparente com a família, informando sempre a verdade e em uma linguagem que possa ser bem acolhida por essas pessoas. A oferta de um suporte não envolve apenas os conhecimentos técnicos na área, mas também a proximidade e o calor humano, elementos fundamentais para um cuidado que se propõe a ser humanizado e humanizador, sobretudo em um contexto tão mobilizador do ponto de vista emocional.

Reflexões sobre o CAPÍTULO 8

1) A partir do que foi apresentado neste capítulo, escolha uma das fases do processo de enlutamento desenvolvido por Kübler-Ross[12]. Como você pode oferecer um cuidado de Enfermagem ao identificar que o familiar que perdeu um ente querido se encontra nessa fase especificamente?

Para refletir melhor:

Tente pensar em como o(a) profissional de Enfermagem pode oferecer cuidado ao longo de todo o processo de vivência do luto. Lembre-se de que esse familiar pode necessitar de apoio e buscá-lo junto à equipe de Enfermagem. Entre as competências do(a) enfermeiro(a), como prestar cuidado considerando essa fase em específico? Quais os desafios dessa atuação? Quais os recursos que você, como profissional de Enfermagem, pode empregar ou desenvolver tendo como norteadoras as características dessa fase em específico?

2) Este é um exercício vivencial que vai partir da sua própria experiência. Quando pensamos no desenvolvimento de uma atuação humanizada no

---

12 KLÜBER-ROSS, E. **Sobre a morte e o morrer**. São Paulo: Martins Fontes, 2008.

contexto da saúde, precisamos resgatar a importância dessas experiências vivenciadas pelos profissionais de saúde como balizadoras também do modo como os mesmos se posicionam em situações semelhantes. Nesse sentido, essas experiências pessoais, quando bem compreendidas, aceitas e analisadas, podem ser úteis na promoção do cuidado. Tente escolher uma situação na qual tenha passado pela perda de alguém significativo e próximo a você. Como você reagiu a essa perda? Descreva sua experiência e relate suas principais sensações ao longo do processo de luto.

Para refletir melhor:

Este exercício toma por base a necessidade de o(a) profissional de Enfermagem entrar em contato com as próprias vivências para poder desenvolver a empatia em relação aos seus pacientes-clientes-usuários. A vivência do luto é um momento de forte mobilização emocional não só para as pessoas para quem prestamos cuidado, mas também para os profissionais de saúde. Reconhecer esses momentos, as limitações e as potencialidades dessas experiências pode ser um elemento enriquecedor na aprendizagem acerca da abordagem dessa temática.

CAPÍTULO 9

Recursos humanistas para a mudança em saúde

Objetivo do capítulo:

- Apresentar ao leitor o que é a ajuda no contexto do cuidado em saúde, bem como podemos reconhecer recursos nos pacientes--clientes-usuários que se apresentam para a atenção em saúde. Ainda, será abordado como podemos desenvolver estratégias para uma atuação que seja promotora de mudança e de bem-estar, tendo como baliza as atitudes facilitadoras descritas na Abordagem Centrada na Pessoa.

O que abordaremos neste capítulo?

- Vamos discutir de que modo o profissional de Enfermagem pode desenvolver estratégias para entrar em contato com seus pacientes--clientes-usuários a partir de uma escuta a esse sujeito.
- Vamos conhecer algumas estratégias que podem facilitar o contato entre o profissional de saúde e o paciente-cliente-usuário na linha de cuidado, especificamente a congruência/autenticidade, a consideração positiva incondicional pelo outro e a empatia.

Ao final, serão apresentados exercícios reflexivos para solidificar a aprendizagem desses conteúdos.

CAPÍTULO 9

Recursos humanistas para a mudança em saúde

> *O principal – incluindo o passado, o presente e o futuro – é que estava viva. Esse o fundo da narrativa. Às vezes esse fundo aparecia apagado, de olhos cerrados, quase inexistente. Mas bastava uma pequena pausa, um pouco de silêncio, para ele agigantar-se e surgir em primeiro plano, os olhos abertos, o murmúrio leve e constante como o de água entre pedras.*
> (Clarice Lispector. *Perto do coração selvagem.*)

No contexto da saúde são frequentes as discussões sobre como podemos ajudar uma pessoa a mudar. Essa mudança refere-se, muitas vezes, a padrões de comportamentos que são considerados desadaptativos e que podem promover prejuízos na saúde de um paciente-cliente-usuário. A ideia de mudança, nesse sentido, visa a romper com um determinado padrão de comportamento e de expressão de atitudes que não se alinham aos pressupostos da promoção de saúde e de bem-estar ao sujeito. Determinadas estratégias ou atitudes têm sido cada vez mais discutidas a fim de que possam contribuir para essa modificação do comportamento e para a orientação de novas formas de se relacionar e de promover o cuidado, buscando sempre mais bem-estar e melhor qualidade de vida.

Antes de nos determos nas estratégias de ajuda, é importante discutirmos o que podemos considerar como ajuda. O que é ajuda? Como podemos ajudar alguém? De que modo nossas concepções e escolhas acerca da ajuda podem, de fato, ajudar o outro em mudanças de comportamentos relacionados à saúde? Sempre que discutimos isso em grupos de formação de profissionais de saúde pairam dúvidas acerca do que pode ser realizado por esse profissional e o que se caracteriza como uma ajuda do tipo profissional.

Muitas vezes os pacientes-clientes-usuários acabam apresentando demandas que extrapolam as atribuições de nossos cargos ou funções em equipamentos de cuidado. Assim, a reflexão acerca do que é a ajuda deve considerar o contexto de atuação, pois podemos ajudar as pessoas de muitas formas diferentes. Pense, por exemplo, em alguns familiares que já precisaram da sua ajuda. Ou de um amigo que recorreu a você em algum momento difícil. O modo como você o ajudou possivelmente é diferente do modo como você ajudaria um paciente ou cliente em um ambiente de cuidado.

A ajuda no contexto da saúde, de particular interesse neste capítulo, refere-se àquilo que pode ser desenvolvido dentro de parâmetros de atuação preconizados por cada categoria profissional. Assim, o que cabe ao enfermeiro pode ser muito diferente do que cabe ao psicólogo, por exemplo, ainda que ambos os profissionais estejam promovendo ajuda no sentido de favorecer mudanças na vida do paciente ou cliente no âmbito da saúde. A ajuda refere-se àquilo que é demandado pelo paciente-cliente-usuário e que seja compatível com as atribuições do cargo de determinado profissional de saúde. Para saber como cada profissional pode promover a ajuda em seu contexto de atuação, é importante conhecer todo o espectro de ações que ele pode desenvolver, além de inovações que normalmente podem emergir em situações nas quais os parâmetros consolidados de uma dada categoria profissional se mostrem insuficientes para a atuação.

E como podemos ajudar as pessoas que estão sob nosso cuidado? Essa pergunta não pode ser facilmente respondida. A princípio, ela passa pela consideração do que o paciente-cliente-usuário compreende como sendo a atuação daquele profissional de saúde. Neste momento não se faz necessário discutir quais são as atribuições específicas de cada categoria profissional no contexto da saúde.

Mais do que isso, neste capítulo queremos discutir de que modo determinadas atitudes desenvolvidas e promovidas pelos profissionais de saúde podem ser úteis e importantes para ajudar os pacientes-clientes-usuários na condução de mudanças em suas vidas. Assim, o objetivo central do capítulo é apresentar ao leitor o que é a ajuda no contexto do cuidado em saúde e como podemos reconhecer recursos nos pacientes-clientes-usuários que se apresentam para a atenção em saúde. Ainda, será abordado como podemos desenvolver estratégias para uma atuação que seja promotora de mudança e de bem-estar, tendo como baliza as atitudes facilitadoras descritas na Abordagem Centrada na Pessoa (ROGERS, 2009, 2012).

Ponto de partida: a escuta

Uma recomendação importantíssima neste contexto é promover uma escuta acerca do que é necessário ao outro. No cuidado em saúde são comuns os comportamentos de profissionais de saúde que imaginam quais são as necessidades dos seus pacientes-clientes-usuários antes mesmo que estes se manifestem em relação aos seus desejos ou às suas necessidades de cuidado. Assim, muitos desses profissionais narram, *a priori*, quais as necessidades da pessoa que se apresenta diante do cuidado mesmo antes dessa pessoa expressar ou, ainda, sem que essa pessoa se manifeste. Aqui vamos problematizar essa atitude profissional.

Quando as capacidades cognitivas de comunicação desses pacientes-clientes-usuários estão preservadas e eles podem verbalizar ou demonstrar de diferentes formas, por meio de gestos, por exemplo, do que eles necessitam, é importante que os profissionais estejam atentos a essa comunicação. A fim de respeitar protocolos de atenção e cuidado em saúde, os profissionais podem acreditar que sabem as reais necessidades dos seus pacientes-clientes-usuários quando, na verdade, estão trabalhando com as próprias necessidades ou com aquilo que eles imaginam que sejam as necessidades do outro. Nessa linha de argumentação, o que o outro necessita pode não ser aquilo que eu pressuponho, enquanto profissional de saúde, que seja a sua necessidade.

Esse descompasso entre a real necessidade e o que eu pressuponho como necessidade do paciente-cliente-usuário acaba gerando comportamentos profissionais que, ao invés de promoverem o cuidado, podem levar à negligência, à falha de comunicação e à não promoção de um cuidado que seja efetivo. Mostra-se importante que o profissional de saúde esteja aberto a ouvir ou compreender o paciente-cliente-usuário em termos de necessidades do próprio paciente e não em relação às necessidades consideradas pelo profissional em seu lugar de cuidador.

A estratégia mais básica no sentido de averiguar as necessidades dos pacientes-clientes-usuários é justamente entrando em contato com os mesmos e questionando de que modo eles gostariam que suas necessidades fossem atendidas. Obviamente que nem sempre essas necessidades podem ser atendidas em contextos de saúde, mas o profissional está habilitado a fazer uma escuta que considere as possibilidades de que essas necessidades sejam atendidas.

Gosto sempre de explicar aos meus alunos que perguntar ao paciente-cliente-usuário como ele gostaria de ser atendido ou como ele gostaria de ser cuidado é uma forma de entrar em contato com o mesmo e vislumbrar as possibilidades que o próprio paciente pode nos fornecer no sentido de traçar itinerários de cuidado que, de fato, possam ir ao encontro de uma atuação segura, correta, organizada e pautada em princípios da humanização. Isso passa pela necessidade de ouvir esse paciente-cliente-usuário não como um mero informante ou como se tratasse de uma pesquisa de uma opinião, mas de considerar que esse paciente-cliente-usuário possui recursos para pensar sobre a própria condição e que também reúne em si uma inteligibilidade sobre seu quadro, ainda que o mesmo possa ser muito complexo.

Quando promovemos essa escuta estamos validando aquele paciente-cliente-usuário como alguém que detém conhecimentos, informações e experiências sobre o que vive, o que sente e o que o levou a um cenário de cuidado. E também estamos nos posicionando, como profissionais de saúde, na condição de quem possui interesse e curiosidade pelo que esse paciente-cliente-usuário traz, não pressupondo que esse profissional possui um conhecimento que exclui aquilo que é trazido pelo sujeito quando precisa de cuidado. O conhecimento profissional, extremamente importante quando tratamos de um contexto de cuidado e de atenção à saúde, não deve retirar do sujeito sua própria inteligibilidade sobre seu caso, sua condição e quem ele é.

Ainda, o conhecimento especializado trazido por esse profissional não deve ser empregado para anular o paciente-cliente-usuário em seu processo de cuidado, como se um determinado saber técnico-científico-acadêmico fosse mais importante que o conhecimento do próprio sujeito sobre si. Quando compreendemos que a escuta é uma ferramenta em saúde, estamos considerando o paciente-cliente-usuário como alguém que, acima de qualquer outra condição, pode narrar sobre si mesmo.

Agora vamos nos aprofundar na escuta. Tanto que neste livro ela é considerada como a ferramenta mais básica para a atuação no campo da saúde. A capacidade de ouvir é uma condição essencial para a qual chamamos a atenção no estabelecimento de uma relação de ajuda que possa promover mudanças em saúde. Quando falamos na capacidade de ouvir não estamos nos referindo apenas aos mecanismos sensório-motores envolvidos na emissão de uma determinada mensagem ou comunicação, mas sim de uma capacidade que vai além da comunicação sensorial, buscando diferentes sentidos aos quais precisamos estar abertos para captar, assimilar e compreender.

Ouvir é uma capacidade que está para além do senso comum. No senso comum nós ouvimos as pessoas com as quais nos relacionamos e respondemos a essa escuta. No contexto do atendimento em saúde, a capacidade de escuta pressupõe a necessidade de que entremos em contato com o outro não apenas a partir da fala, mas também a partir de diferentes movimentos e expressões que se tornam corriqueiras no processo de relacionar-se com o outro fundamentalmente em equipamentos de saúde.

As pessoas podem ter especialidades ou restrições que acabam comprometendo a capacidade de comunicação via fala, havendo a necessidade de desenvolver, ouvir ou captar mensagens e comunicações expressas nas mais diversas ressonâncias corporais. A corporeidade enquanto uma condição fenomenológica impõe não apenas a existência de um corpo físico, mas de um corpo que se relaciona com o mundo e com o outro e a partir do qual as pessoas atribuem significações. Eu posso ouvir e acolher o outro a partir da sua corporeidade e do modo como a corporeidade do outro dialoga diretamente com a minha própria corporeidade, ou seja, estamos adentrando no conceito de intercorporeidade (COELHO JÚNIOR, 2003; SCORSOLINI-COMIN; AMORIM, 2010).

No cuidado em saúde a escuta deve ser considerada uma ferramenta básica e essencial desde o início. O que observamos, muitas vezes, é que nem sempre os profissionais de saúde estão suficientemente abertos a ouvir o outro. Não em termos sensoriais, mas acerca do que o outro tem a dizer no cuidado em saúde. Quando falamos em ouvir, estamos destacando os conteúdos que podem ser considerados na promoção do cuidado ou no desenvolvimento do tratamento, conteúdos estes trazidos pelo próprio paciente ou cliente e que precisam de uma escuta especializada para serem audíveis.

Essa escuta especializada não pode ser considerada ou confundida com uma escuta promovida fundamentalmente pelos profissionais da Psicologia, como correntemente é referido em muitos cursos de formação em saúde. O fato de encaminhar um paciente-cliente-usuário ao tratamento psicológico não deve ser confundido com o fato de que o profissional de Psicologia é considerado mais adequado ou mais gabaritado para ofertar essa escuta. A escuta é uma condição que deve ser expressa e desenvolvida por todos os profissionais de saúde – **a escuta é uma ferramenta de promoção de saúde que não se alinha de modo prioritário a nenhuma categoria profissional**.

Como tenho conversado com meus alunos nas diversas disciplinas de formação de enfermeiros, a escuta não é uma ferramenta exclusiva do profissional de Psicologia. Por que os profissionais de Enfermagem não podem ouvir? Em outras palavras, por que os profissionais de Enfermagem não podem se considerar suficientemente preparados para o estabelecimento de uma escuta autêntica de seus próprios pacientes-clientes-usuários?

Desse modo, a capacidade de ouvir deve ser discutida e desenvolvida por todos os profissionais de saúde, ainda que a escuta promovida no espaço psicoterápico guarde especificidades que devem ser respeitadas e também conhecidas pelos membros das equipes. Todos os profissionais de saúde podem promover a escuta. Todos os profissionais de saúde podem ouvir. Frequentemente observamos alguns encaminhamentos de pacientes-clientes-usuários aos psicólogos por uma demanda da equipe profissional. Esse encaminhamento ao profissional de Psicologia, muitas vezes, pode ser compreendido como uma dificuldade de a equipe manejar algumas situações complexas ou mesmo pela observação ou identificação de questões que necessitam, de fato, de uma atenção psicológica especializada.

Em contrapartida, em alguns momentos observamos uma dificuldade de a equipe promover a escuta desse paciente-cliente-usuário. Essa dificuldade pode ocorrer por diversos motivos, tanto ligados aos próprios pacientes e suas condições quanto em relação aos profissionais de saúde. No que tange aos profissionais de saúde, que são o nosso foco nesta obra, cabem algumas reflexões.

Uma primeira reflexão refere-se ao fato de que a escuta não é priorizada enquanto uma ferramenta do profissional de saúde. Muitos cursos de formação em saúde priorizam em seus alunos a capacidade de observar e reconhecer sinais, pistas e evidências que possam compor um rol de informações acerca do paciente-cliente-usuário, com o fechamento de diagnósticos e encaminhamento a serviços especializados, por exemplo. A capacidade de identificar o que está ocorrendo com o sujeito a partir da observação de sinais e sintomas é priorizada em detrimento de uma reflexão acerca do próprio relato do paciente-cliente-usuário.

A partir dessas práticas aqui exemplificadas, a escuta não se configura como uma ferramenta básica para o trabalho do profissional de saúde, mas sim como uma ferramenta complementar e que tem objetivos claros em relação ao tratamento. A escuta é muito mais desenvolvida e trabalhada em formações específicas como a da Psicologia, o que pode contribuir para explicarmos o fato de que, muitas vezes, a escuta é reconhecida como uma ferramenta essencialmente psicológica e de domínio de um determinado saber profissional.

O desafio das equipes de saúde é fazer com que a escuta seja algo que atravesse o cuidado e que não seja depositária de qualquer categoria profissional específica: a escuta não está mais na Psicologia do que na Enfermagem, por exemplo. Quando formamos profissionais de saúde, estamos nos comprometendo com a capacitação de pessoas que sejam competentes para a oferta de um cuidado que pode se iniciar tanto na observação quanto na escuta. Quando falamos em escuta estamos pressupondo o ato de ouvir através do corpo e pelo corpo, o que considera sensorial e corporalmente o modo como o sujeito se apresenta na atenção em saúde.

O receio que muitos profissionais não psicólogos possuem de não desenvolverem essa escuta refere-se à dificuldade de, muitas vezes, controlar os efeitos dessa escuta. Se eu me disponho a ouvir o outro, eu preciso ouvir o outro até que ponto? Se eu me disponho a ouvir o outro, eu preciso ouvir tudo o que o outro me diz? Se eu me disponho a ouvir o outro, eu preciso concordar com o que o outro me diz? Quando eu me disponho a ouvir o outro, eu me torno menos profissional de saúde? Quando eu me disponho a ouvir o outro, eu priorizo uma ferramenta que não é essencialmente científica?

Muitos profissionais respondem a essas questões posicionando-se à medida que a escuta não possui muitas potencialidades para além do fato de descrever realidades e fornecer informações para a atuação dessas pessoas. O ato de fala pode ser terapêutico e contribuir no cuidado, o que já está classicamente comprovado e relatado na literatura da área de Psicologia, por exemplo. O que defendemos neste ponto é que o ato de fala pode ser uma ferramenta potente para o trabalho do profissional de saúde, o que muitas vezes é negligenciado por ser considerado de menor valia em relação a outras estratégias e protocolos empregados no cuidado.

Em uma perspectiva biomédica e positivista, eu só posso conhecer o outro não a partir do que ele me diz, mas a partir do que eu posso interpretar do outro por meio de recursos empregados e dominados por mim, ou seja, pelo profissional de saúde. As técnicas de exame, de diagnóstico e de experimentação do outro são colocadas como ícones mais expressivos do cuidar, contribuindo para a concepção de que comportamentos e expressões podem e devem ser mensurados para serem avaliados, desconsiderando uma gama de outras possibilidades que envolvem, inclusive, o discurso do outro e a escuta desse discurso.

Até este momento tratamos da escuta como uma ferramenta básica e necessária ao profissional de saúde. Mas quais outras ferramentas podemos acessar e desenvolver na linha de cuidado? É o que vamos discutir a seguir.

As ferramentas para o cuidado em saúde: contribuições humanistas

Para trabalhar com as atitudes profissionais que podem ser desenvolvidas para a oferta de um cuidado humanizado em contextos de saúde, partiremos da noção das atitudes facilitadoras propostas pelo psicólogo humanista Carl Rogers (ROGERS, 2009, 2012; ROGERS; ROSENBERG, 1977). Essas condições são narradas por Rogers como resultado de um longo período em que se dedicou aos atendimentos psicoterápicos. Ao entrar em contato com diferentes queixas, diferentes histórias e também percursos pela psicoterapia, esse autor sintetizou nessas condições os recursos básicos para o estabelecimento de uma relação de ajuda entre duas pessoas e, consequentemente, para a promoção de mudanças. Antes de explorarmos mais detidamente esses aspectos vamos apresentar brevemente o corpo teórico no qual se situam os trabalhos de Rogers.

Conforme destacamos no Capítulo 7, a Psicologia Humanista é conhecida como a "terceira força". Vamos relembrar alguns dos conceitos estudados anteriormente? Em linhas gerais, essa postulação – a terceira força – refere-se ao fato de que ela emerge a partir de uma ruptura tanto com a Psicologia Comportamental quanto com a Psicanálise, modelos teóricos que foram produzidos ao final do século XIX e início do século XX, juntamente com a construção da Psicologia enquanto ciência. A Psicologia Humanista recusava-se às explicações da psicanálise sobre o ser humano e seu psiquismo, fruto de experiências inconscientes e com pouco ou nenhum controle por parte do sujeito, mas também se opunha à visão de ser humano difundida pelo behaviorismo, que apresentava o sujeito como fruto de um ambiente que poderia ser manipulado segundo determinados objetivos e independentemente da sua vontade. A Psicologia Humanista, pelo contrário, destacava a centralidade do ser humano em seu processo de crescimento e de desenvolvimento, em uma perspectiva não determinista, de orientação positiva:

> A vida é força positiva que constrói o indivíduo. Todos os recursos de que alguém precisa para seu desenvolvimento encontram-se nas experiências que ela oferece. Saber reconhecer estas experiências e aproveitá-las convenientemente é o mais fundamental que cada um dispõe para alcançar sua própria realização (RUDIO, 1986, p. 12).

Entre os autores mais reconhecidos dessa abordagem encontramos Abraham Maslow, Carl Rogers e Rollo May. Em comum esses autores compartilham uma determinada visão de ser humano, acreditando no potencial para o crescimento, para o amadurecimento e para uma vida repleta de consciência e de permanente busca pelo sentido, pela autorrealização e pelo bem-estar.

Para podermos ter uma ideia de como essa perspectiva se alinha à busca de elementos que envolvem o crescimento e o desenvolvimento para uma vida melhor e mais plena de sentido, podemos citar as qualidades relatadas por Maslow (1970) para que um indivíduo experienciasse, em pelo menos algum grau, a autorrealização: (1) percepção mais eficiente da realidade; (2) aceitação de si, dos outros e da natureza; (3) espontaneidade, simplicidade e naturalidade; (4) centralização nos problemas; (5) necessidade de privacidade; (6) autonomia; (7) apreciação constante do novo; (8) experiência culminante[13]; (9) *Gemeinschaftsgefühl*[14]; (10) relações interpessoais profundas; (11) estrutura de caráter democrático; (12) discriminação entre meios e fins; (13) senso de humor filosófico[15]; (14) criatividade; (15) resistência à enculturação[16].

Como se pode observar, esses elementos envolvem uma constante autonomia do sujeito e a capacidade de, a partir de um reconhecimento de si, poder se relacionar de modo aberto e prenhe de sentido com as outras pessoas. Essas ideias mostram-se muito próximas das que Carl Rogers também postulou no contexto do movimento da Psicologia Humanista na segunda metade do século XX. Nascido em 1902 nos Estados Unidos, Rogers postulou alguns conceitos centrais, como a tendência atualizante (apresentada no Capítulo 7) e a tendência formativa. Segundo a **tendência atualizante**, todo ser humano se move em direção à realização de seus potenciais, o que seria a força principal para o crescimento, o desenvolvimento e o próprio sentido de vida. Nessa tendência estão presentes elementos como a busca pelo aperfeiçoamento, pelo bem-estar, pelo sentido e pelo autoconhecimento. Relacionada a esse aspecto, a **tendência formativa** envolveria a crença em uma forma de organização e

---

13 Envolve a experiência mística, de êxtase (FEIST; FEIST; ROBERTS, 2015).

14 Equivalente a interesse social, sentimento de comunidade ou de unidade com toda a humanidade (FEIST et al., 2015).

15 Não hostil.

16 Refere-se a um "senso de desligamento de seu entorno" e à capacidade de "transcender uma cultura particular" (FEIST et al., 2015, p. 182).

estruturação dos organismos sempre de um nível mais simples para um mais complexo, de um processo constante de tomada de consciência que levaria ao amadurecimento emocional.

Rogers também é uma das principais referências quando discutimos a relação de ajuda. A relação de ajuda não é algo exclusivo do profissional de Psicologia, mas pode e deve ser desenvolvida por todos os profissionais de saúde que atuam diretamente com os clientes-pacientes-usuários na linha de cuidado. Essa compreensão foi aprimorada por Rogers mais ao final da sua vida, na última fase de sua produção. Na literatura encontramos diferentes nomenclaturas em relação às abordagens propostas por Rogers e que refletem tanto o amadurecimento de sua teoria quando seu próprio amadurecimento como pessoa e como psicoterapeuta. Assim, na década de 1940 ele emprega o termo Psicoterapia não Diretiva ou Aconselhamento não Diretivo. A esse termo, posteriormente, seguem-se a Terapia Centrada no Cliente, o Ensino Centrado no Aluno, a Liderança Centrada no Grupo e, por fim, a Abordagem Centrada na Pessoa (MOREIRA, 2010).

A construção e consolidação da Abordagem Centrada na Pessoa é considerada uma fase mais amadurecida do trabalho de Rogers, em que ele discute a aplicação de suas ideias não apenas aos contextos psicoterápicos mais tradicionais, mas também à educação e aos grandes grupos humanos. Pelo modo como o pensamento de Rogers foi evoluindo com o tempo e permitindo também o amadurecimento da Psicologia Humanista, a literatura divide sua obra em fases: Fase não Diretiva (1940-1950), Fase Reflexiva (1950-1957), Fase Experiencial (1957-1970) e Fase Coletiva ou Inter-Humana (1970-1987) (MOREIRA, 2010).

Inspirados nas ideias desse autor, podemos considerar que os diferentes profissionais de saúde podem promover uma escuta autêntica na atenção ao paciente-cliente-usuário. Essa escuta autêntica não pode ser confundida com uma psicoterapia, por exemplo, mas pode ter elementos terapêuticos, uma vez que pode promover alívio, instilação de esperança e aceitação, entre outras possibilidades. No ensino das atitudes facilitadoras aos profissionais de saúde que não são psicólogos, costumo desenvolver reflexões que partem das três atitudes facilitadoras propostas por Rogers e que seriam necessárias e suficientes para a promoção de uma escuta autêntica e de uma relação de ajuda que, de fato, possam disparar mudanças na vida das pessoas (SCORSOLINI-COMIN, 2015b).

A primeira atitude proposta por Rogers é a **congruência** ou a **autenticidade**. A congruência ou autenticidade refere-se à capacidade de *ser o que se é*, de ser coerente com suas atitudes, valores, sendo fiel e condizente com sua própria história, sua formação e seus princípios, ou seja, com aquilo que acredita. Costumo explicar essa atitude aos meus alunos partindo do pressuposto de que se não sabemos quem somos, não podemos contribuir para que outras pessoas descubram quem são. Em outras palavras, se eu não me conheço suficientemente bem, eu provavelmente não conseguirei contribuir para que outras pessoas se conheçam suficientemente bem e possam promover cuidados em termos de sua própria saúde.

> Nas minhas relações com as pessoas descobri que não ajuda, em longo prazo, agir como se eu fosse alguma coisa que não sou. Não serve de nada agir calmamente e com delicadeza num momento em que estou irritado e disposto a criticar. Não serve de nada agir como se soubesse as respostas dos problemas quando as ignoro. Não serve de nada agir como se sentisse afeição por uma pessoa quando nesse determinado momento sinto hostilidade para com ela. Não serve de nada agir como se estivesse cheio de segurança quando me sinto receoso e hesitante. Mesmo num nível primário, essas observações continuam válidas (ROGERS, 2012, p. 19).

Enquanto profissional de saúde eu preciso me conhecer e me reconhecer em termos das minhas funções, das minhas atribuições e, principalmente, do modo como eu me organizo internamente. Eu preciso reconhecer em mim as minhas próprias necessidades de saúde e de cuidado, a fim de que eu possa contribuir para que outras pessoas adotem hábitos considerados mais saudáveis e possam promover mudanças em diversos aspectos relacionados à sua própria saúde.

E eu preciso me autoconhecer enquanto pessoa e profissional de saúde, o que não equivale a estar em total equilíbrio emocional o tempo todo, mas conhecer-se até mesmo para buscar ajuda, para identificar suas dificuldades, para reconhecer seus pontos de maior mobilização, seus limites e suas potências. Eu preciso estar o máximo possível alinhado em relação àquilo que eu sinto, penso e reproduzo em termos da minha prática profissional.

Ser coerente é justamente promover uma atuação profissional que esteja alinhada àquilo que eu sou, àquilo que reconheço e ao meu referencial de ser humano em relação ao outro. Quanto mais as minhas atitudes profissionais estão alinhadas ao meu ser pessoal, mais eu posso promover uma ação que seja considerada autêntica. Isso não equivale a desrespeitar os protocolos de atuação no campo da saúde que podem ser específicos em relação a cada categoria profissional, mas desenvolver uma possibilidade de que minha atuação, ainda que se paute em protocolos específicos e padronizados, possa ser o mais próximo possível do modo como eu compreendo o mundo, do modo como eu me coloco no mundo e do modo como me relaciono com o mundo.

Essa atitude também pressupõe a necessidade de que o profissional de saúde esteja bem em termos emocionais e físicos para promover um cuidado mais efetivo. Quando tratamos os aspectos internos do profissional de saúde, estamos nos remetendo às questões de saúde mental que, com frequência, assolam e são investigadas nesses profissionais. É importante que eu esteja integrado e congruente em relação ao que eu sinto, ao que eu posso manifestar em minha atuação profissional.

Não se trata da necessidade de que o profissional esteja totalmente equilibrado em relação a seus afetos e suas emoções, mas que essas dimensões estejam organizadas para que possa ser possível o estabelecimento de uma relação de ajuda e a oferta de uma atuação profissional que não fira a pessoa que eu sou. É importante estar integrado e congruente para que eu possa oferecer um cuidado em saúde com maior possibilidade de que seus objetivos sejam atendidos.

A segunda atitude proposta por Carl Rogers, e que aqui é aproximada no sentido de possibilitar o estabelecimento de estratégias para a promoção do cuidado em saúde, é a **consideração positiva incondicional** pelo outro. É importante lembrar que as atitudes facilitadoras propostas por Rogers foram pensadas em um contexto de atenção psicoterápica e de aconselhamento psicológico. Nosso exercício aqui é nos apropriarmos dessa linguagem para pensar em direcionadores do cuidado em saúde, o que pode ser desenvolvido por diferentes profissionais como psicólogos, enfermeiros, médicos, fisioterapeutas e terapeutas ocupacionais, por exemplo.

A consideração positiva incondicional pelo outro refere-se ao fato de que o profissional de saúde deve acreditar verdadeiramente que o outro é capaz, que pode mudar e reverter comportamentos considerados desadaptativos. O profissional deve acreditar que o paciente-cliente-usuário possui potencialidades e recursos para buscar a realização de seus desejos ou para atingir seus objetivos.

Obviamente que nem sempre os pacientes-clientes-usuários estão em condições físicas e emocionais plenas para a utilização de seus recursos. Da mesma forma, nem sempre os prognósticos se apresentam de modo positivo ou favoráveis à cura ou à adaptação. No entanto, cabe ao profissional de saúde contribuir para que o paciente-cliente-usuário descubra ou reconheça em si mesmo os recursos que podem ser úteis em seu processo de cura ou de restabelecimento de sua saúde.

Ainda que as pessoas estejam em quadros considerados de difícil manejo, alguns recursos podem estar presentes, preservados e com possibilidades de ser recuperados no processo de cuidado. Essa atitude envolve a necessidade de que o profissional de saúde acredite em seu paciente-cliente-usuário como alguém que pode melhorar, se desenvolver e se adaptar às condições inerentes ao seu processo de saúde-doença.

Em cenários com prognósticos reconhecidamente complexos, esse profissional deve confiar na capacidade desse sujeito construir dignamente seu processo de morte e de morrer, como no caso dos cuidados paliativos, vivenciando esse momento com sentido. Isso significa, na prática, que o profissional de saúde deve acreditar no paciente-cliente--usuário que chega na linha de cuidado, oferecendo uma atitude positiva diante da atenção prestada.

Muitas vezes, o cuidado prestado acaba sendo essencialmente protocolar e desconsidera o sujeito que é depositário desses cuidados. Os cuidados acabam sendo promovidos de maneira impessoal, muitas vezes pressupondo o que o paciente-cliente-usuário não possui, não tem ou ainda não está desenvolvido nele. Nessa perspectiva de cuidado estamos propondo que o profissional de saúde esteja atento à escuta dos recursos trazidos pelo próprio sujeito, ainda que suas condições de saúde atuais possam dificultar a identificação ou o emprego dos mesmos.

A condição facilitadora aqui é considerar que esse sujeito está em desenvolvimento e que os cuidados prestados a ele podem ser úteis em seus processos de mudança e de manejo de seu quadro. Considerar positivamente o outro é confiar na relação que é estabelecida, nos protocolos que são administrados e na prática baseada em evidências que é proporcionada àquele sujeito em tratamento.

Quando eu acredito no meu paciente-cliente-usuário em termos do que ele pode desenvolver e do que ele pode utilizar para seu restabelecimento, eu, de fato, acabo olhando para essa pessoa como alguém potente, como alguém que pode mudar sua realidade ou experienciá-la com mais sentido. Essa mudança de olhar promove uma nova perspectiva acerca do cuidado na medida em que eu me relaciono com um sujeito que é potente e possuidor de recursos, e não com uma pessoa que está debilitada ou que precisa de um cuidado que extrapola suas próprias condições para o restabelecimento da saúde.

Quando me relaciono com o sujeito potente, ainda que esteja passando por uma situação considerada difícil ou que esteja atravessando processo saúde-doença considerado complexo, eu parto do princípio de que esse sujeito não é passivo e receptor exclusivamente de cuidado, mas que pode receber o cuidado de maneira positiva, reflexiva e comprometida com as próprias decisões acerca de como essa condição é manejada durante o tratamento. Quando eu considero meu paciente-cliente-usuário como sendo potente, eu posso promover um cuidado que seja igualmente potente.

A terceira condição facilitadora discutida por Rogers é considerada uma das mais difíceis de serem colocadas em prática. Na atualidade observamos o uso exacerbado desse termo, o que coloca em xeque a própria credibilidade do conceito em termos do seu emprego no contexto da saúde. A **empatia** é considerada a capacidade de estar junto com o outro, compartilhando as experiências e as sensações advindas dessas vivências, considerando a capacidade de se posicionar próximo a essa pessoa e conhecer essa posição, essa condição. É como se eu pudesse mergulhar no universo do outro sem ser este outro.

Ainda que existam no senso comum as aproximações entre os conceitos de simpatia e empatia, que podem ou não estar relacionados, mas se referem a eventos distintos, deve-se problematizar a adoção do conceito de empatia no contexto da saúde. Colocar-se no lugar do outro não é uma atitude considerada simples ou que pode ser realizada sem mais reflexões ou até mesmo de maneira automatizada. É importante questionar quais os efeitos em saúde da adoção dessa postura.

Colocar-se no lugar do outro não é meramente transpor sua posição em relação ao cuidado, de alguém que promove o cuidado para alguém que o recebe. Colocar-se no lugar do outro é estar atento às necessidades desse outro, ocupando uma posição que não é a sua. O profissional de saúde, para ser empático, deve estar disposto e disponível a ocupar o lugar do outro, daquele que recebe cuidado, nas condições em que essa pessoa se apresenta durante o tratamento. Não se trata apenas de vestir a roupa do outro ou de tentar ver o mundo com a lente que esse outro emprega, mas de fazer profundas reflexões que me permitam entrar em contato com essa pessoa de um modo novo e radicalmente oposto àquele que se instaura no cuidado de saúde, ou seja, que muitas vezes toma como referência apenas o ponto de vista técnico representado pelo profissional de saúde.

Quando eu olho o cuidado a partir da posição de quem o recebe, posso promover uma atenção que seja coerente e compatível com as necessidades ou especificidades daquele que é cuidado. A mídia e as redes sociais estão repletas de mensagens que apregoam a necessidade de ser empático com o outro. Embora concordemos com esse posicionamento, é importante refletir que no cuidado em saúde a adoção de uma postura empática passa pela necessidade de um viés crítico no ato de promover essa atenção.

Assim, não basta ocupar simbolicamente a posição do outro, mas de saber que essa posição é um "como se" e que o profissional de saúde deve saber retornar à sua própria função e à sua própria posição de pessoa que está no equipamento de saúde ou no contexto de cuidado para promover essa atenção em relação ao outro. A atitude da empatia não pode ser confundida com a simples ocupação da posição do outro, mas fundamentalmente do processo reflexivo advindo desse retorno à própria condição para o estabelecimento de comportamentos e atitudes que possam ajudar o outro em seu processo de saúde e doença.

A empatia não está apenas no colocar-se no lugar do outro, mas no retorno à própria posição, tendo como informações as vivências experimentadas durante esse exercício de se colocar na condição daquele de quem eu estou cuidando. O exercício do "como se" é potente e fundamental quando estamos promovendo o cuidado. Se eu não tenho a capacidade de enxergar na pessoa que está recebendo o cuidado em saúde alguém que poderia ser o próprio profissional de saúde, torna-se muito complexa a atividade de formar alguém capacitado para essa função.

Todos nós estamos sujeitos ao cuidado em saúde e em todo momento adotamos posturas relativas ao nosso próprio autocuidado. Estamos a todo tempo cuidando e sendo cuidados em alguma medida, de modo que o exercício da empatia não pode ser colocado como algo distante do profissional, mas justamente próximo enquanto um recurso de formação e um recurso de constante aprimoramento acerca do fazer profissional.

Muito se discute sobre o treinamento da empatia. Embora treinar uma capacidade seja bastante complexo, é importante destacar que alguns exercícios e reflexões podem ser estimulados em equipe de saúde e também nos processos formativos para que as pessoas possam estar mais atentas à adoção dessa postura facilitadora no cuidado em saúde. Ao cuidar do outro eu preciso estar atento ao modo como este outro se apresenta, conservando a possibilidade de também me exercitar no lugar do outro para que seja possível o estabelecimento de uma relação de ajuda autêntica e humanizada.

É possível ensinar ao outro o desenvolvimento da empatia? Penso que é necessário que o profissional de saúde, e também o aluno em formação em cursos de saúde, possam ser estimulados a experienciar essa capacidade como promotora de uma atenção em saúde. Ser empático não significa ser bondoso, caridoso ou "humano". Embora haja vários questionamentos sobre esse processo de "tornar-se humano", a metáfora aqui cabe ao processo de tornar-se empático.

A formação em saúde pode priorizar o estabelecimento de posturas que coloquem o aluno ou profissional de saúde em contato com a vinculação. Essa vinculação pode se dar de modo a promover comportamentos considerados mais adaptativos tanto em termos de quem promove o cuidado quanto em termos de quem recebe essa atenção. Poderíamos aqui discutir de que modo também o paciente-cliente-usuário pode fazer o exercício de se colocar no lugar do profissional de saúde. Embora este seja um movimento igualmente potente, estamos priorizando neste livro a formação profissional em saúde, de modo que nosso ponto de vista é favorecer que você, leitora ou leitor, esteja apto a empregar essa capacidade como facilitadora de seu processo de trabalho e como facilitadora do processo de estabelecimento de uma relação de ajuda que seja considerada autêntica e que possa atingir os objetivos apregoados dentro do itinerário terapêutico.

Segundo Rogers, essas três atitudes facilitadoras aqui descritas – autenticidade/congruência, consideração positiva incondicional pelo outro e empatia – seriam consideradas suficientes para o estabelecimento de uma relação de ajuda. Em suas palavras:

> Dessa forma, a relação que considerei útil é caracterizada por um tipo de transparência de minha parte, onde meus sentimentos reais se mostram evidentes; por uma aceitação desta outra pessoa como uma pessoa separada com valor por seu próprio mérito; e por uma compreensão empática profunda que me possibilita ver seu mundo particular através de seus olhos. Quando essas condições são alcançadas, torno-me uma companhia para meu cliente, acompanhando-o nessa busca assustadora de si mesmo, onde ele agora se sente livre para ingressar (ROGERS, 2012, p. 39).

Embora essas condições ou atitudes possam ser consideradas simples de serem colocadas em prática, à primeira vista, isso não é facilmente observado quando exploramos os ambientes profissionais. Embora se saiba que acreditar no paciente-cliente-usuário, ser autêntico e desenvolver uma postura empática sejam importantes para o cuidado em saúde, isso muitas vezes acaba se automatizando em termos de um cuidado mais rápido, breve e que compromete ou não favorece a vinculação e a humanização do cuidar.

E apesar de o modelo biomédico e positivista ser amplamente criticado na contemporaneidade e em face da discussão acerca da humanização no cuidar, muitas vezes as atitudes consideradas diferentes desse modelo acabam sendo consideradas mais complexas de serem colocadas em prática, de modo que ser empático acaba não sendo uma atitude considerada natural e humana. Muitos modelos de atenção acabam considerando que a empatia deve vir de fora, quando deve ser recuperada dentro do próprio sujeito em relação.

Na formação em saúde essas três condições facilitadoras podem ser implementadas juntamente com outras atitudes que já foram descritas em obras anteriores relacionadas ao aconselhamento psicológico (SCORSOLI-NI-COMIN, 2015b). Essas atitudes estão sumarizadas no Quadro 9 a seguir. Posteriormente, apresentaremos algumas reflexões sobre este capítulo.

Atitudes	Definição	Exemplo
Congruência ou autenticidade	A capacidade de ser o que se é, de ser coerente com suas atitudes, valores, não devendo se inspirar em outros modelos, e sim ser fiel ou condizente com sua história, formação e princípios.	O profissional de saúde deve ser coerente com seu modo de ser. Ser autêntico pode ser compreendido como ser "inteiro" na relação ou, então, de harmonia entre a experiência e a consciência ou da imagem que faz de si com suas atitudes. Ser autêntico nem sempre é um processo simples, podendo demandar um investimento em autoconhecimento, por exemplo, por meio da psicoterapia. Quanto mais um profissional de saúde consegue ser autêntico em seu fazer, mais consegue estar confortável nessa posição e, de fato, ajudar outras pessoas em seu processo de mudança.
Consideração positiva incondicional pelo outro	Acreditar verdadeiramente que o outro é capaz, que pode mudar, que possui potencialidades e recursos, pessoas para buscar a	Como destacado por Rogers, é necessário acreditar no outro ou, em outras palavras, considerá-lo como alguém que possui

	realização de seus desejos ou para atingir seus objetivos.	condições de se modificar, de se estabilizar, de crescer como pessoa, ainda que esse sujeito possa estar envolvido em um processo de adoecimento grave ou vivenciando uma situação de muita mobilização emocional. Acreditar no paciente-cliente-usuário e em sua capacidade de mudança é uma ferramenta importante no estabelecimento da confiança. É um modo de expressar aceitação e estima pelo paciente-cliente-usuário, de acolhê-lo como pessoa, o que pode se manifestar de muitas formas, até mesmo pelo interesse pela sua história e pelo seu caso, por exemplo.
Empatia	Envolve a capacidade de estar junto com o outro, compartilhando as experiências e as sensações advindas dessas vivências, mas conservando a capacidade de ser outra pessoa. É mergulhar no universo do outro sem ser o outro.	Trata-se não apenas de compreender que o paciente-cliente-usuário vive uma dada situação e que deve ser compreendido, aceito e respeitado. A empatia envolve a necessidade de "estar com" o outro, compartilhar sentimentos e experiências, indo além de uma compreensão intelectual acerca do problema. É pensar e agir como se fosse o próprio paciente-cliente-usuário, mas

conservando o adequado distanciamento entre essas experiências. Estando com esse paciente-cliente-usuário, o profissional de saúde pode compreendê-lo de modo mais vivencial, aproximando essas pessoas na relação de ajuda e podendo promover mudanças. Caso seja difícil se aproximar da experiência de quem recebe cuidado, o profissional de saúde pode pensar em pessoas próximas e em condições semelhantes com as quais já tenha lidado, buscando pontos de encontro, de diálogo e de experiência compartilhada para favorecer o olhar empático.

Quadro 9: Principais recursos humanistas para a mudança do paciente-cliente-usuário.
Fonte: Elaborado pelo autor.

A fim de compor um rol de estratégias e capacidades que podem ser desenvolvidas e treinadas na formação em saúde, no último capítulo deste livro destacaremos outras condições consideradas importantes no estabelecimento da relação de ajuda, entre elas a ética, o respeito à diversidade, o respeito à cultura do outro, a capacidade de ouvir, a capacidade de falar, a capacidade de suportar o silêncio, a capacidade de implicar-se no processo de mudança do outro, a autoavaliação e a postura científica. A seguir, vamos refletir sobre os diversos elementos abordados no presente capítulo.

Reflexões sobre o CAPÍTULO 9

1) A partir do que foi apresentado neste capítulo, escolha uma das três condições facilitadoras propostas por Rogers: autenticidade ou congruência,

consideração positiva incondicional e empatia. Explique com suas palavras em que consiste esse conceito e exemplifique o seu emprego em alguma situação de atendimento em saúde pelo qual você tenha passado.

Para refletir melhor:

Na definição do conceito, você pode tentar aproximar essa noção da atuação desenvolvida pelo profissional da sua área. Por exemplo: se você é um estudante de Enfermagem, como essa noção pode ser compreendida em termos da atuação desse profissional? Na segunda parte da resposta você precisará compartilhar uma situação vivenciada. Tente pensar em um exemplo concreto de atendimento de saúde pelo qual você passou. Pode ter sido um atendimento por qualquer profissional de saúde. Algumas questões podem nortear sua resposta: você sentiu que esse profissional foi empático com você e conseguiu se colocar em seu lugar? Você sentiu que esse profissional estava sendo autêntico? Você sentiu que ele acreditou em seu potencial de mudança, de recuperação ou de enfrentamento da condição que te fez buscar ajuda profissional? Reflita sobre esses aspectos em sua resposta.

2) A partir de uma situação que você vivenciou (pode ser de qualquer ordem), descreva como você conseguiu oferecer ajuda a uma pessoa.

Para refletir melhor:

Primeiramente, descreva a situação e como a ajuda se insere nela. A ajuda foi solicitada por alguém ou foi oferecida por você? Que tipo de ajuda foi prestada? Como você avalia que, de fato, conseguiu ajudar essa pessoa? A ajuda que você prestou era realmente a que ela estava precisando ou demandando naquele momento? Quais os principais recursos pessoais que você utilizou para prestar essa ajuda? Você pode escolher uma situação vivenciada no contexto pessoal, na universidade, no trabalho, enfim, em qualquer contexto.

CAPÍTULO 10

Estratégias e recursos promotores de mudança em saúde

Objetivo do capítulo:

- Apresentar ao leitor um conjunto de estratégias e capacidades que podem ser desenvolvidas e treinadas na formação em saúde para a promoção da mudança na atenção a pacientes-clientes-usuários.

O que abordaremos neste capítulo?

- Vamos conhecer algumas estratégias que podem facilitar o contato entre o profissional de saúde e o paciente-cliente-usuário na linha de cuidado, especificamente: a ética, o respeito à diversidade, o respeito à cultura do outro, a capacidade de ouvir, a capacidade de falar, a capacidade de suportar o silêncio, a capacidade de implicar-se no processo de mudança do outro, a autoavaliação e a postura científica.
- Vamos refletir sobre as ressonâncias da consideração do paciente-cliente-usuário como uma pessoa que possui recursos, ao invés de um discurso relacionado ao déficit e ao adoecimento de modo exclusivo.
- Vamos retomar algumas considerações da Abordagem Centrada na Pessoa e da Psicologia Positiva para explorarmos os contextos para o reconhecimento dos recursos trazidos por pacientes-clientes-usuários.

Ao final, serão apresentados exercícios reflexivos para solidificar a aprendizagem desses conteúdos.

CAPÍTULO 10

Estratégias e recursos promotores de mudança em saúde

Só nos olhos das pessoas é que eu procurava
o macio interno delas; só nos onde os olhos.
(Guimarães Rosa. *Grande Sertão: Veredas.*)

O presente capítulo, dando continuidade ao anterior, no qual priorizamos os recursos humanistas ou inspirados na Abordagem Centrada na Pessoa (ROGERS, 2009, 2012), tem como objetivo apresentar aos leitores e leitoras um conjunto de estratégias e capacidades que podem ser desenvolvidas e treinadas na formação em saúde para a promoção da mudança na atenção a pacientes-clientes-usuários. Como anunciamos anteriormente, esse rol de recursos, estratégias e também de características não podem ser tomados de modo apartado da necessidade de, permanentemente, construir recursos e estratégias que permitam a oferta de um cuidado mais adequado, com mais qualidade e que esteja comprometido com a promoção da saúde e do bem-estar. Essa construção deve ocorrer por todos os profissionais de saúde em diálogo constante com os pacientes-clientes-usuários e suas necessidades. E nesse contexto os profissionais de Enfermagem, como temos discutido ao longo de toda essa obra, podem ocupar um papel significativo.

Estratégias e recursos

Neste capítulo, o primeiro recurso que será discutido refere-se a uma condição para o estabelecimento dos relacionamentos humanos e para a própria vida em sociedade. A ética refere-se à capacidade de agir tendo como norteadores os princípios básicos que envolvem o respeito pelo outro e à sua história de vida, sua condição, suas características e escolhas. Essa atitude também envolve o respeito pelas diferenças, pelos valores praticados e pelas atitudes, sendo sempre necessário diferenciar ética de moralidade. Não se trata de discutir aquilo que é moral, o que é melhor, mais adequado ou considerado certo ou errado. No cuidado em saúde não cabe ao profissional discutir se determinados posicionamentos adotados pelo paciente-cliente-usuário são certos ou errados, mas sim de que eles devem ser submetidos a uma avaliação em termos de suas ressonâncias para o cuidado em saúde. Outro elemento importante é sempre conhecer, entrar em contato e respeitar o Código de Ética Profissional, que baliza quais as atuações são possíveis dentro de uma determinada categoria profissional, quais as infrações passíveis de punição, bem como a descrição de comportamentos adequados e alinhados aos princípios para o bom exercício daquela dada profissão.

Um clássico exemplo dessa questão é quando abordamos as religiosidades e as espiritualidades dos pacientes-clientes-usuários. Muitas vezes pressupomos que haja religiosidades ou espiritualidades consideradas mais normativas, ou seja, que seriam universais e melhor aceitas por todas as pessoas. Algumas manifestações religiosas que fogem àquilo que é considerado mais comum ou frequente em determinada sociedade ou cultura acabam ocupando uma posição que legitima o outro a questionar a sua veracidade. Muitas vezes os profissionais de saúde acabam julgando as manifestações religiosas consideradas distantes do próprio profissional ou das crenças mais difundidas naquela sociedade, promovendo um cuidado que acaba considerando que existem culturas ou crenças melhores, piores, mais ou menos adequadas, mais ou menos verdadeiras.

A ética pressupõe a necessidade de acolher a crença ou as religiosidades ou as espiritualidades dos diferentes sujeitos sem questionar se essas manifestações são reais ou morais. O cuidado deve ser promovido sem questionamentos da ordem do real e sem questionamentos da ordem moral. Não cabe ao profissional de saúde questionar se determinada prática religiosa, por exemplo, é verdadeira ou correta, mas sim de que modo tal prática acaba repercutindo no modo como o paciente recebe o cuidado em saúde ou como ele se comporta durante um tratamento.

O **respeito à diversidade** refere-se à capacidade de respeitar e aceitar diferentes modos de agir diante das experiências da vida, tendo por base a consideração de que as pessoas vivem, organizam-se e escolhem de maneiras plurais, não necessariamente equivalendo ao nosso modo de agir diante das mesmas situações. Essa postura guarda proximidade com o conceito de alteridade, de que é preciso reconhecer e aceitar o outro, não impondo nossa realidade ou nossa cultura como um parâmetro, mas como mais uma possibilidade de interpretação e de pertencimento ao mundo.

O respeito à diversidade pressupõe a necessidade de que esta seja trazida como essência do cuidado, ou seja, como algo que baliza a atuação e o modo como eu vou me relacionar com o outro que, possivelmente, possui um referencial de mundo e de vida diferente ou até mesmo distante do meu. Respeitar a diversidade não equivale ao fato de considerar que a diversidade existe, o que não consideraria a complexidade do fenômeno. A diversidade existe e deve ser respeitada, deve ser reconhecida, deve ser convocada para fazer parte dos atendimentos em saúde.

Esse respeito é atravessado pela necessidade de acolhimento do que é diverso ou do que é considerado diverso. Se a diversidade não pode entrar na linha de cuidado, ela de fato não está sendo respeitada. Muitas práticas profissionais destacam a importância desse olhar para a diversidade, mas não instrumentalizam como essa diversidade pode ser considerada concretamente no cuidado em saúde. Quando consideramos que a diversidade existe, mas não a convidamos para que integre o modo como o cuidado é promovido, acabamos por justamente desconsiderá-la e reforçar apenas aquilo com que estamos mais acostumados, reproduzindo práticas consagradas e que não fujam a nosso controle ou de nosso repertório mais próximo. Acolher a diversidade é uma prática complexa que envolve abertura e disponibilidade para repensar o cuidado, podendo conhecê-la e, de fato, encontrar formas de integração com os protocolos já existentes.

O **respeito à cultura do outro** refere-se à condição de evitar posturas etnocêntricas ou que levam em consideração a cultura da qual se faz parte como sendo a referência para a atuação naquela sociedade. Essa condição também envolve o conceito de alteridade, de reconhecimento e de valorização do outro. Quando falamos em postura etnocêntrica, estamos pressupondo que o referencial considerado mais adequado é aquele do qual o profissional de saúde faz parte. Na linha de cuidado isso equivale a considerar que o referencial do outro é menor, menos eficaz ou menos importante do que o referencial trazido pelo profissional. Quando o profissional considera como referência apenas sua cultura, pode balizar sua atuação reconhecendo que os demais padrões culturais são insuficientes, inadequados ou que não produzem, do mesmo modo que o seu, um cuidado em saúde considerado adequado.

Essa postura etnocêntrica muitas vezes é derivada do *status* do profissional de saúde, de que o mesmo possui uma postura científica que é julgada como superior às demais. No entanto, a postura científica não deve distanciar o profissional de saúde do paciente-cliente-usuário, mas justamente favorecer a vinculação e o contato com o outro. A postura científica não pode ser considerada ou confundida com uma postura de distanciamento entre quem cuida e quem recebe o cuidado. Esse distanciamento é promovido a partir de resquícios e ancoragens em modelos biomédicos e positivistas que pressupõem a necessidade de neutralidade e de distanciamento entre o profissional e o paciente-cliente-usuário.

Esse distanciamento acaba balizando o cuidado e protegendo o profissional de um maior envolvimento em relação ao paciente-cliente-usuário, o que pode expô-lo a questões que não possam ser suficientemente controladas no fazer em saúde. Embora certo distanciamento possa proteger o profissional do manejo de questões complicadas, ele não pode ser confundido com uma postura padrão. O padrão não pode ser o distanciamento e também não pode ser o referencial do próprio profissional, desconsiderando as visões de mundo e a cultura do outro.

Cada cultura possui especificidades que devem ser conhecidas e respeitadas pelo profissional. Quando o profissional não conhece o referencial do outro, deve se esforçar para não apenas conhecê-lo, mas justamente abrir-se à possibilidade de aprender com uma cultura diferente e com padrões distintos de como se comportar nas mais variadas situações.

Embora as práticas profissionais sejam pautadas em conhecimentos científicos que são construídos a partir de evidências testadas e comprovadas, a adoção desse posicionamento não pode desconsiderar os saberes e as práticas que são trazidos pelos pacientes-clientes-usuários. Sempre que possível esses saberes devem ser considerados no processo de cuidar, embora, muitas vezes, possam ser trazidos aspectos que se referem a um cuidado considerado mais informal ou popular, não sendo possível de ser realizado em equipamentos formais de saúde. O fato de conhecimentos populares não poderem ser concretizados em um espaço formal de cuidado não equivale a dizer que a cultura do outro não será respeitada.

A atitude de respeito, pelo contrário, pressupõe a necessidade de que o profissional de saúde conheça o outro, se aproxime do outro e promova uma escuta ativa acerca da cultura desse outro. Não existem, portanto, culturas melhores ou piores, mas sim culturas diversas e que devem ser respeitadas nessa condição.

Outra capacidade que pode ser desenvolvida refere-se ao **ato de fala**. O profissional de saúde deve comunicar-se adequadamente ao longo de todo o processo de ajuda, deve ser capaz de comunicar o que é necessário, sempre com assertividade e compromisso ético. Embora a capacidade de falar seja considerada algo corriqueiro e extremamente básico da comunicação humana, nem sempre os profissionais de saúde lidam de modo adequado com essa capacidade. Assim como pontuamos no ato da escuta, no Capítulo 9, muitas vezes a fala acaba sendo relegada a determinados profissionais. Entre eles podemos encontrar a figura do médico.

Em um processo de hierarquização das práticas em saúde, os profissionais da Medicina podem ser considerados mais preparados para a comunicação de determinadas questões ou procedimentos. Um exemplo é a comunicação de más notícias, muitas vezes destinada ao médico enquanto um emissor dessas mensagens (CALZAVARA; SCORSOLINI-COMIN; CORSI, 2019). Os demais profissionais de saúde acabam sendo deslegitimados em seus lugares de fala e de saber acerca de procedimentos e protocolos. Em algumas ocasiões, a fala também é destinada ao profissional de Psicologia, como se apenas esse profissional estivesse capacitado para estabelecer uma comunicação adequada com pacientes e suas famílias, por exemplo.

Desconsidera-se, com isso, o fato de que outros profissionais estejam mais ligados à linha principal de cuidado, como é o caso dos enfermeiros. Assim, não seria mais coerente destacar que as capacidades de fala e de escuta fossem competências a serem executadas essencialmente ou prioritariamente por profissionais de Enfermagem? Nessa discussão, cabe levantar o fato de que o saber biomédico e positivista nem sempre reconhece em todos os profissionais de saúde essas capacidades básicas. Tanto o lugar de fala quanto o lugar da escuta são considerados posições de poder que podem revelar assimetrias, disputas ideológicas e hierarquias.

Falar e ouvir, portanto, não são capacidades simples, pelo contrário. No que se refere especificamente à capacidade de fala, deve-se fortalecer os profissionais para que estes possam dominar determinadas competências que possibilitem uma comunicação mais efetiva e eficaz, o que passa pelo domínio da mensagem que se pretende comunicar, das posições de quem fala e de quem escuta, do domínio do saber que se pretende comunicar, do nível de compreensão do receptor da mensagem, da cultura de quem fala e da cultura de quem escuta, entre outros aspectos extremamente importantes e que podem balizar uma boa ou uma má comunicação.

A capacidade de falar com clareza e assertividade, comunicando-se o que se quer comunicar, de fato, sempre considerando o conteúdo da mensagem e o modo como esse receptor se coloca diante dessa interação, são aspectos fundamentais que também repercutem na adesão a tratamentos e em prognósticos mais satisfatórios. É sempre importante estar atento ao nível de compreensão do receptor, de modo que esse profissional, muitas vezes, tenha que fazer ajustes na maneira como se comunica, priorizando uma interação aberta e mesmo a disponibilidade para que esse paciente--cliente-usuário se sinta confortável para expressar sua não compreensão, suas dúvidas, entre outros.

Para quem está em processo de formação, duas dicas podem ser especialmente importantes. A primeira delas é que você precisa ser empático com seu paciente-cliente-usuário. Isso passa, muitas vezes, não apenas por se colocar no lugar dessa pessoa, como já apresentamos no capítulo anterior, mas por colocar essa pessoa no lugar de alguém que você conheça e que tenha recursos semelhantes, por exemplo. Ao conversar com um idoso, por exemplo, você pode se lembrar de um avô ou de um tio que possui capacidades semelhantes e que talvez possua dificuldades com determinadas informações essencialmente técnicas. Tentar se aproximar dessa realidade lhe permitirá realizar comunicações mais efetivas. A segunda dica é que esse processo depende bastante da prática. Quanto mais você se comunicar e quanto mais analisar essa comunicação de modo aberto, mais poderá desenvolver repertórios próprios que o ajudem nesse processo. Assim, a experiência possui um valor importante nesse processo e deve ser sempre recuperada. Mesmo que estejamos formados e em atuação há bastante tempo, estaremos sempre em formação e sempre podendo aprender uma forma melhor de fazer aquilo ao que nos dedicamos cotidianamente.

A **capacidade de suportar o silêncio** é uma atitude muitas vezes associada à escuta em contexto psicoterápico. Em um contexto de atendimento psicológico, o silêncio pode emergir e apontar para diferentes significados, como a elaboração de determinados conteúdos, o tempo necessário para compreensão de determinados aspectos da experiência que está sendo narrada, e mesmo de dificuldades de manejo, de aceitação e de expressão de algumas questões do viver.

Para além dos *settings* de atendimento psicológico, o silêncio atravessa todo e qualquer atendimento em saúde, podendo denotar as mesmas questões que ocorrem em um atendimento psicológico. Muitas vezes o paciente-cliente-usuário não compreende as informações que são transmitidas, tem necessidade de elaborar a informação que acabou de receber ou precisa de um tempo para processar sensorialmente a experiência do processo de saúde-doença que está sendo proposta naquele contexto.

A ansiedade de muitos profissionais de saúde impede que esse silêncio seja manifestado adequadamente e possa ser útil no processo de compreensão do sujeito diante de seu processo de saúde-doença. O silêncio é compreendido como algo que pode ser complexo e também perigoso. Se o sujeito permanece em silêncio, eu nem sempre consigo compreender o modo como ele está assimilando aquela experiência ou informação. Isso deve ser relativizado, pois nem sempre a fala pode nos permitir o acesso real ao modo como o sujeito está compreendendo aquela informação ou experiência.

Componentes de desejabilidade social podem ser expressos de modo a favorecer com que profissionais de saúde interpretem erroneamente o que o sujeito está dizendo no momento do atendimento, por exemplo. O paciente-cliente-usuário, buscando ser aceito ou não querendo demonstrar o que sente ou suas possíveis dúvidas, pode emitir comportamentos que façam o profissional de saúde interpretar que está ocorrendo uma compreensão do que ele está dizendo.

Suportar o silêncio é um convite para suportar a ansiedade de não saber, ao certo, o que o sujeito está pensando ou querendo manifestar. O não saber pode ser considerado ameaçador para os profissionais de saúde, mas essencialmente terapêutico no processo de relação com quem é cuidado. O silêncio não deve ser compreendido de modo negativo. As longas pausas que, muitas vezes, costuram as narrativas dos pacientes, podem ser convites para uma compreensão mais apurada acerca do sujeito, permitindo vê-lo para além das pistas sensoriais consideradas mais clássicas e de fácil apreensão.

Mas nem sempre os profissionais de saúde abrem-se a essa possibilidade, invadindo o espaço de elaboração do sujeito com interpretações prontas, como: *você não está entendendo? Fui claro? Você está chateado com essa notícia? Não fique assim, tudo irá se resolver!* Em um contexto em que nem sempre esses contatos são realizados dentro de um tempo considerado adequado, tal forma de acolhimento do silêncio do paciente-cliente-usuário pode se configurar como algo extremamente desacolhedor. Embora os profissionais de saúde possam, de fato, estar engajados em um acolhimento mais humanizador, é fundamental atentar-se a essas comunicações no processo de cuidado.

Uma questão que também deve ser discutida é a **implicação do profissional de saúde no processo de mudança do outro**. O profissional deve reconhecer que também é parte do processo de mudança experienciado pelo paciente-cliente-usuário. Em um paradigma biomédico e positivista frequentemente observamos profissionais narrando que o processo de mudança é algo que só pode ser vivenciado pelo paciente ou cliente.

Compreendemos que este paciente ou cliente está em busca de ajuda e que necessita de algumas mudanças para que possa restabelecer sua condição de saúde. O fato de implicar-se no processo de mudança não significa que o profissional deva mudar juntamente com o paciente, mas que deve ser coparticipante desse processo, acompanhando aquele que recebe ajuda durante todo o itinerário terapêutico. Implicar-se no processo de mudança do outro não se trata de se responsabilizar sozinho pelos desfechos do tratamento; pelo contrário, envolve a capacidade de estabelecer vínculos seguros com a pessoa que está buscando ajuda, fornecendo condições para que o itinerário terapêutico seja percorrido com mais tranquilidade e apoio, fortalecendo sua condição e possibilitando desfechos mais positivos a partir do tratamento.

Aqui voltamos à necessidade de que o profissional de saúde seja próximo do paciente não no sentido de compartilhar suas intimidades, mas de estabelecimento de relacionamentos interpessoais com maior envolvimento emocional, permitindo-se ser um apoiador constante do processo de mudança. Essa condição frequentemente é associada à consideração positiva incondicional descrita no capítulo anterior, pois envolve a capacidade de estar junto do outro e acreditar que este outro tem possibilidade de melhorar, de se readequar e de se reequilibrar.

Implicar-se no processo de mudança do outro é, em outras palavras, estar junto, participar e não visualizar o paciente-cliente-usuário como alguém descolado de sua prática ou apenas como depositário de cuidados, mas como uma pessoa que, necessitando de uma atenção especializada, pode relacionar-se de modo amistoso, ético e responsável com os profissionais que promovem cuidados. Esse engajamento também pode ser expresso de muitas formas, por meio de gestos, na comunicação não verbal, com palavras, por meio da motivação, do incentivo a comportamentos de saúde mais adequados, na companhia em determinadas atividades e mesmo em uma postura de interesse e de curiosidade pelo paciente-cliente-usuário.

A **capacidade de autoavaliação** refere-se ao fato de que o profissional deve abrir-se ao processo de refletir constantemente sobre sua prática, recebendo *feedback* ou participando de supervisões e discussões clínicas. O profissional deve estar aberto a mudar, a rever-se e a aprimorar-se. A autoavaliação deve ser compreendida não como momento de reconhecimento de erros e acertos, o que nos colocaria diante de uma postura punitiva e já consagrada em termos da formação em saúde. A autoavaliação pressupõe a possibilidade de ver o sujeito em uma perspectiva apreciativa, ou seja, de incluir o profissional de saúde como um participante importante do processo de construção de melhores condições de vida e de saúde para as pessoas atendidas.

Nesse sentido, a autoavaliação ocupa um papel de destaque, pois permite que novas posturas sejam adotadas e que as práticas consideradas desadaptativas possam ser revistas no sentido de aprimorar protocolos, formas de estabelecer o vínculo e maneiras mais apropriadas de promover um cuidado humanizado e condizente com as necessidades observadas pela equipe. A autoavaliação deve ser um momento de formação em saúde, e não de uma avaliação que pressupõe a correção, mensuração e punição quando uma prática adotada não atinge o resultado esperado.

Nessa nova perspectiva avaliativa pressupomos um olhar positivo e apreciativo para as questões levantadas ao longo do processo de cuidar, contribuindo para a adoção de comportamentos mais proativos e engajados na mudança que se pretende promover no outro. A autoavaliação deve atravessar todo processo de oferta de cuidado, não sendo difundida apenas ao final de um determinado processo, mas como uma postura constante que se materializa como um processo de aperfeiçoamento ligado à prática e aos desafios colocados na atenção mais humanizada em saúde. A postura, desse modo, não é mais punitiva, mas sim possibilitadora de olhares positivos e que potencializem comportamentos profissionais mais adequados e alinhados às demais capacidades e atitudes destacadas neste capítulo de modo integrado.

A última atitude que se pretende destacar é a **postura científica**, que está diretamente relacionada às questões do manejo ético envolvendo assistência em saúde. O profissional deve aplicar regras e protocolos com os quais esteja familiarizado e pelos quais possa se responsabilizar eticamente. Ainda, essas técnicas devem ser fruto de pesquisas científicas, de um arcabouço teórico definido e amplamente aceito pela comunidade científica.

O profissional de saúde não pode empregar técnicas que não sejam dominadas por ele e que não tenham comprovação científica, ou seja, que não tenham estudos fornecendo evidências suficientes para que tais técnicas ou protocolos possam ser empregados no cotidiano profissional. A postura científica é um princípio que deve ser mantido ao longo de toda assistência em saúde, haja vista a necessidade de embasar as técnicas desenvolvidas e ofertadas à população que busca ajuda.

Isso significa que o saber profissional deve ser fundamentado em um saber de caráter científico, em contraposição a perspectivas que priorizam o senso comum e os apontamentos que não possuem sólida base científica para que possam ser comprovados. No capítulo anterior, por exemplo, quando tratamos das atitudes facilitadoras propostas por Carl Rogers, há que se recuperar que este autor não postulou esses conhecimentos a partir do senso comum, pelo contrário: foram fruto de um denso processo de estudo a partir de interações ocorridas em contextos terapêuticos ligados à psicoterapia e ao aconselhamento psicológico.

As atitudes que propomos neste capítulo referem-se a estratégias que podem ser desenvolvidas em diferentes contextos de atenção à saúde como proposta para ampliar os repertórios de profissionais no sentido de contribuir para que os pacientes-clientes-usuários possam atingir graus importantes de mudança, o que deve se expressar em melhores condições de vida e de saúde. Essas atitudes não esgotam os repertórios para a promoção da mudança em saúde, o que equivale a dizer que outras condições e ferramentas podem e devem ser propostas continuamente. No entanto, reconhecemos que essas atitudes podem ser consideradas basilares na promoção do cuidado, o que pode ser evidenciado tanto pela exploração da abordagem humanista proposta por Rogers quanto pela farta literatura no campo da Psicologia da Saúde.

A fim de facilitar o processo de aprendizagem e recuperação das informações, o Quadro 10, a seguir[17], sumariza as principais atitudes descritas neste capítulo e traz exemplos de como tais aspectos podem ser contemplados na assistência em saúde. Essa figura pode ser um guia importante para o estudo de alunos em cursos de formação em saúde e também para profissionais de saúde em processos de treinamento e de aperfeiçoamento.

---

17 Uma versão desse quadro foi originalmente publicada no livro *Aconselhamento psicológico: Aplicações em gestão de carreiras, educação e saúde* (SCORSOLINI-COMIN, 2015b). Na versão original foram trazidos exemplos ligados à atuação em aconselhamento psicológico e privilegiando a adoção de atitudes relacionadas à atuação em Psicologia. Na presente obra apresento a figura adaptando-a à atuação em saúde, e não endereçando-a a uma categoria específica de profissional de saúde, mas a todos os envolvidos em uma equipe multiprofissional, por exemplo, segundo as recomendações trabalhadas até aqui neste capítulo.

Atitudes	Definição	Exemplo
Ética	Capacidade de agir tendo como norteadores os princípios básicos da ética que envolvem respeito pelo outro, sua história de vida, sua condição, suas características e escolhas. Envolve respeito pelas diferenças, valores praticados e atitudes. É preciso diferenciar ética de moralidade.	O profissional de saúde deve seguir o código de ética de sua categoria, respeitando os preceitos dispostos neste documento. Sempre que tiver dúvidas em relação a determinadas condutas ou protocolos, deve consultar seu órgão de classe, a fim de obter informações e orientações de como proceder.
Respeito à diversidade	Capacidade de respeitar e aceitar diferentes modos de agir diante das experiências da vida, tendo por base a consideração de que as pessoas vivem, organizam-se e escolhem de maneiras plurais, não necessariamente equivalendo ao nosso modo de agir diante das mesmas situações.	O respeito à diversidade é um dos princípios norteadores de todo e qualquer processo de ajuda. Respeitar a diversidade não significa apenas considerar que o outro é alguém diferente, mas trazer essa diversidade para o modo como se promove o cuidado. Deve-se comprometer com a ruptura com posturas julgadoras ou moralistas acerca dos pacientes-clientes-usuários e suas condições e comportamentos. Quando a diversidade é trazida, de fato, para os cenários de cuidado, pode apontar para novas formas de interação, de novas possibilidades de acesso ao paciente-cliente-usuário e a inovações nesse cuidar.

Respeito à cultura do outro	Combater quaisquer posturas etnocêntricas, ou seja, que levam em consideração a cultura da qual se faz parte como referência para a atuação naquela sociedade. Cada cultura possui especificidades que devem ser conhecidas e respeitadas pelo profissional de saúde.	Quando se atua com pacientes-clientes-usuários pertencentes a comunidades culturais distantes do profissional de saúde, é importante sempre conhecer ao máximo a cultura do outro. Esse conhecimento não pode se dar apenas como forma de acessar uma informação acerca do sujeito, mas deve ser refletido no modo como se promove o cuidado. O atendimento em saúde que toma por base as evidências científicas e os protocolos já consolidados e reconhecidos pode se abrir a experiências culturais que também narrem sobre os processos de saúde, de doença e de cuidado. Buscar uma atuação que prime pelo embasamento científico e técnico de modo articulado com os componentes culturais daquele que recebe o cuidado é uma postura que pode favorecer a adesão, o diálogo e a mudança em saúde.
Capacidade de ouvir	A capacidade de ouvir passa pela consideração de que a mensagem que o outro quer nos comunicar carrega diferentes sentidos, aos quais precisamos estar abertos para captar, assimilar e compreender.	Muitos profissionais de saúde, ansiosos para que seus pacientes-clientes-usuários falem e se expressem, podem perder a capacidade de escuta, substituindo a fala do outro pelas suas próprias experiências, possivelmente no sentido de evitar o

		silêncio ou buscar a maior expressão daquele que é cuidado. Essa postura pode promover o distanciamento pela dificuldade de comunicação. É preciso aprimorar cada vez mais a capacidade de ouvir, não apenas as palavras proferidas pelo paciente-cliente-usuário, mas sua postura, seus gestos, o modo como se comporta na situação do atendimento.
Capacidade de falar	O profissional de saúde deve ser capaz de comunicar o que é necessário, sempre com assertividade, clareza, empatia e compromisso ético.	Embora o foco do atendimento em saúde seja, na maioria das vezes, na fala trazida pelo paciente-cliente-usuário acerca de uma queixa, o profissional de saúde deve estar disponível e disposto para "falar", ou seja, fazer intervenções verbais nas quais possa ajudar o paciente-cliente-usuário a organizar seu pensamento, por exemplo. Pode ajudar, a partir dessa sua fala, que o paciente-cliente-usuário se reconheça e possa também falar mais abertamente sobre suas questões.
Capacidade de suportar o "silêncio"	O silêncio às vezes é visto de modo muito negativo, notadamente por profissionais de saúde iniciantes e que ficam ansiosos diante de lon-	O profissional de saúde pode utilizar o silêncio como um disparador para uma conversa seguinte, tentando pensar nos sentidos que esse silêncio pode evocar naquele

	gas pausas no relato dos pacientes-clientes--usuários.	processo de ajuda. Deve sempre tentar trazer esse silêncio para aquele atendimento, pensando a respeito do mesmo. Deve evitar intervenções que busquem interpretar o silêncio, com falas que, muitas vezes, não representam os motivos daquele silêncio e que podem dificultar ainda mais o processo comunicativo e a construção do vínculo.
Capacidade de implicar--se no processo de mudança do outro	O profissional de saúde deve reconhecer que também é parte do processo de mudança experienciado pelo paciente--cliente-usuário.	Não se trata de trazer os problemas do paciente-cliente-usuário para sua própria vida e tentar resolvê-los, mas de apoiá-lo nesse processo de crescimento, reconhecendo seus avanços e retrocessos, oferecendo suporte ao longo da travessia do tratamento, considerando sua importância e participação ativa no processo. O profissional de saúde pode demonstrar esse engajamento de diferentes formas, verbais e não verbais, com uma postura de interesse e de curiosidade pelo outro, sua história e sua condição.
Autoavaliação	O profissional deve abrir-se ao processo de refletir constantemente sobre sua prática, recebendo *feedback* ou	O bom profissional de saúde nunca está pronto, mas está sempre a fazer-se, a modificar-se. Embora essa afirmação possa parecer um clichê,

participando de supervisões ou discussões clínicas. Deve estar aberto a mudar, rever-se, aprimorar-se.

é importante sempre rever as posturas profissionais e os procedimentos executados, a fim de que os mesmos não se automatizem, dificultando uma visão crítica acerca de sua atuação e mesmo de especificidades que podem compor o processo de atendimento a um determinado caso. O profissional de saúde deve ter a capacidade não apenas de ser avaliado como avaliar-se criticamente e com vistas a seu crescimento pessoal e profissional, aprimorando técnicas e formas de ser. Deve estudar continuamente.

Postura científica

O profissional só deve aplicar técnicas com as quais esteja familiarizado e pelas quais possa se responsabilizar. Essas técnicas devem ser fruto de sólidas pesquisas científicas, com arcabouço teórico definido e amplamente aceito pela comunidade científica.

O profissional de saúde deve estudar sempre e estar atualizado acerca de conceitos e técnicas que emprega em sua prática profissional. Deve possuir postura científica, utilizando os saberes acadêmicos para orientar sua prática e também a pesquisa na área. Não deve compactuar ou empregar técnicas e práticas que não possuam respaldo científico ou a devida comprovação. Junto aos pacientes-clientes-usuários também deve combater as informações falsas e as notícias que trazem conceitos e procedimentos equivocados sobre determinados procedi-

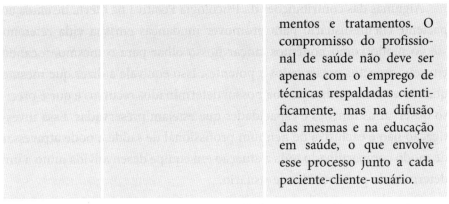

mentos e tratamentos. O compromisso do profissional de saúde não deve ser apenas com o emprego de técnicas respaldadas cientificamente, mas na difusão das mesmas e na educação em saúde, o que envolve esse processo junto a cada paciente-cliente-usuário.

Quadro 10: Principais ferramentas para um cuidado comprometido com a mudança do paciente-cliente-usuário.
Fonte: Elaborado pelo autor.

Potencialização de recursos em saúde

Derivado de uma tradição biomédica e positivista, a assistência em saúde, por diversas vezes, acaba não priorizando o desenvolvimento de recursos advindos do próprio paciente-cliente-usuário e também da equipe profissional. Concebe-se, muitas vezes, o sujeito em sofrimento ou submetido a algum procedimento de saúde como alguém que não possui recursos para serem desenvolvidos, demandando cuidados e uma atenção específica voltada à sua problemática.

O que se concebe a partir desse posicionamento é a não identificação de recursos nas próprias pessoas adoecidas. Mesmo estando adoecida, até mesmo em condições graves, a pessoa pode possuir recursos que podem ser úteis em seu processo de enfrentamento ou em seu processo de melhora ao longo do tempo. Ao profissional de saúde cabe a tarefa de identificar os recursos existentes e tentar potencializar que outros recursos também sejam desenvolvidos ao longo da sua atuação junto daquele paciente.

Essa tarefa de identificar potencialidades e recursos nos pacientes-clientes-usuários é coerente com a abordagem da Psicologia Positiva, já abordada neste livro. Como destacado no Capítulo 7, a Psicologia Positiva debruça-se na necessidade de reconhecer o sujeito enquanto potente e capaz de realizar mudanças em sua própria vida, ainda que esteja enfrentando processos complexos em termos de saúde e doença.

Algumas das contribuições da Psicologia Positiva na oferta de ajuda ao paciente-cliente-usuário para promover mudanças em sua vida referem-se ao modo como podemos lançar nosso olhar para o mesmo, focando em seus aspectos preservados e potentes. Isso equivale a dizer que mesmo quando está adoecida a pessoa possui determinados recursos e que é preciso observar as funções e capacidades que estejam preservadas. Essa investigação não é exclusiva de nenhum profissional de saúde e pode atravessar de modo compartilhado toda a atuação em equipe desenvolvida junto a um determinado paciente-cliente-usuário.

Quando eu me relaciono com uma pessoa que possui recursos e é potente para mudar, estou me relacionando com alguém que não ocupa uma posição passiva e assimétrica em relação a quem promove esse cuidado, mas justamente valorizo quem é essa pessoa a despeito da condição que ela manifesta naquele momento. A Psicologia Positiva pressupõe a necessidade de focar naquilo que dá certo, naquilo que funciona, desenvolvendo estratégias específicas para cada situação enfrentada pelo paciente-cliente-usuário.

Na prática, existem algumas perguntas oportunas que podem ser realizadas no sentido de promover uma intervenção que seja baseada na Psicologia Positiva. Essas perguntas devem ser endereçadas não apenas ao paciente-cliente-usuário em todo o seu itinerário de cuidado, mas também ao profissional de saúde ao longo de sua atuação.

Aqui também é importante considerar que quando tratamos de recursos podemos recuperar uma ampla gama de comportamentos, de ações e de capacidades, sendo importante que o profissional de saúde possa abrir-se à possibilidade de uma leitura também apreciativa sobre o que pode ser ou sobre o que pode se constituir como um recurso no contexto da saúde. Entre as perguntas que podem ajudar nessa investigação, sugerimos como exemplo:

✓ O que podemos considerar como recursos neste caso em específico?
✓ O que a pessoa possui em termos de recursos que está preservado, ainda que esteja adoecida?
✓ Quais os recursos que essa pessoa possui?

✓ Como posso comunicar a essa pessoa sobre seus recursos?
✓ Quais estratégias de cuidado podemos desenvolver para aproveitar esses recursos que ela já possui?
✓ Como podemos olhar para essa pessoa com alguém que possui capacidades?
✓ Como eu posso desenvolver um olhar apreciativo para essa pessoa?
✓ Como este recurso pode ser útil ao longo do tratamento/cuidado?

Essas perguntas são radicalmente importantes porque colocam o paciente-cliente-usuário em um lugar de potência na relação de cuidado. Ao perguntarmos os recursos que a pessoa possui e que podem ser desenvolvidos, operamos um novo modo de olhar para o paciente-cliente-usuário, um olhar mais potente e que pressupõe um posicionamento mais ativo diante do processo de saúde e de doença.

Em muitos serviços de saúde os pacientes-clientes-usuários são identificados a partir de suas patologias ou a partir dos seus diagnósticos. Assim, trata-se do paciente que é "portador de uma determinada condição", o paciente "com transtorno alimentar", "a anoréxica", "a bulímica", "a louca", "a esquizofrênica", "a diabética". Nesse modo de se referir ao paciente-cliente-usuário toma-se a parte pelo todo, ou seja, o mesmo é tomado identitariamente pela condição de doença que ele possui naquele contexto. A pessoa passa a ser um sinônimo de sua doença ou de sua condição, despersonalizando-se.

Nessa nova perspectiva de atenção em saúde o paciente-cliente-usuário, ainda que possua condições crônicas ou de complexo manejo, não pode ser tomado identitariamente por aquele diagnóstico. Aquele diagnóstico é uma das condições com as quais as pessoas precisam lidar ao longo de sua vida, assim como ser estudante ou ser casada ou possuir filhos ou morar em determinada localidade. Essas características devem ser tomadas como características específicas de cada sujeito, e não como marcadores identitários que podem ser supervalorizados em contextos de assistência à saúde.

A Psicologia Positiva é uma abordagem que recupera a necessidade de olhar para os recursos trazidos por cada paciente-cliente-usuário. Olhar para essa dimensão não se trata de uma tarefa fácil, haja vista que a maioria das tradições em saúde pressupõem a necessidade de se olhar para a condição de doença e não para a condição de saúde do cliente ou do paciente.

Ainda alinhado aos pressupostos da Psicologia Positiva, deve-se investir não apenas na prevenção de determinadas patologias ou condições de adoecimento, mas sim na promoção de saúde e na potencialização de aspectos adaptativos e considerados saudáveis na história do indivíduo. Na Psicologia Positiva encontramos dois tipos de potencialização desses aspectos. Segundo Fredrickson (2009), a **potencialização primária** refere-se ao ato de potencializar aquilo que já é bom e positivo para o sujeito, que já existe e que já funciona de modo satisfatório. A **potencialização secundária** envolve a necessidade de potencializar o que é melhor ainda, buscando experiências elevadas de prazer.

Na prática, isso equivale a buscar na história do sujeito aquilo que já dá certo e aquilo que já é um recurso em sua vida. Quando potencializamos aquilo que já é bom na vida do sujeito, operamos uma radicalidade no modo com esse sujeito é visto e é concebido dentro de um sistema de saúde. A potencialização é um exercício importante na abordagem da Psicologia Positiva justamente por colocar o indivíduo em um outro parâmetro de comparação, não mais como alguém frágil e que demanda cuidados o tempo todo, mas como alguém que, a despeito dos cuidados que demanda, possui recursos preservados e que também podem ser desenvolvidos. Não estamos nos referindo ao fato de que muitas pessoas não precisam de determinados cuidados, mas que a necessidade de cuidado não se sobreponha àquilo que o sujeito é e àquilo que o sujeito possui.

Assim, potencializar os recursos em saúde é como inverter a lógica do cuidado. Eu não mais olho para o indivíduo como aquele que não possui determinado aspecto ou determinada condição, mas como alguém que, momentânea ou definitivamente, possui uma condição que deve ser tratada, mas que possui também aspectos preservados em sua vida, ainda que esses elementos possam ser menores em termos quantitativos quando comparados aos aspectos que precisam ser desenvolvidos, tratados ou curados.

Recomendações finais para a oferta de ajuda ao paciente-cliente em contextos de saúde

Ao final deste capítulo é importante sumarizar as recomendações para oferta de ajuda ao paciente-cliente-usuário em contextos de saúde. Uma primeira recomendação refere-se à necessidade de que o profissional compreenda o limite de sua atuação e que também respeite as decisões em saúde que podem ser tomadas pelas pessoas em tratamento e pelos familiares ou cuidadores. Isso equivale a dimensionar que toda atuação em saúde possui limites e potencialidades. Os limites normalmente referem-se ao escopo da atuação de cada categoria profissional em termos de suas responsabilidades e de suas funções ao longo do processo de saúde e doença. Essa atuação precisa ser respeitada ao longo do tempo, a fim de que os saberes profissionais possam ser empregados de maneira a maximizar os resultados em um tratamento, por exemplo.

Há atuações específicas em cada área do conhecimento, mas o que defendemos neste capítulo é que há competências e capacidades que dialogam com os diferentes saberes e que atravessam a constituição de possibilidades específicas em cada área do saber. Assim, **a escuta não é exclusiva do profissional de Psicologia, a fala não é específica do médico e o cuidado não é exclusivo do profissional de Enfermagem**, apenas para citar alguns exemplos. Cuidar do outro desenvolvendo capacidades de escuta e acolhimento deve ser uma atuação compartilhada entre diferentes categorias profissionais, de modo que promover uma atenção em saúde humanizada não pode ser uma tarefa endereçada apenas a um saber ou prática profissional.

Ainda dentro dessa recomendação é importante valorizar os espaços decisórios em saúde e como cada pessoa, paciente ou familiar toma as decisões em saúde. Não é tarefa do profissional de saúde questionar essas decisões, mas esclarecer a todos os usuários do seu saber e do seu fazer acerca das possíveis consequências de todas as decisões que são tomadas. Concordar com as mesmas não faz parte do rol de habilidades que devem ser desenvolvidas por esses profissionais.

Considera-se que, muitas vezes, o modo como essas decisões são tomadas acaba impactando a equipe. O mais importante é que haja uma comunicação clara entre profissionais de saúde, pacientes-clientes-usuários e familiares, a fim de que as dúvidas possam ser encaminhadas e sanadas tendo como referência os saberes profissionais de cada categoria envolvida nessa comunicação e uma postura de constante abertura ao diálogo e ao acolhimento.

Uma segunda recomendação importante é não desvalorizar a ajuda oferecida e nenhum tipo de ajuda que pode ser ofertado em dado momento. Muitos profissionais de saúde acabam pressupondo que a única ajuda a ser oferecida é aquela mensurada e que responde estritamente à atuação proposta em sua categoria. O rol de possibilidades de ajuda a uma pessoa em processo de saúde e doença é bastante amplo. Quando destacamos neste capítulo que muitas capacidades são compartilhadas entre os diferentes profissionais e devem atravessar o cuidado de modo geral, estamos querendo dizer que não existe uma ajuda mais ou menos necessária, nem mais ou menos importante para cada sujeito. Há as ajudas necessárias a cada processo enfrentado pelo paciente-cliente-usuário, mas algumas ajudas atravessam todo e qualquer processo de cuidado como, por exemplo, a oferta de uma escuta autêntica para cada paciente-cliente-usuário.

Muitos profissionais consideram que essa oferta é menos importante em relação aos diversos protocolos que eles podem realizar com cada paciente-cliente-usuário e essa atividade de escuta é menos importante em relação aos diversos procedimentos dominados e executados por cada categoria profissional. Assim, pressupõe-se que haveria uma hierarquia do cuidado e que determinadas ações seriam mais importantes que outras ao longo do processo de cuidar.

Compreendemos que haja ações mais necessárias a cada caso, ou mais urgentes em cada situação, o que não invalida a importância que atribuímos ao processo de comunicação em saúde, à oferta de uma escuta acerca do que cada paciente-cliente-usuário necessita no momento do cuidado. Quando trabalhamos esses conteúdos em sala de aula, frequentemente emergem comentários que destacam se a escuta seria algo corriqueiro e que não seria específico de uma dada formação profissional, o que opera no sentido de desvalorizar os profissionais que empregam tal estratégia na atenção em saúde. Precisamos valorizar a oferta desse componente, compreendendo que muitas são as necessidades dos pacientes-clientes-usuários em processo de saúde-doença, sendo que uma delas pode ser justamente a necessidade de ser ouvido, acolhido e considerado no processo de tratamento, o que pode ser realizado por meio dessa escuta.

Outra consideração importante é que não é a ajuda que promove mudanças, mas sim o modo como essa ajuda pode contribuir para que o paciente-cliente-usuário realize as mudanças necessárias. Muitos profissionais de saúde acabam identificando quem são os verdadeiros portadores das mudanças que devem ser executadas pelos pacientes. O profissional de saúde é um mediador do processo e um facilitador para que esses processos de mudança possam ser levados a cabo, o que envolve compreender que ele se trata de um coparticipante, mas que não pode assumir sozinho o processo de mudança que deve ser protagonizado pelo paciente na linha de cuidado.

É o paciente que deve mudar ao longo do processo de assistência. O profissional de saúde irá contribuir para essa mudança por meio de estratégias e o desenvolvimento de capacidades, como destacamos neste presente capítulo. Embora tenhamos destacado a necessidade de aproximação e de vinculação entre profissionais de saúde e pacientes-clientes-usuários, deve-se considerar que muitos acabam vivenciando essa experiência de maneira a não distinguir os papéis atribuídos a cada uma das partes, ou seja, de que os profissionais poderiam ser responsabilizados pelos processos de mudanças dos pacientes. Embora esse envolvimento seja extremamente positivo no percurso terapêutico, deve-se assinalar que o profissional precisa ter domínio de seu campo de saber e do que cabe à sua atuação, a fim de que este possa orientar cada paciente em relação ao que ele pode desenvolver, criar e protagonizar ao longo do itinerário terapêutico.

Para finalizar as recomendações na oferta de ajuda ao paciente-cliente-usuário, destaca-se a necessidade de respeitar o outro, permitindo que este também não queira receber ajuda. Trata-se da importância de se oferecer o cuidado profissional adequado a todo o tempo, independentemente das escolhas dos pacientes ou dos desdobramentos do tratamento. Em algumas situações bastante complexas, deve-se reconhecer o poder decisório do paciente ou de seus familiares e cuidadores acerca dos rumos do tratamento. Embora as decisões tomadas possam ser distintas daquelas que seriam recomendadas pelos profissionais de saúde ou que seriam tomadas por eles caso fossem pacientes e ocupassem a mesma posição, deve-se respeitar o posicionamento de cada pessoa envolvida no processo de saúde.

Muitos pacientes-clientes-usuários não querem receber determinados tipos de ajuda. Isso não equivale a não tratar e a não cuidar do paciente, mas respeitar as decisões de cada sujeito na medida em que não desrespeitem a manutenção da vida e os protocolos específicos da atuação de cada um dos profissionais envolvidos. Isso equivale a dizer que cada categoria tem um protocolo acerca do que é cuidado e do que pode ser oferecido ao outro, além do que deve ser oferecido ao outro necessariamente por uma questão ética. O cuidado em saúde não pode ferir esses protocolos, mas sempre que o poder de decisão esteja nas mãos dos pacientes ou de seus familiares é importante que isso seja respeitado e também ouvido.

O que ocorre, muitas vezes, é que as decisões podem ser diferentes daquelas que a equipe pressupõe como sendo as mais adequadas. Quando isso acontece, os profissionais precisam ser maduros o suficiente para suportarem as decisões que, porventura, sejam distintas daquelas recomendadas pelos parâmetros técnicos. Um exemplo disso refere-se ao modo como as religiosidades e as espiritualidades podem ser empregadas no cuidado em saúde. Embora a Organização Mundial da Saúde recomende que esses aspectos atravessem o cuidado, nem sempre os pacientes-clientes-usuários querem que essas dimensões sejam trazidas à baila durante o tratamento. Assim, por mais que a incorporação da dimensão religiosa e espiritual possa ser favorável ao paciente em tratamento, como reportado na literatura científica, deve-se respeitar a decisão de cada um em ter ou não sua religiosidade e espiritualidade acolhida no tratamento de saúde.

A decisão de um paciente que não queira ter sua religiosidade incorporada ao tratamento, nesse caso, pode se dar de modo oposto ao que é recomendado pela Organização Mundial de Saúde, mas deve ser respeitada e valorizada com o posicionamento do sujeito diante de uma determinada situação. Apoiar e respeitar a decisão é promover uma escuta autêntica e, ao mesmo tempo, humanizada, valorizando o poder de decisão de cada sujeito, ainda que ele esteja submetido a um cuidado especializado. A partir das diversas questões apresentadas ao longo deste capítulo, apresentamos, a seguir, uma reflexão que pode contribuir para seu processo de formação e para a apropriação dos conteúdos aqui compartilhados.

Reflexão sobre o CAPÍTULO 10

1) Entre todos os recursos que apresentamos neste capítulo, qual você considera mais importante para o cuidado em saúde? Justifique sua resposta.

Para refletir melhor:

Este exercício se baseia no modo como esse recurso pode ser empregado na atuação do profissional de saúde específico que você está tomando por base. Assim, ao responder, você pode se basear em uma categoria específica, por exemplo, dos profissionais de Enfermagem, e não de profissionais de saúde de modo generalista. Sabemos que alguns recursos podem se aproximar de alguns cursos específicos, mas também consideramos neste capítulo que alguns recursos podem e devem atravessar toda e qualquer atuação. Reflita sobre isso em sua resposta.

Conclusão

Ah, viver é tão desconfortável. Tudo aperta:
o corpo exige, o espírito não para, viver
parece ter sono e não poder dormir – viver
é incômodo. Não se pode andar nu nem de
corpo nem de espírito.
(Clarice Lispector. *Água viva.*)

Ao final deste livro é importante que reforcemos os motivos pelos quais o mesmo foi construído. Em todos esses capítulos buscamos produzir uma Psicologia da Saúde que possa ser fundamentalmente útil aos profissionais de saúde, sobretudo aos de Enfermagem. Assim, nossa linguagem não foi empregada para atender a estudantes ou profissionais de Psicologia prioritariamente, mas fundamentalmente àqueles que precisam se apropriar dos conhecimentos produzidos *na* e *pela* ciência psicológica em favor de uma prática que se situa em diferentes campos de pertencimento e de ação. Nosso objetivo é destacar que esses conteúdos podem ser não apenas acessíveis aos não psicólogos, como também receber novos olhares advindos de outras formações, de outras inteligibilidades e de outras necessidades dentro de um campo de referência prático. Esperamos que esses saberes aqui partilhados possam encontrar uma ressonância em seus diversos interlocutores, aos quais agradecemos pela possibilidade de leitura, de compreensão e de endereçamentos vários.

Nosso compromisso é com a construção de uma Psicologia da Saúde viva e que possa não apenas se adaptar às necessidades que nossos contextos sempre nos apresentam, mas produzir ela mesma novos convites, novas inteligibilidades. Também é mister que possamos ultrapassar a dimensão formativa baseada em manuais – que sempre trazem inteligibilidades sobre como fazer, como atender, como se portar e como ser. Em um cenário que prioriza a escuta e o contato, não podemos partir de roteiros prontos e que, muitas vezes, existam justamente para reduzir nossa ansiedade diante do desconhecido e mesmo de um campo que ainda não dominamos. Esses conhecimentos prontos e que se enquadram dentro das necessidades de quem busca esses manuais não foram alvo da presente produção. Pelo contrário.

Em um cenário de complexidade que envolve o humano não podemos tomar o cuidado como algo que possa ser promovido apartado da discussão dessa complexidade. E lidar com a complexidade envolve a recusa pela automatização, pelo linear e pelas explicações que simplificam as experiências, reduzindo-as e desumanizando-as. Quando aceitamos e lidamos com a complexidade em nosso fazer, podemos aceitar que nem sempre teremos todas as respostas – e nem mesmo todas as perguntas –, mas que estaremos comprometidos com a construção perene de algo a ser cuidado, ouvido, sentido, produzido, atento ao tempo e ao próprio cuidado. Desejamos que a leitura desta obra possa ter sido incômoda e provocativa em muitos momentos. Desejamos que as reflexões contidas a cada final de capítulo também possam ter ficado sem respostas em algum momento.

A Psicologia da Saúde deve reforçar constantemente o compromisso com a investigação do humano em cenários que, de alguma forma, conversem com os processos de saúde e de doença. Como processos bastante amplos e que podem mudar a todo momento, haja vista as instabilidades do viver e mesmo as condições globais de vida que, de uma hora para outra, nos obrigam a conduzir nossas incertezas a partir de novas balizas, desejo a todas as leitoras e todos os leitores, profissionais de saúde ou futuros profissionais, uma abertura a essa instabilidade, a esse não saber, a essa tensão que não pode ser resolvida apenas com uma rápida consulta a um manual. Compreender a incerteza é algo bastante próximo da compreensão da delicadeza. Quando permitimos que a incerteza nos habite e suspenda nossas formas padronizadas de agir e responder, podemos nos tornar mais delicados no contato com o outro, reconhecendo as suas e as nossas fragilidades, os seus e os nossos recursos, as suas e as nossas potências.

Referências

ACUÑA, D. A. R. Prefácio. In: BAPTISTA, M. N.; TEODORO, M. L. M. (Orgs.). **Psicologia de família**: Teoria, avaliação e intervenção. Porto Alegre: Artmed, 2012. p. ix-x.

ALLPORT, G. W. **Personalidade, padrões e desenvolvimento**. São Paulo: Herder / Editora da Universidade de São Paulo, 1966.

ALMEIDA, C. R.; GIACOMONI, C. H. Covitalidade – compreendendo a saúde mental positiva de adolescentes. In: GIACOMONI, C. H.; SCORSOLINI-COMIN, F. (Orgs.). **Temas especiais em Psicologia Positiva**. Petrópolis: Vozes, 2020. p. 42-57.

ALMEIDA, N. O.; DEMARZO, M.; NEUFELD, C. B. Mindfulness-Based Cognitive Therapy in individual care for depression. **SMAD – Revista Eletrônica Saúde Mental Álcool e Drogas**, Ribeirão Preto, v. 16, n. 3, p. 55-63, 2020.

ALMEIDA, R. A.; MALAGRIS, L. E. N. A prática da psicologia da saúde. **Revista da Sociedade Brasileira de Psicologia Hospitalar**, Rio de Janeiro, v. 14, n. 2, p. 183-2020, 2011.

ALVES, R. **Ostra feliz não faz pérola**. São Paulo: Planeta, 2008.

ALVES-SILVA, J. D.; SCORSOLINI-COMIN, F. As famílias podem (se) adoecer: revisão integrativa da literatura científica. **Vínculo**, São Paulo, v. 16, n. 2, p. 23-43, 2019.

ANANDARAJAH, G.; HIGHT, E. Spirituality and medical practice: using the HOPE questions as a practical tool for spiritual assessment. **American Family Physician**, v. 63, n. 1, p. 81-89, 2001.

ANDOLFI, M. **Por trás da máscara familiar**: um novo enfoque em terapia familiar. Trad. M. C. Goulart. Porto Alegre: Artes Médicas, 1984.

ARAUJO, N. G.; CERQUEIRA-SANTOS, E. Características e impacto dos programas de prevenção da depressão pós-parto em Terapia Cognitivo-Comportamental: revisão sistemática. **Revista Brasileira de Terapias Cognitivas**, Rio de Janeiro, v. 16, n. 1, p. 10-18, 2020.

ARIÈS, P. A **História da morte no Ocidente**. Rio de Janeiro: Francisco Alves, 1977.

AUGRAS, M. **A segunda-feira é das almas**. Rio de Janeiro: Pallas e Editora da PUC-Rio, 2012.

BAIRRÃO, J. F. M. H.; GODOY, D. B. O. A. Apresentação. In: GODOY, D. B. O. A.; BAIRRÃO, J. F. M. H. (Orgs.). **Etnopsicologia brasileira**: mosaico e aplicações. Ribeirão Preto: FFCLRP/USP, 2018. p. 11-19.

BAPTISTA, M. N.; CARDOSO, H. F.; GOMES, J. O. Intergeracionalidade familiar. In: BAPTISTA, M. N.; TEODORO, M. L. M. (Orgs.). **Psicologia de família**: teoria, avaliação e intervenção. Porto Alegre: Artmed, 2012. p. 16-26.

BASTIDE, R. Préface. In: DEVEREUX, G. **Essais d'ethnopsychiatric générale**. Paris: Gallimard, 1970. p. 1-18.

BATISTA, B. M.; GUIMARÃES, F. A. S.; PLACERES, G. Aspectos da intolerância religiosa no Brasil: dominância política, social e institucional frente a umbanda e o candomblé. **Revista Labirinto**, v. 26, p. 122-141, 2017.

BECK, A. T.; ALFORD, B. A. **Depressão**: causas e tratamento. 2ª ed. Porto Alegre: Artmed, 2011.

BECK, J. **Terapia Cognitivo-Comportamental**: teoria e prática. 2ª ed. Porto Alegre: Artmed, 2014.

BENEVIDES, R.; PASSOS, E. Humanização na saúde: um novo modismo? **Interface**, Botucatu, v. 9, n. 17, p. 389-394, 2005.

BENGHOZI, P. **Malhagem, filiação e afiliação** – Psicanálise dos vínculos: Casal, família, grupo, instituição e campo social. Trad. E. D. Galery. São Paulo: Vetor, 2010.

BOCHEREAU, M. A. **Introdução à Psicologia para enfermeiras**. Trad. M. H. C. Lisboa: Editorial Estampa, 1978.

BOORSE, C. Health as a theoretical concept. **Philosophy of Science**, v. 44, p. 542-573, 1977.

BORGES, L. M.; SOARES, M. R. Z. A formação do psicólogo da saúde. In: SEIDL, E. M. F.; MIYAZAKI, M. C. O. S.; RAMOS-CERQUEIRA, A. T. A.; DOMINGOS, N. A. (Orgs.). **Psicologia da saúde**: teorias, conceitos e práticas. Curitiba: Juruá, 2018. p. 21-51.

BORGES, M. S.; SILVA, H. C. P. Cuidar ou tratar? Busca do campo de competência e identidade profissional da enfermagem. **Revista Brasileira de Enfermagem**, v. 63, n. 5, p. 823-829, 2010.

BOWLBY, J. Grief and mourning in infancy and early childhood. **Psychoanal Study Child**, v. 15, p. 9-52, 1960.

BRASIL. **Diretrizes Curriculares Nacionais do Curso de Graduação em Enfermagem**. Câmara de Educação Superior do Conselho Nacional de Educação. Resolução CNE/CES n. 3, de 7 de novembro de 2001. Brasília, 2001.

BRASIL. **Política Nacional de Humanização**: documento base para gestores e trabalhadores do SUS. 2ª ed. Brasília: Ministério da Saúde, 2004.

BRAZ, M. S.; FRANCO, M. H. P. Profissionais paliativistas e suas contribuições na prevenção de luto complicado. **Psicologia: Ciência e Profissão**, Brasília, v. 37, n. 1, p. 90-105, 2017.

BRONFENBRENNER, U. **A ecologia do desenvolvimento humano**: experimentos naturais e planejados. Porto Alegre: Artmed, 2002.

BRONFENBRENNER, U. **Bioecologia do desenvolvimento humano**: tornando os seres humanos mais humanos. Porto Alegre: Artmed, 2011.

BRONFENBRENNER, U.; MORRIS, P. The ecology of developmental processes. In: LERNER, R. M.; DAMON, W. (Eds.). **Handbook of child Psychology**. New York: John Wiley & Sons, 1998. p. 993-1027.

CALSAVARA, V. J.; SCORSOLINI-COMIN, F.; CORSI, C. A. C. A comunicação de más notícias em saúde: aproximações com a abordagem centrada na pessoa. **Revista da Abordagem Gestáltica**, v. 25, n. 1, p. 92-102, 2019.

CAMARGO, A. F. G.; SCORSOLINI-COMIN, F.; SANTOS, M. A. A feitura do santo: percursos desenvolvimentais de médiuns em iniciação no candomblé. **Psicologia e Sociedade**, v. 30, p. 1-13, 2018.

CAMARGOS, S. P. S.; LOPES, R. F. F.; BERNARDINO, L. G. Terapia Cognitivo-Comportamental Multicomponente para adolescentes com transtorno alimentar: um estudo de caso. **Revista Brasileira de Terapias Cognitivas**, Rio de Janeiro, v. 16, n. 2, p. 114-121, 2020.

CAMPOS, D. C. Saudade da família no futuro ou o futuro sem família? In: BAPTISTA, M. N.; TEODORO, M. L. M. (Orgs.). **Psicologia de família:** teoria, avaliação e intervenção. Porto Alegre: Artmed, 2012. p. 74-86.

CAPITÃO, C. G.; ROMARO, R. A. Concepção psicanalítica da família. In: BAPTISTA, M. N.; TEODORO, M. L. N. (Orgs.). **Psicologia de família**: teoria, avaliação e intervenção. Porto Alegre: Artmed, 2012. p. 27-37.

CARNEIRO, A. Teoria de Rogers e suas aplicações no campo da enfermagem. **Revista Gaúcha de Enfermagem**, Porto Alegre, v. 7, n. 2, p. 265-274, 1986.

CARTER, B.; McGOLDRICK, M. **As mudanças no ciclo de vida familiar** – Uma estrutura para a terapia familiar. 2ª ed. Trad. M. A. V. Veronese. Porto Alegre: Artes Médicas, 1995.

CARVALHO, A. M. P.; CAMARGO, G. V. P. A. A psicologia na produção científica nacional de enfermagem. **Revista Latino-Americana de Enfermagem**, Ribeirão Preto, v. 9, n. 2, p. 61-66, 2001.

CARVALHO, A. M. P.; FUKUSHIMA, E. T. Disciplinas de Psicologia em cursos de graduação em enfermagem. **Estudos de Psicologia**, Campinas, v. 18, n. 1, p. 23-33, 2001.

CASATE, J. C.; CORRÊA, A. K. Humanização do atendimento em saúde: conhecimento veiculado na literatura brasileira de enfermagem. **Revista Latino-Americana de Enfermagem**, Ribeirão Preto, v. 13, n. 1, p. 105-111, 2005.

CASEY, J. **A história da família**. Trad. S. Bath. São Paulo: Ática, 1992.

CASTRO, E. K.; REMOR, E. Introdução à Psicologia da Saúde. In: CASTRO, E. K.; REMOR, E. (Org.). **Bases teóricas da Psicologia da Saúde**. Curitiba: Appris, 2018. p. 9-25.

CECÍLIO, M. S.; SCORSOLINI-COMIN, F. Adoção por casais do mesmo sexo na perspectiva de profissionais do Sistema de Justiça. **Estudos de Psicologia**, Natal, v. 23, n. 4, p. 392-403, 2018.

CHAVES, C. E.; CENCI, C. M. B.; GASPODINI, I. B. Casais que moram separados (*Living Apart Together*): novas perspectivas para configurações familiares. **Revista da SPAGESP**, Ribeirão Preto, v. 21, n. 2, p. 55-65, 2020.

CLAPIER-VALLADON, S. **As teorias da personalidade**. São Paulo: Martins Fontes, 1988.

COELHO, M. T. Á. D. Etnopsicanálise: antecedentes e trabalhos atuais no Brasil. In: GODOY, D. B. O. A.; BAIRRÃO, J. F. M. H. (Orgs.). **Etnopsicologia brasileira**: mosaico e aplicações. Ribeirão Preto: FFCLRP/USP, 2018. p. 6-10.

COELHO JÚNIOR, N. E. Da intersubjetividade à intercorporeidade: contribuições da filosofia fenomenológica ao estudo psicológico da alteridade. **Psicologia USP**, São Paulo, v. 14, p. 185-209, 2003.

COLLIÈRE, M. F. **Promover a vida**. 2ª ed. Lisboa: Sindicato dos Enfermeiros Portugueses, 1999.

COMBINATO, D. S.; QUEIROZ, M. S. Morte: uma visão psicossocial. **Estudos de Psicologia**, Natal, v. 11, n. 2, p. 209-216, 2006.

CONSELHO REGIONAL DE PSICOLOGIA DE SÃO PAULO. **Relatório Síntese das Discussões dos Seminários Estaduais Psicologia, Laicidade e as relações com a Religião e a Espiritualidade**, 2015. Disponível em: http://www.crpsp.org.br/diverpsi/arquivos/Recomendacoes_Diverpsi.pdf

CONSELHO REGIONAL DE PSICOLOGIA DE SÃO PAULO. **Glossário**. Grupo de Trabalho "Diversidade Epistemológica Não-hegemônica em Psicologia, Laicidade e Diálogo com Saberes Tradicionais" (DIVERPSI). Núcleo de Métodos e Práticas Psicológicas do Conselho Regional de Psicologia de São Paulo [s/d].

COOPERRIDER, D. L.; WHITNEY, D. **Investigação apreciativa**: uma abordagem positiva para a gestão de mudanças. Trad. N. Freire. Rio de Janeiro: Qualitymark, 2005.

CORRÊA, F. P.; SERRALHA, C. A. A depressão pós-parto e a figura materna: uma análise retrospectiva e contextual. **Acta Colombiana de Psicología**, v. 18, n. 1, p. 113-123, 2015.

CREPALDI, M. A.; SCHMIDT, B.; NOAL, D. S.; BOLZE, S. D. A.; GABARRA, L. M. Terminalidade, morte e luto na pandemia de COVID-19: demandas psicológicas emergentes e implicações práticas. **Estudos de Psicologia**, Campinas, v. 37, e200090, 2020.

CSIKSZENTMIHALYI, M. **Finding flow**. New York: Basic Books, 1997.

CUNHA, V. F.; COIMBRA, S. M. G.; FONTAINE, A. M. G. V.; SCORSOLINI-COMIN, F. Como podemos incluir a religiosidade/espiritualidade no cuidado à saúde? In: SCORSOLINI-COMIN, F. (Org.). **Práticas de cuidado interprofissional em saúde mental**. Ribeirão Preto: Centro de Apoio Editorial da Escola de Enfermagem de Ribeirão Preto da Universidade de São Paulo, 2022. p. 32-47.

CUNHA, V. F.; MARQUES, L. F.; FONTAINE, A. M. G. V.; SCORSOLINI-COMIN, F. A religiosidade/espiritualidade na Psicologia Positiva: uma força de caráter relacionada à transcendência. In: GIACOMONI, C. H.; SCORSOLINI-COMIN, F. (Orgs.). **Temas especiais em Psicologia Positiva**. Petrópolis: Vozes, 2020. p. 202-215.

CUNHA, V. F.; PILLON, S. C.; ZAFAR, S.; WAGSTAFF, C.; SCORSOLINI-COMIN, F. Brazilian nurses' concept of religion, religiosity, and spirituality: a qualitative descriptive study. **Journal of Nursing and Health Sciences**, v. 22, n. 4, p. 1.161-1.168, 2020.

CUNHA, V. F.; ROSSATO, L.; SCORSOLINI-COMIN, F. Religião, religiosidade, espiritualidade, ancestralidade: tensões e potencialidades no campo da saúde. **Relegens Thréskeia: Estudos e Pesquisas em Religião**, v. 10, n. 1, p. 143-170, 2021.

CUNHA, V. F.; SCORSOLINI-COMIN, F. Best professional practices when approaching religiosity/spirituality in psychotherapy in Brazil. **Counselling and Psychotherapy Research**, v. 19, n. 2, capr.12241, 2019 (a).

CUNHA, V. F.; SCORSOLINI-COMIN, F. Religiosity/Spirituality (R/S) in the clinical context: professional experiences of psychotherapists. **Trends in Psychology**, Ribeirão Preto, v. 27, n. 2, p. 293-307, 2019 (b).

CUNHA, V. F.; SCORSOLINI-COMIN, F. Brazilian psychotherapists and the dimension of religiosity/spirituality. **Counselling and Psychotherapy Research**, v. 20, n. 4, p. 1-9, 2020.

CUNHA, V. F.; SCORSOLINI-COMIN, F. A transcendência no cuidar: percepções de enfermeiros. **Psicologia, Saúde & Doenças**, Lisboa, v. 22, n. 1, p. 270-283, 2021.

DALLY; P.; HARRINGTON, H. **Psicologia e psiquiatria na Enfermagem**. Trad. O. M. C. Ferreira e E. Ragusa. São Paulo: EPU, 1978.

DEVEREUX, G. **Essais d'ethnopsychiatric générale**. Paris: Gallimard, 1970.

DEVEREUX, G. **Ethnopsychanalyse complementariste**. Paris: Flammarion, 1972.

DIAS, A. C. G.; TAVARES, I.; CORREA, M. A.; VIEIRA, G. P. Sentido de vida ao longo do desenvolvimento humano. In: GIACOMONI, C. H.; SCORSOLINI-COMIN, F. (Orgs.). **Temas especiais em Psicologia Positiva**. Petrópolis: Vozes, 2020. p. 28-41.

DIAS, E. O. Winnicott: agressividade e teoria do amadurecimento. **Natureza Humana**, São Paulo, v. 2, n. 1, p. 9-48, 2000.

DIENER, E.; SELIGMAN, M. E. P. Very happy people. **Psychological Science**, v. 13, p. 81-84, 2003.

DIMENSTEIN, M. D. B. Psicólogo nas unidades básicas de saúde: desafios para a formação e atuação profissionais. **Estudos de Psicologia**, Natal, v. 3, n. 1, p. 53-81, 1998.

DITTZ, C. P.; STEPHAN, F.; GOMES, D. A. G.; BADARÓ, A. C.; LOURENÇO, L. M. A terapia cognitivo-comportamental em grupo no Transtorno de Ansiedade Social. **Estudos e Pesquisas em Psicologia**, Rio de Janeiro, v. 15, n. 3, p. 1061-1080, 2015.

DUTRA, E. Considerações sobre as significações da psicologia clínica na contemporaneidade. **Estudos de Psicologia**, Natal, v. 9, n. 2, p. 381-387, 2004.

EMMONS, R. A. **Thanks!**: How the new science of gratitude can make you happier. New York: Houghton-Mifflin, 2007.

ENGLISH, D. C. Addressing a patient's refusal of care based on religious beliefs. **American Family Physician**, v. 76, n. 9, p. 1.393-1.394, 2007.

ESQUERDO, F. A.; PEGORARO, R. F. Contribuições da psicologia para a formação do técnico em enfermagem: concepções dos alunos. **Psicologia em Estudo**, Maringá, v. 15, n. 2, p. 255-264, 2010.

FALCETO, O. G. Terapia de família. In: CORDIOLI, A. V. (Org.). **Psicoterapia**: abordagens atuais. Porto Alegre: Artmed, 1998.

FEIST, J.; FEIST, G. J.; ROBERTS, T.-A. **Teorias da personalidade**. 8ª ed. Porto Alegre: Artmed e McGrawHill Education, 2015.

FÉRES-CARNEIRO, T. **Casal e família**: permanência e ruptura. São Paulo: Casa do Psicólogo, 2009.

FERRAZ, D. A. S. Resistir para experimentar parir: corporalidade, subjetividade e feminismo entre mulheres que buscam o parto humanizado no Brasil. **Interface**, Botucatu, v. 20, n. 59, p. 1087-1091, 2016.

FLECK, M. P. A.; BORGES, Z. N.; BOGONESI, G.; ROCHA, N. S. Desenvolvimento do WHOQOL, módulo espiritualidade, religiosidade e crenças pessoais. **Revista de Saúde Pública**, São Paulo, v. 34, n. 4, p. 446-455, 2003.

FOUCAULT, M. **Microfísica do poder**. Rio de Janeiro: Edições Graal, 1979.

FRANCO, M. H. P.; MAZORRA, L. Criança e luto: vivências fantasmáticas diante da morte do genitor. **Estudos de Psicologia**, Campinas, v. 24, n. 4, p. 503-511, 2007.

FRANKL, V. E. **Em busca de sentido**: um psicólogo no campo de concentração. Petrópolis: Vozes, 2006.

FREDRICKSON, B. L. **Positividade**: Descubra a força das emoções positivas, supere a negatividade e viva plenamente. Trad. P. Libânio. Rio de Janeiro: Rocco, 2009.

FREITAS, A. L. S. Sulear as práticas: uma direção a partir do parentesco intelectual entre Paulo Reglus Neves Freire e Boaventura de Sousa Santos. **Educação Unisinos**, São Leopoldo, v. 23, n. 2, p. 287-300, 2019.

FRIAS, R. R. Psicologia, concepção iorubá de pessoa e religiosidade brasileira: diálogo possível. In: Conselho Regional de Psicologia de São Paulo. **Psicologia, laicidade e as relações com a religião e a espiritualidade**. Volume 2: Na fronteira da Psicologia com os saberes tradicionais: práticas e técnicas. São Paulo: CRP-SP, 2016. p. 175-180.

FROH, J. J.; FAN, J.; EMMONS, R. A.; BONO, G.; HUEBNER, E. S.; WATKINS, P. Measuring gratitude in youth: Assessing the psychometric properties of adult gratitude scales in children and adolescents. **Psychological Assessment**, v. 23, p. 311-324, 2011.

FULGENCIO, L. Metodologia de pesquisa em psicanálise na universidade. In: SERRALHA, C. A.; SCORSOLINI-COMIN, F. (Orgs.). **Psicanálise e universidade**: um encontro na pesquisa. Curitiba: CRV, 2013. p. 25-66.

GIACOMONI, C. H.; SCORSOLINI-COMIN, F. (Orgs.). **Temas especiais em Psicologia Positiva**. Petrópolis: Vozes, 2020.

GLAW, X.; KABLE, A.; HAZELTON, M.; INDER, K. Meaning in life and meaning of life in mental health care: An integrative literature review. **Issues in Mental Health Nursing**, v. 38, n. 3, p. 243-252, 2017.

GOLDBOURT, U.; YAARI, S.; MEDALIE, J. H. Factors predictive of long-term coronary heart disease mortality among 10,059 male Israeli civil servants and municipal employees. A 23-year mortality follow-up in the Israeli Ischemic Heart Disease Study. **Cardiology**, v. 82, n. 2-3, p. 100-121, 1993.

GUIZZO, B. S.; MARCELLO, F. A.; MÜLLER, F. A reinvenção do cotidiano em tempos de pandemia. **Educação e Pesquisa**, v. 46, e238077, 2020.

HELMAN, C. **Cultura, saúde & doença**. 5ª ed. Porto Alegre: Artmed, 2009.

HILL, P. C. et al. Conceptualizing religion and spirituality: Points of commonality, points of departure. **Journal for the Theory of Social Behaviour**, v. 30, p. 51-77, 2000.

HUTZ, C. S.; NUNES, C. H. S. S. **Escala Fatorial de Neuroticismo**. São Paulo: Casa do Psicólogo, 2001.

INSTITUTO BRASILEIRO DE GEOGRAFIA E ESTATÍSTICA [IBGE]. **Censo demográfico 2000**. Disponível em: www.ibge.gov.br/home/estatistica/populacao/censo2000 Acesso em: 21 set. 2020.

IVTZAN, I.; LOMAS, T.; HEFFERON, K.; WORTH, P. **Second wave positive psychology:** embracing the dark side of life. New York: Routledge/Taylor & Francis Group, 2016.

JAMES, W. **As variedades da experiência religiosa**: um estudo sobre a natureza humana. São Paulo: Cultrix, 2017.

JUN, W. H.; LEE, G. The mediating role of spirituality on professional values and self-efficacy: a study of senior nursing students. **Journal of Advanced Nursing**, v. 72, n. 12, p. 3060-3067, 2016.

JURICA J.; BARENZ J.; SHIM Y.; GRAHAM K.; STEGER M. F. Ultimate Concerns from Existential and Positive Psychological Perspectives. In: BATTHYANY, A.; RUSSO-NETZER, P. (Eds.). **Meaning in Positive and Existential Psychology**. New York: Springer, 2014. p. 115-128.

JUSTINO, E. T.; KASPER, M.; SANTOS, K. S.; QUAGLIO, R. C.; FORTUNA, C. M. Palliative care in primary health care: scoping review. **Revista Latino-Americana de Enfermagem**, Ribeirão Preto, v. 28, e3324, 2020.

KIND, L. Máquinas e argumentos: das tecnologias de suporte da vida à definição de morte cerebral. **História, Ciências, Saúde – Manguinhos**, Rio de Janeiro, v. 16, n. 1, p. 13-34, 2009.

KLÜBER-ROSS, E. **Sobre a morte e o morrer**. São Paulo: Martins Fontes, 2008.

KOENIG, H. G. Religion, spirituality, and health: the research and clinical implications. **ISRN Psychiatry**, v. 2012.

KOLLER, S. H. (Org.). **Ecologia do desenvolvimento humano**: pesquisa e intervenção no Brasil. São Paulo: Casa do Psicólogo, 2011.

KOLLER, S. H.; MORAIS, N. A.; PALUDO, S. S. (Orgs.). **Inserção ecológica**: um método de estudo em desenvolvimento humano. São Paulo: Casa do Psicólogo, 2016.

KOVÁCS, M. J. **Morte e desenvolvimento humano**. São Paulo: Casa do Psicólogo, 2002.

LAPLANTINE, F. **Antropologia da doença**. São Paulo: Martins Fontes, 1986.

LAPLANTINE, F. **Aprender Etnopsiquiatria**. Trad. R. A. Vasques. São Paulo: Brasiliense, 1994.

LEAL DE BARROS, M.; BAIRRÃO, J. F. M. H. Etnopsicanálise: embasamento crítico sobre teoria e prática terapêutica. **Revista da SPAGESP**, Ribeirão Preto, v. 11, n. 1, p. 45-54, 2010.

LEININGER, M. Culture care theory: a major contribution to advance transcultural nursing knowledge and practices. **Journal of Transcultural Nursing**, v. 13, n. 3, p. 189-192, 2002.

LEME, V. B. R.; DEL PRETTE, Z. A. P.; KOLLER, S. H.; DEL PRETTE, A. Habilidades sociais e o modelo bioecológico do desenvolvimento humano: análise e perspectivas. **Psicologia e Sociedade**, v. 28, p. 181-193, 2016.

LOMAS, T.; WATERS, L.; WILLIAMS, P.; OADES, L. G.; KERN, M. L.; PAIGE, W. Third wave positive psychology: broadening towards complexity. **The Journal of Positive Psychology**, v. 15, n. 5, 2020.

LOMBARDI-RECH, D.; GIACOMONI, C. H. A "segunda onda" da Psicologia Positiva – PP 2.0 e a importância dos afetos negativos. In: GIACOMONI, C. H.; SCORSOLINI-COMIN, F. (Orgs.). **Temas especiais em Psicologia Positiva**. Petrópolis: Vozes, 2020. p. 72-86.

LORDELLO, S. R. M.; COSTA, L. F. Violência sexual intrafamiliar e gravidez na adolescência: uma leitura bioecológica. **Psicologia: Teoria e Pesquisa**, Brasília, v. 36, n. spe, e36nspe17, 2020.

LYUBOMIRSKY, S.; KING, L.; DIENER, E. The benefits of frequent positive affect: does happiness lead to success? **Psychological Bulletin**, v. 131, n. 6, p. 803-855, 2005.

MANZOLLI, M. C. **Formação profissional do enfermeiro**: contribuições da Psicologia. São Paulo: Sarvier, 1985.

MARTINS, E.; SZYMANSKI, H. A abordagem ecológica de Urie Bronfenbrenner em estudos com famílias. **Estudos e Pesquisas em Psicologia**, Rio de Janeiro, v. 4, n. 1, p. 63-77, 2004.

MASLOW, A. H. **Motivation and personality**. New York: Harper & Row.

MASTEN, A. S. Ordinary magic: Resilience processes in development. **American Psychologist**, v. 56, n. 3, p. 227-238, 2001.

MASTEN, A. S. Global perspectives on resilience in children and youth. **Child Development**, v. 85, n. 1, p. 6-20, 2014.

MAUGANS, T. A. The spiritual history. **Archives of Family Medicine**, v. 5, n. 1, p. 11-16, 1996.

McCRAE, R. R. O que é personalidade? In: McCRAE, C.; COLOM, R. (Orgs.). **Introdução à Psicologia das Diferenças Individuais**. Porto Alegre: Artmed, 2006. p. 203-218.

MELO, C. S. B.; MIRANDA, R.; CIRINO, S. D.; CAMPOS, R. H. F. A Psicologia na formação de enfermeiros. **Estudos e Pesquisas em Psicologia**, Rio de Janeiro, v. 14, n. 1, p. 337-354, 2014.

MENDES, L. S.; NAKANO, T. C.; SILVA, I. B.; SAMPAIO, M. H. L. Conceitos de avaliação psicológica: conhecimento de estudantes e profissionais. **Psicologia: Ciência e Profissão**, Brasília, v. 33, n. 2, p. 428-445, 2013.

MICHAEL, J. Using the Myers-Briggs type indicator as a tool for leadership development? Apply with caution. **Journal of Leadership & Organizational Studies**, v. 10, n. 1, p. 68-81, 2003.

MOFFATT, A. **Psicoterapia do oprimido**: ideologia e técnica da psiquiatria popular. São Paulo: Cortez e Moraes, 1984.

MOREIRA, V. Revisitando as fases da abordagem centrada na pessoa. **Estudos de Psicologia**, Campinas, v. 27, n. 4, p. 537-544, 2010.

MOREIRA-ALMEIDA, A.; KOENIG, H. G.; LUCCHETTI, G. Clinical implications of spirituality to mental health: review of evidence and practical guidelines. **Revista Brasileira de Psiquiatria**, v. 36, n. 2, p. 176-182, 2014.

MOREIRA-ALMEIDA, A.; SHARMA, A.; VAN RENSBURG, B. J.; VERHAGEN, P. J.; COOK, C. C. WPA Position Statement on Spirituality and Religion in Psychiatry. **World Psychiatry**, v. 15, n. 1, p. 87-88, 2016.

NASCIMENTO, L. C.; OLIVEIRA, F. C. S.; SANTOS, T. F. M.; PAN, R.; FLORIA-SANTOS, M.; ALVARENGA, W. A.; ROCHA, S. M. M. Atenção às necessidades espirituais na prática clínica de enfermeiros. **Aquichan**, Bogotá, v. 16, p. 179-192, 2016.

NEFF, K. Self-compassion: an alternative conceptualization of a healthy attitude toward oneself. **Self and Identity**, v. 2, p. 85-101, 2003.

NIEMIEC, R. M. Finding the golden mean: The overuse, underuse, and optimal use of character strengths. **Counselling Psychology Quarterly**, 2019. Disponível em: <https://doi.org/10.1080/09515070.2019.1617674>. Acesso em: 04 mai. 2022.

NUNES, C. H. S. S. **Construção das escalas de Realização e Abertura no modelo dos Cinco Grandes Fatores da Personalidade**. Relatório de Pós-doutorado (não publicado). CNPq n.151788/2005-7, 2007.

NUNES, C. H. S. S.; HUTZ, C. S. **Escala Fatorial de Socialização**: Manual técnico. São Paulo: Casa do Psicólogo, 2007 (a).

NUNES, C. H. S. S.; HUTZ, C. S. **Escala Fatorial de Extroversão**: Manual técnico. São Paulo: Casa do Psicólogo, 2007 (b).

NUNES, C. H. S. S.; HUTZ, C. S.; GIACOMONI, C. H. Associação entre bem--estar subjetivo e personalidade no modelo dos cinco grandes fatores. **Avaliação Psicológica**, v. 8, n. 1, p. 99-108, 2009.

NUNES, C. H. S. S.; HUTZ, C. S.; NUNES, M. F. O. **Bateria Fatorial de Personalidade (BFP)**: Manual técnico. São Paulo: Casa do Psicólogo, 2010.

NUNES, M. F. O. **Estudos psicométricos da Escala de Autoeficácia para atividades ocupacionais**. Tese (Doutorado em Psicologia). Universidade São Francisco, Itatiba, 2009, 326 p.

OTERO, U. B.; PEREZ, C. A.; SZKLO, M.; ESTEVES, G. A.; PINHO, M. M.; SZKLO, A. S.; TUCI, S. R. B. Ensaio clínico randomizado: efetividade da abordagem cognitivo-comportamental e uso de adesivos transdérmicos de reposição de nicotina, na cessação de fumar, em adultos residentes no Município do Rio de Janeiro, Brasil. **Cadernos de Saúde Pública**, Rio de Janeiro, v. 22, n. 2, p. 439-449, 2006.

OTTAVIANI, A. C.; SOUZA, E. N.; DRAGO, N. C.; MENDIONDO, M. S. Z.; PAVARINI, S. C. I.; ORLANDI, F. S. Esperanza y espiritualidad de pacientes renales crónicos en hemodiálisis: Un estudio de correlación. **Revista Latino-Americana de Enfermagem**, Ribeirão Preto, v. 22, n. 2, p. 248-54, 2014.

PACHECO, L.; SISTO, F. F. Aprendizagem por interação e traços de personalidade. **Psicologia Escolar e Educacional**, v. 7, n. 1, p. 69-76, 2003.

PAGLIUSO, L.; BAIRRÃO, J. F. M. H. A etnopsicologia e o trabalho institucional em uma unidade de abrigo. **Revista da SPAGESP**, Ribeirão Preto, v. 12, n. 1, p. 43-55, 2011.

PAGLIUSO, L.; BAIRRÃO, J. F. M. H. A etnopsicologia: um breve histórico. In: BAIRRÃO, J. F. M. H.; COELHO, M. T. Á. D. (Orgs.). **Etnopsicologia no Brasil**: teorias, procedimentos e resultados. Salvador: Editora da Universidade Federal da Bahia, 2015.

PAIVA, G. Algumas relações entre psicologia e religião. **Psicologia USP**, São Paulo, v. 1, n. 1, p. 25-33, 1990.

PALMEIRA, H. M.; SCORSOLINI-COMIN, F.; PERES, R. S. Cuidados paliativos no Brasil: revisão integrativa da literatura científica. **Aletheia**, v. 35/36, p. 179-189, 2011.

PARGAMENT, K. I.; KOENIG, H. G.; PEREZ, L. M. The many methods of religious coping: development and initial validation of the RCOPE. **Journal of Clinical Psychology**, v. 56, n. 4, p. 519-546, 2000.

PARKES, C. M. **Luto**: estudos sobre a perda na vida adulta. São Paulo: Summus, 1998.

PASSOS, M. C. Nem tudo que muda, muda tudo: um estudo sobre as funções da família. In: FÉRES-CARNEIRO, T. (Org.). **Família e casal**: efeitos da contemporaneidade. Rio de Janeiro: Editora da PUC-Rio, 2005. p. 11-23.

PAZIN FILHO, A. Morte. **Medicina**, Ribeirão Preto, v. 38, n. 1, p. 20-25, 2005.

PEPLAU, H. E. **Interpersonal relations in Nursing**: a conceptual frame of references for psychodynamic nursing. New York: MacMillan Educacion, 1988.

PERVIN, L. A.; JOHN, O. P. **Personalidade**: Teoria e prática. Porto Alegre: Artmed, 2004.

PIERUCCI, A. F. "Bye, bye, Brasil": o declínio das religiões tradicionais no Censo 2000. **Estudos Avançados**, v. 18, n. 52, p. 17-28, 2004.

PIMENTEL, M. O.; CARVALHO, D. V. Reflexão na abordagem psicanalítica das representações do enfermeiro sobre si e sobre a Enfermagem. **Revista Brasileira de Enfermagem**, Brasília, v. 59, n. 6, p. 780-786, 2006.

PINTO, J. P.; BARBOSA, V. L. Vínculo materno-infantil e participação da mãe durante a realização da punção venosa: a ótica da psicanálise. **Revista Latino-Americana de Enfermagem**, Ribeirão Preto, v. 15, n. 1, p. 1-7, 2007.

POMPEO, D. A.; CARVALHO, A.; OLIVE, A. M.; SOUZA, M. G. G.; GALERA, S. A. F. Strategies for coping with family members of patients with mental disorders. **Revista Latino-Americana de Enfermagem**, Ribeirão Preto, v. 24, e2799, 2016.

PRANDI, R. Conceitos de vida e morte no ritual do axexê: tradição e tendências recentes dos ritos funerários no candomblé. In: MARTINS, C.; LODY, R. **Faraimará** – o caçador traz alegria. Rio de Janeiro: Pallas, 2000. p. 174-184.

PRANDI, R. O Brasil com axé: Candomblé e umbanda no mercado religioso. **Estudos Avançados**, v. 18, n. 52, p. 223-238, 2004.

PRÉCOMA, D. B.; OLIVEIRA, G. M. M.; SIMÃO, A. F.; DUTRA, O. P.; COELHO, O. R.; IZAR, M. C. O.; PÓVOA, R. M. S.; GIULIANO, I. C. B.; FILHO, A. C. A. et al. Atualização da Diretriz de Prevenção Cardiovascular da Sociedade Brasileira de Cardiologia – 2019. **Arquivos Brasileiros de Cardiologia**, São Paulo, v. 113, n. 4, p. 787-891, 2019.

PUCHALSKI, C.; ROMER, A. L. Taking a spiritual history allows clinicians to understand patients more fully. **Journal of Palliative Medicine**, v. 3, n. 1, p. 129-137, 2000.

RANGÉ, B. Programa de treinamento a distância para tratamento do transtorno do pânico e da agorafobia. **Revista de Psiquiatria Clínica**, v. 28, n. 6, p. 331-339, 2001.

RANGÉ, B. (Org.). **Psicoterapias cognitivo-comportamentais**: um diálogo com a psiquiatria. Porto Alegre: Artes Médicas, 2011.

RAPISO, R. **Terapia sistêmica de família**: da instrumentação à construção. 2ª ed. Rio de Janeiro: Noos, 2002.

REBOLLO, I.; HARRIS, J. R. Genes, ambiente e personalidade. In: FLORES-MENDOZA, C. E.; COLOM, R. (Orgs.). **Introdução à Psicologia das diferenças individuais**. Porto Alegre: Artmed, 2006. p. 300-322.

REMOR, E. Adesão ao tratamento médico. In: CASTRO, E. K.; REMOR, E. (Org.). **Bases teóricas da Psicologia da Saúde**. Curitiba: Appris, 2018. p. 199-214.

REYES, A. N.; FERMANN, I. L. Eficácia da terapia cognitivo-comportamental no transtorno de ansiedade generalizada. **Revista Brasileira de Terapias Cognitivas**, Rio de Janeiro, v. 13, n. 1, p. 49-54, 2017.

RIBEIRO, M. O. P.; CACCIA-BAVA, M. C. G. G.; GUANAES-LORENZI, C. Atenção à saúde mental na Estratégia Saúde da Família: recursos não reconhecidos. **Psicologia USP**, São Paulo, v. 24, n. 3, p. 369-390, 2013.

RIBEIRO, R. I.; SALAMI, S.; DIAZ, R. B. C. Por uma psicoterapia inspirada nas sabedorias negro-africana e antroposófica. In: ANGERAMI, V. A. (Org.). **Espiritualidade e prática clínica**. São Paulo: Thomson, 2004. p. 85-110.

ROBERTS, B. W.; MROCZEK, D. Personality trait change in adulthood. **Current Directions in Psychological Science**, v. 17, n. 1, p. 31-35, 2008.

RODRIGUES, I. S.; CUNHA, V. F.; SCORSOLINI-COMIN, F.; RODRIGUES, A. G. Contribuições da terapia cognitivo-comportamental para a compreensão do luto. **Revista Ciências em Saúde**, Itajubá, v. 8, n. 4, p. 19-24, 2018.

RODRIGUES, J. C. **Higiene e ilusão**. Rio de Janeiro: Nau, 1995.

RODRIGUES, M. E. Behaviorismo: mitos, discordâncias, conceitos e preconceito. **Educere et Educare**, Cascavel, v. 1, n. 2, p. 141-16, 2006.

ROGERS, C. R. **Tornar-se pessoa**. 6ª ed. São Paulo: Martins Fontes, 2009.

ROGERS, C. R. **Um jeito de ser**. São Paulo: EPU, 2012.

ROGERS, C. R.; KINGET, G. **Psicoterapia e relações humanas**. Belo Horizonte: Interlivros, 1979 (Obra originalmente publicada em 1965).

ROGERS, C. R.; ROSENBERG, R. L. **A pessoa como centro**. São Paulo: EPU, 1977.

ROSA, E. M.; TUDGE, J. Teoria Bioecológica do Desenvolvimento Humano: Considerações metodológicas. In: DIAS, A. C. G.; ROSA, E. M. (Orgs.). **Metodologias de pesquisa e intervenção com crianças, adolescentes e jovens**. Vitória: Edufes, 2017. p. 17-43.

ROSA, G. F. C.; ROSA, M. H.; BARROS, M. C. V.; HATTORI, W. T.; PAULINO, D. B.; RAIMONDI, G. A. O MBTI na Educação Médica: uma Estratégia Potente para Aprimorar o Trabalho em Equipe. **Revista Brasileira de Educação Médica**, Brasília, v. 43, n. 4, p. 15-25, 2019.

ROSSATO, L.; ULLÁN, A. M.; SCORSOLINI-COMIN, F. Religious and spiritual practices used by children and adolescents to cope with cancer. **Journal of Religion & Health**, v. 60, n. 2, p. 1-17, 2021 (a).

ROSSATO, L.; ULLÁN, A. M.; SCORSOLINI-COMIN, F. Profile of scientific production on religiosity and spirituality in coping with childhood cancer. **Archive for the Psychology of Religion**, p. 008467242110165, 2021 (b).

ROUDINESCO, E. **A família em desordem**. Rio de Janeiro: Jorge Zahar, 2003.

RUDIO, F. V. **Orientação não-diretiva na educação, no aconselhamento e na psicoterapia**. Petrópolis: Vozes, 1986.

RUDNICKI, T. Psicologia da saúde: bases e intervenção em hospital geral. In: RUDNICKI, T.; SANCHEZ, M. M. (Orgs.). **Psicologia da Saúde**: a prática de terapia cognitivo-comportamental em hospital geral. Novo Hamburgo: Sinopsys, 2014. p. 20-46.

RUDNICKI, T.; SANCHEZ, M. M. **Psicologia da Saúde**: a prática de terapia cognitivo-comportamental em hospital geral. Novo Hamburgo: Sinopsys, 2014.

SAFRA, G. Investigação em psicanálise fora do consultório. In: SERRALHA, C. A.; SCORSOLINI-COMIN, F. **Psicanálise e Universidade**: um encontro na pesquisa. Curitiba: CRV, 2013. p. 19-26.

SANCHEZ, M. M. A terapia cognitivo-comportamental na atenção mãe-bebê: uma nova proposta. In: RUDNICKI, T.; SANCHEZ, M. M. (Orgs.). **Psicologia da Saúde**: a prática de terapia cognitivo-comportamental em hospital geral. Novo Hamburgo: Sinopsys, 2014. p. 102-120.

SANCHEZ-ARAGON, R. Bienestar subjetivo: el papel de la rumia, optimismo, resiliencia y capacidad de recibir apoyo. **Ciencias Psicologicas**, Montevideo, v. 14, n. 2, e2222, 2020.

SANTOS, M. A.; LEONIDAS, C.; COSTA, L. R. S. Grupo multifamiliar no contexto dos transtornos alimentares: a experiência compartilhada. **Arquivos Brasileiros de Psicologia**, Rio de Janeiro, v. 68, p. 43-58, 2017.

SANTOS, O. B. **Aconselhamento psicológico e psicoterapia:** Auto-afirmação: um determinante básico. São Paulo: Pioneira, 1982.

SANTOS, S. S. C.; NÓBREGA, M. M. L. Teoria das relações interpessoais em enfermagem de Peplau: análise e evolução. **Revista Brasileira de Enfermagem**, Brasília, v. 49, n. 1, p. 55-64, 1996.

SCLIAR, M. História do conceito de saúde. **Physis**, Rio de Janeiro, v. 17, n. 1, p. 29-41, 2007.

SCORSOLINI-COMIN, F. Aconselhamento psicológico e psicoterapia: aproximações e distanciamentos. **Contextos Clínicos**, São Leopoldo, v. 7, n. 1, p. 2-14, 2014 (a).

SCORSOLINI-COMIN, F. Aconselhamento psicológico com casais: interlocuções entre Psicologia Positiva e Abordagem Centrada na Pessoa. **Contextos Clínicos**, São Leopoldo, v. 7, p. 192-206, 2014 (b).

SCORSOLINI-COMIN, F. Atenção psicológica e umbanda: Experiência de cuidado e acolhimento em saúde mental. **Estudos e Pesquisas em Psicologia**, Rio de Janeiro, v. 14, n. 3, p. 773-794, 2014 (c).

SCORSOLINI-COMIN, F. Plantão psicológico centrado na pessoa: Intervenção etnopsicológica em terreiro de umbanda. **Temas em Psicologia**, Ribeirão Preto, v. 22, n. 4, p. 885-899, 2014 (d).

SCORSOLINI-COMIN, F. Um toco e um divã: reflexões sobre a espiritualidade na clínica etnopsicológica. **Contextos Clínicos**, São Leopoldo, v. 8, p. 114-127, 2015 (a).

SCORSOLINI-COMIN, F. **Aconselhamento psicológico**: aplicações em gestão de carreiras, educação e saúde. São Paulo: Atlas, 2015 (b).

SCORSOLINI-COMIN, F. Aconselhamento psicológico e Psicologia Positiva na saúde pública: escuta como produção de saúde. **Barbarói**, Santa Cruz do Sul, v. 50, n. 2, p. 280-295, 2017.

SCORSOLINI-COMIN, F.; AMORIM, K. S. "Em meu gesto existe o teu gesto": corporeidade na inclusão de crianças deficientes. **Psicologia: Reflexão e Crítica**, Porto Alegre, v. 23, n. 2, p. 261-269, 2010.

SCORSOLINI-COMIN, F.; CAMPOS, M. T. A. Narrativas desenvolvimentais de médiuns da umbanda à luz do modelo bioecológico. **Estudos e Pesquisas em Psicologia**, Rio de Janeiro, v. 17, n. 1, p. 364-385, 2017.

SCORSOLINI-COMIN, F.; FONTAINE, A. M. G. V.; KOLLER, S. H.; SANTOS, M. A. From authentic happiness to well-being: the flourishing of Positive Psychology. **Psicologia: Reflexão e Crítica**, Porto Alegre, v. 26, n. 4, p. 663-670, 2013.

SCORSOLINI-COMIN, F.; GIACOMONI, C. H. Psicologia Positiva: a solidificação do campo, seus movimentos e ondas futuras. In: GIACOMONI, C. H.; SCORSOLINI-COMIN, F. (Orgs.). **Temas Especiais em Psicologia Positiva**. Petrópolis: Vozes, 2020. p. 17-27.

SCORSOLINI-COMIN, F.; POLETTO, M. Psicologia Positiva na prática clínica: princípios, reflexões e questionamentos. In: SEIBEL, B. L.; POLETTO, M.; KOLLER, S. H. (Orgs.). **Psicologia Positiva**: teoria, pesquisa e intervenção. Curitiba: Juruá, 2016. p. 189-201.

SCORSOLINI-COMIN, F.; RIBEIRO, A. C. S.; GAIA, R. S. P. Tradição e socialização nos terreiros de Candomblé de Uberaba-MG: análise bioecológica dos percursos religiosos. **Psicologia e Sociedade**, v. 32, e223042, 2020.

SCORSOLINI-COMIN, F.; ROSSATO, L.; CUNHA, V. F.; CORREIA-ZANINI, M. R. G.; PILLON, S. C. Religiosity/Spirituality as a resource to face COVID-19. **RECOM – Revista de Enfermagem do Centro Oeste Mineiro**, v. 10, p. e3723, 2020.

SCORSOLINI-COMIN, F.; SANTOS, M. A. Psicologia positiva e os instrumentos de avaliação no contexto brasileiro. **Psicologia: Reflexão e Crítica**, Porto Alegre, v. 23, n. 3, p. 440-448, 2010.

SCORSOLINI-COMIN, F.; SANTOS, M. A. Correlations between subjective well-being, dyadic adjustment and marital satisfaction in Brazilian married people. **The Spanish Journal of Psychology**, v. 15, n. 1, p. 166-176, 2012.

SCORSOLINI-COMIN, F.; SANTOS, M. A. Construir, organizar, transformar: considerações teóricas sobre a transmissão psíquica entre gerações. **Psicologia Clínica**, Rio de Janeiro, v. 28, n. 1, p. 141-159, 2016.

SEIBEL, B. L.; DESOUSA, D.; KOLLER, S. H. Adaptação brasileira e estrutura fatorial da Escala 240-item VIA Inventory of Strengths. **Psico-USF**, Itatiba, v. 20, n. 3, p. 371-383, 2015.

SELIGMAN, M. E. P. Positive Psychology: An introduction. **American Psychologist Association**, v. 55, n. 1, p. 5-14, 2000.

SELIGMAN, M. E. P. **Authentic happiness**: Using the new Positive Psychology to realize your potential for lasting fulfillment. Londres: Nicholas Brealey Publishing, 2002.

SELIGMAN, M. E. P. **Felicidade autêntica**: Usando a nova Psicologia Positiva para a realização permanente. Trad. N. Capelo. Rio de Janeiro: Objetiva, 2004.

SELIGMAN, M. E. P. **Florescer**: Uma nova compreensão sobre a natureza da felicidade e do bem-estar. Trad. C. P. Lopes. Rio de Janeiro: Objetiva, 2011.

SELIGMAN, M. E. P.; CSIKSZENTMIHALYI, M. Positive psychology: an introduction. **American Psychologist**, v. 55, n. 1, p. 5-14, 2000.

SHIN, D. W. et al. Is spirituality related to survival in advanced cancer inpatients in Korea? **Palliative & Supportive Care**, v. 16, n. 6, p. 669-676, 2018.

SILVA, D. G.; GIACOMONI, C. H.; SCORSOLINI-COMIN, F. Psicologia Positiva aplicada à Psicologia da Saúde. In: GIACOMONI, C. H.; SCORSOLINI-COMIN, F. (Orgs.). **Temas especiais em Psicologia Positiva**. Petrópolis: Vozes, 2020. p. 89-102.

SILVA, F. D.; CHERNICHARO, I. M.; FERREIRA, M. A. Humanização e desumanização: a dialética expressa no discurso de docentes de enfermagem sobre o cuidado. **Escola Anna Nery**, Rio de Janeiro, v. 15, n. 2, p. 306-313, 2011.

SILVA, G. F.; SANCHES, P. G.; CARVALHO, M. D. B. Refletindo sobre o cuidado de enfermagem em Unidade de Terapia Intensiva. **REME – Revista Mineira de Enfermagem**, v. 11, n. 1, p. 94-98, 2007.

SILVA, I. B.; NAKANO, T. C. Modelo dos cinco grandes fatores da personalidade: análise de pesquisas. **Avaliação Psicológica**, Porto Alegre, v. 10, n. 1, p. 51-62, 2011.

SILVA, L. M. F.; SCORSOLINI-COMIN, F. Na sala de espera do terreiro: uma investigação com adeptos da umbanda com queixas de adoecimento. **Saúde e Sociedade**, São Paulo, v. 29, n. 1, p. e190378, 2020.

SILVA, L. M. F.; SCORSOLINI-COMIN, F. A umbanda e os processos de saúde-doença. **Semina – Ciências Sociais e Humanas**, v. 41, n. 2, p. 143-156, 2020.

SILVA, T. C.; KIRSCHBAUM, D. I. R. Psicanálise como método de pesquisa que se desenha na prática clínica: contribuições para a Enfermagem. **Revista Gaúcha de Enfermagem**, Porto Alegre, v. 29, n. 3, p. 486-490, 2008.

SNYDER, C. R.; LOPEZ, S. J. **Psicologia Positiva**: uma abordagem científica e prática das qualidades humanas. Trad. R. C. Costa. São Paulo: Artmed, 2009.

SOBROSA, G. M. R.; ZAPPE, J. G.; PATIAS, N. D.; FIORIN, P. C.; DIAS, A. C. G. O desenvolvimento da Psicologia da Saúde a partir da construção da saúde pública no Brasil. **Revista de Psicologia da IMED**, Passo Fundo, v. 6, n. 1, p. 4-9, 2014.

SOUZA, L. V.; SANTOS, M. A. Proximidade afetiva no relacionamento profissional-paciente no tratamento dos transtornos alimentares. **Psicologia em Estudo**, Maringá, v. 18, n. 3, p. 395-405, 2013.

SOUZA, L. V.; SCORSOLINI-COMIN, F. Relações profissionais em equipes de saúde: Alternativas construcionistas relacionais. **Saúde e Transformação Social**, Florianópolis, v. 1, n. 3, p. 37-46, 2011.

SPEECE, M. W.; BRENT, S. B. Children's understanding of death: a review of three components of a death concept. **Child Development**, v. 55, n. 5, p. 1.671-1.686, 1984.

SPINK, M. J. P. **Psicologia Social e Saúde**: práticas, saberes e sentidos. Petrópolis: Vozes, 2003.

SPINK, M. J. P. Social psychology and health: assuming complexity. **Quaderns de Psicología**, v. 12, n. 1, p. 7-21, 2010.

SPINK, M. J. P. "Fique em casa": a gestão de riscos em contextos de incerteza. **Psicologia e Sociedade**, Belo Horizonte, v. 32, e020002, 2020.

STANLEY, S.; MARKMAN, H. Helping couples in the shadow of COVID-19. **Family Process**, v. 59, n. 3, p. 937-955, 2020.

STEGER, M.; KASHDAN, T. B.; SULLIVAN, B. A.; LORENTZ, D. Understanding the Search for Meaning in Life: Personality, Cognitive Style, and the Dynamic Between Seeking and Experiencing Meaning. **Journal of Personality**, v. 76, n. 2, p. 199-228, 2008.

STRAUB, R. O. **Psicologia da Saúde**: uma abordagem psicossocial. Trad. R. C. Costa. 3ª ed. Porto Alegre: Artmed, 2014.

TAYLOR, E. J. et al. Spirituality and spiritual care of adolescents and young adults with cancer. **Seminars in Oncology Nursing**, v. 31, n. 3, p. 227-241, 2015.

TORRES, W. C. A bioética e a Psicologia da Saúde: reflexões sobre questões de vida e morte. **Psicologia: Reflexão e Crítica**, Porto Alegre, v. 16, n. 3, p. 475-782, 2003.

TRAVELBEE, J. **Fundamentos teóricos de enfermeira psiquiátrica**. Filadélfia: Organizacion Panamericana de La Salud, 1982.

TRAVERSO-YÉPEZ, M. A interface Psicologia Social e saúde: perspectivas e desafios. **Psicologia em Estudo**, Maringá, v. 6, n. 2, p. 49-56, 2001.

UZIEL, A. P. LGBTQ+ conjugalities: reviewing gender uncertainties. In: MORAIS, N. A.; SCORSOLINI-COMIN, F.; CERQUEIRA-SANTOS, E. (Eds.). **Parenting and couple relationships among LGBTQ+ people in diverse contexts**. Cham, Switzerland: Springer, 2021. p. 7-23.

VALDANHA-ORNELAS, É. D.; SANTOS, M. A. O percurso e seus percalços: itinerário terapêutico nos transtornos alimentares. **Psicologia: Teoria e Pesquisa**, Brasília, v. 32, n. 1, p. 169-179, 2016.

VARGAS, M. A.; RAMOS, F. R. S. A morte cerebral como o presente para a vida: explorando práticas culturais contemporâneas. **Texto & Contexto Enfermagem**, Florianópolis, v. 15, n. 1, p. 137-145, 2006.

VASCONCELLOS, S. J. L.; HUTZ, C. S. Construção e validação de uma escala de abertura à experiência. **Avaliação Psicológica**, Porto Alegre, v. 7, n. 2, p. 135-141, 2008.

VENDRUSCOLO, J. Visão da criança sobre a morte. **Medicina**, Ribeirão Preto, v. 38, n. 1, p. 26-33, 2005.

VIEIRA, P. R.; GARCIA, L. P.; MACIEL, E. L. N. Isolamento social e o aumento da violência doméstica: O que isso nos revela? **Revista Brasileira de Epidemiologia**, v. 23, e200033, 2020.

VOLCAN, S. M. A.; SOUSA, P. L. R.; MARI, J. J.; HORTA, B. L. Relação entre bem-estar espiritual e transtornos psiquiátricos menores: estudo transversal. **Revista de Saúde Pública**, v. 37, n. 4, p. 440-445, 2003.

WAGNER, A.; MOSMANN, C. P. Intervenção na conjugalidade: estratégias de resolução de conflitos conjugais. In: BAPTISTA, M. N.; TEODOO, M. L. M. (Eds.). **Psicologia de Família**. Porto Alegre: Artmed, 2012. p. 240-248.

WAGNER, A.; TRONCO, C.; ARMANI, A. B. Os desafios da família contemporânea: revisitando conceitos. In: WAGNER, A. **Desafios psicossociais da família contemporânea**: pesquisas e reflexões. Porto Alegre: Artmed, 2011. p. 19-35.

WALDOW V. R. **O cuidado na saúde**: as relações entre o eu, o outro e o cosmos. Petrópolis: Vozes, 2004.

WALLACE, C. L.; WLADKOWSKI, S. P.; GIBSON, A.; WHITE, P. Grief during the COVID-19 pandemic: considerations for palliative care providers. **Journal of Pain and Symptom Management**, v. 60, n. 1, p. 70-76, 2020.

WEISS, A.; KING, J. E.; ENNS, R. M. Subjective well-being is heritable and genetically correlated with dominance in chimpanzees (Pan trogolodytes). **Journal of Personality and Social Psychology**, v. 83, p. 1.141-1.149, 2002.

WEISS, A.; LUCIANO, M. The genetics and evolution of covitality. In: WEISS, A. (Ed.). **Genetics of psychological well-being**: The role of heritability and genetics in Positive Psychology. New York: Oxford University Press, 2015. p. 146-160.

WHITE, G. M.; KIRKPATRICK, J. Exploring Ethnopsychologies. In: WHITE, G. M.; KIRKPATRICK, J. (Eds.). **Person, self and experience pacific ethnopsychologies**. Berkeley: University of California Press, 1985. p. 3-32.

WILL, J. F. My God my choice: the mature minor doctrine and adolescent refusal of life-saving or sustaining medical treatment based upon religious beliefs. **Journal of Contemporary Health Law and Policy**, v. 22, n. 2, p. 233-300, 2006.

ZIEGLER, J. **Os vivos e a morte**: uma sociologia da morte no Ocidente e na diáspora africana no Brasil e seus mecanismos culturais. Rio de Janeiro: Zahar, 1977.

Referências complementares

BARROS, R. M. A.; MARTÍN, J. I. G.; PINTO, J. F. V. C. Investigação e prática em Psicologia Positiva. **Psicologia: Ciência e Profissão**, Brasília, v. 30, n. 2, p. 318-327, 2010.

BERGERET, J. **A personalidade normal e patológica**. Porto Alegre: Artmed, 2006.

BORGES, C. A. P.; SCORSOLINI-COMIN, F. A parentalidade diante do adoecimento crônico do(a) filho(a) por adoção: como a Psicologia Positiva pode contribuir para as adoções necessárias. In: GIACOMONI, C. H.; SCORSOLINI-COMIN, F. (Orgs.). **Temas especiais em Psicologia Positiva**. Petrópolis: Vozes, 2020. p. 216-228.

CALVETTI, P. U.; MULLER, M. C.; NUNES, M. L. T. Psicologia da Saúde e Psicologia Positiva: Perspectivas e desafios. **Psicologia: Ciência e Profissão**, Brasília, v. 27, n. 4, p. 706-717, 2007.

CAMURI, D.; DIMENSTEIN, M. Processos de trabalho em saúde: práticas de cuidado em saúde mental na estratégia saúde da família. **Saúde e Sociedade**, São Paulo, v. 19, n. 4, p. 803-813, 2010.

CASPI, A.; ROBERTS, B. W.; SHINER, R. L. Personality development: Stability and change. **Annual Review of Psychology**, v. 56, p. 453-484, 2005.

CUNHA, J. A. **Psicodiagnóstico-V**. Porto Alegre: Artmed, 2002.

DELL'AGLIO, D. D.; KOLLER, S. H.; YUNES, M. A. M. (Orgs.). **Resiliência e psicologia positiva**: interfaces do risco à proteção. São Paulo: Casa do Psicólogo, 2011.

DELLE FAVE, A. **Dimensions of well-being**: research and intervention. Milão: FrancoAngeli, 2006.

DAMÁSIO, A. **O mistério da consciência**. São Paulo: Companhia das Letras, 2000.

DE RAAD, B. Five big, big five issues: rationale, content, structure, status, and crosscultural assessment. **European Psychologist**, v. 3, n. 2, p. 113-124, 1998.

EYSENCK, H. J. **Dimensions of personality**. Londres: Rotledge & Kegan Paul, 1961.

FELDMANN, M. A.; TONIELLO, S.; AZEVEDO, D. O.; SILVA, D. D.; OLIVEIRA, I. D. Aspectos de humanização do serviço de enfermagem no hospital do Servidor Público Estadual de São Paulo. **Revista Brasileira de Enfermagem**, v. 26, n. 6, p. 515-526, 1973.

FIGUEIREDO, L. C. M. **Revisitando as Psicologias**: da epistemologia à ética das práticas e discursos psicológicos. 8ª ed. Petrópolis: Vozes.

FREDRICKSON, B. L. The role of positive emotions in positive psychology. The broaden-and-build theory of positive emotions. **American Psychologist**, v. 56, n. 3, p. 218-226, 2001.

GERGEN, K. J. **Relational being**: beyond self and community. New York: Oxford University Press, 2009.

HUTZ, S. C.; NUNES, C. H.; SILVEIRA, A. D.; SERRA, J.; ANTON, M.; WIECZOREK, L. S. O desenvolvimento de marcadores para avaliação da personalidade no modelo dos cinco grandes fatores. **Psicologia: Reflexão e Crítica**, Porto Alegre, v. 11, n. 2, p. 395-409, 1998.

JOHN, O. P.; SRIVASTAVA, S. The Big-Five trait taxonomy: History, measurement, and theoretical perspectives. In: PERVIN, L. A.; JOHN, O. P. (Eds.). **Handbook of personality**: Theory and Research. 2ª ed. New York: Guilford, 1999. p. 102-138.

LARRAURI, B. G. **Programa para mejorar el sentido del humor**: Porque la vida con buen humor merece la pena! Madri: Ediciones Pirámide, 2006.

LEMOS, P. M.; CAVALCANTE JUNIOR, F. S. Psicologia de orientação positiva: Uma proposta de intervenção no trabalho com grupos em saúde mental. **Ciência & Saúde Coletiva**, v. 14, n. 1, p. 233-242, 2009.

LUTZ, C. Ethnopsychology compared to what? Explaining behavior and consciousness among the Ifaluk. In: WHITE, G. M.; KIRKPATRICK, J. (Ed.). **Person, self and experience**: exploring Pacific ethnopsychologies. Berkeley: University of California Press, 1985. p. 35-79.

LYUBOMIRSKY, S. **A ciência da felicidade**: como atingir a felicidade real e duradoura. Trad. M. Gama. Rio de Janeiro: Elsevier, 2008.

LYUBOMIRSKY, S.; SHELDON, K. M.; SCHKADE, D. Pursuing happiness: The architecture of sustainable change. **Review of General Psychology**, v. 9, p. 111-131, 2005.

MACEDO, J. P.; DIMENSTEIN, M. Psicologia e produção do cuidado no campo do bem-estar social. **Psicologia e Sociedade**, v. 21, n. 3, p. 293-300, 2009.

MARCH, M.; BORGES, L. M.; BONFIM, M. E. S. Humanização da enfermagem. **Revista Brasileira de Enfermagem**, v. 26, n. 6, p. 508-514, 1973.

MARTINS, M. C. F. N. **Humanização das relações assistenciais**: a formação dos profissionais de saúde. São Paulo: Casa do Psicólogo, 2001.

McCRAE, R. R.; COSTA JR., P. T. Personality trait structure as a human universal. **American Psychologist**, v. 52, p. 509-516, 1997.

McCRAE, R. R.; YANG, J.; COSTA, P.; DAI, X.; YAO, S.; CAI, T.; GAO, B. Personality profiles and the prediction of categorical personality disorders. **Journal of Personality**, v. 69, n. 2, p. 155-174, 2001.

MELLO FILHO, J. **Psicossomática**: visão atual. Porto Alegre: Tempo Brasileiro, 2001.

MERHY, E. E. **Saúde**: a cartografia do trabalho vivo. São Paulo: Hucitec, 2002.

MERHY, E. E. et al. A perda da dimensão cuidadora na produção da saúde: uma dimensão do modelo assistencial e da intervenção no seu modo de trabalhar a assistência. In: MERHY, E. E.; ONOCKO, R. (Orgs.). **Agir em saúde**: um desafio para o público. São Paulo: Hucitec, 1997. p. 113-150.

MESURADO, B. Comparación de tres modelos teóricos explicativos del constructo experiencia óptima: o flow. **Interdisciplinaria**, v. 26, n. 1, p. 121-137, 2009.

MEYER, D. E. Como conciliar humanização e tecnologia na formação de enfermeira/os? **Revista Brasileira de Enfermagem**, v. 55, n. 2, p. 189-195, 2002.

MORELLI, A. B.; SCORSOLINI-COMIN, F.; SANTOS, M. A. Elementos para uma intervenção em aconselhamento psicológico com pais enlutados. **Psico**, Porto Alegre, v. 45, n. 4, p. 434-444, 2014.

NORONHA, A. P. P.; FREITAS, F. A.; SARTORI, F. A.; OTTATI, F. Informações contidas nos manuais de testes de personalidade. **Psicologia em Estudo**, Maringá, v. 7, n. 1, p. 143-149, 2002.

PAIM, L. Algumas considerações de enfermagem sobre as necessidades psico-sociais e psico-espirituais dos pacientes. **Revista Brasileira de Enfermagem**, v. 32, n. 2, p. 160-166, 1979.

PALUDO, S. S.; KOLLER, S. H. Psicologia Positiva: uma nova abordagem para antigas questões. **Paideia**, Ribeirão Preto, v. 17, n. 36, p. 9-20, 2007.

PARK, N.; PETERSON, C. Methodological issues in Positive Psychology and the assessment of character strengths. In: ONG, A. D.; VAN DULMEN, M. H. M. (Eds.). **Oxford handbook of methods in Positive Psychology**. New York: Oxford University Press, 2007. p. 292-305.

PÉREZ, C. L. Optimismo y salud positiva como predictores de la adaptación a la vida universitaria. **Acta Colombiana de Psicología**, v. 12, n. 1, p. 95-107, 2009.

PESSOTTI, I. A formação humanística do médico. **Medicina**, Ribeirão Preto, v. 29, p. 440-448, 1996.

PITTA, A. M. F. A equação humana no cuidado à doença: o doente, seu cuidador e as organizações de saúde. **Saúde e Sociedade**, v. 5, n. 2, p. 35-60, 1996.

RIZZOTTO, M. L. F. As políticas de saúde e a humanização da assistência. **Revista Brasileira de Enfermagem**, v. 55, n. 2, p. 196-199, 2002.

ROGERS, C. R. **Psicoterapia e consulta psicológica**. 3ª ed. São Paulo: Martins Fontes, 2005.

RYFF, C. D.; KEYES, C. L. M. The structure of psychological well-being revisited. **Journal of Personality and Social Psychology**, v. 69, n. 4, p. 719-727, 1995.

SCORSOLINI-COMIN, F.; SANTOS, M. A. A medida positiva dos afetos: bem-estar subjetivo em pessoas casadas. **Psicologia: Reflexão e Crítica**, Porto Alegre, v. 25, n. 1, p. 11-20, 2012.

SELIGMAN, M. E. P. **Learned optimism**. Nova York: Knopf, 1991.

SHELDON, K. M.; KING, L. Why positive psychology is necessary. **American Psychologist**, v. 56, p. 216-217, 2001.

SUCUPIRA, A. C. A importância do ensino da relação médico-paciente e das habilidades de comunicação na formação do profissional de saúde. **Interface: Comunicação, Saúde, Educação**, v. 11, n. 23, p. 619-635, 2007.

YUNES, M. A. M. Psicologia Positiva e resiliência: O foco no indivíduo e na família. **Psicologia em Estudo**, Maringá, v. 8, n. spe, p. 75-84, 2003.

Referências recomendadas para a disciplina de Psicologia da Saúde aplicada à Enfermagem

BAPTISTA, M. N.; TEODORO, M. (Orgs.). **Psicologia de família**: teoria, avaliação e intervenção. Porto Alegre: Artmed, 2012.

CASTRO, E. K.; REMOR, E. (Orgs.). **Bases teóricas da Psicologia da Saúde**. Curitiba: Appris, 2018.

DELL'AGLIO, D. D.; KOLLER, S. H.; YUNES, M. A. M. (Orgs.). **Resiliência e psicologia positiva**: interfaces do risco à proteção. São Paulo: Casa do Psicólogo, 2011.

DIAS, A. C. (Org.). **Psicologia e saúde**: pesquisa e reflexões. Santa Maria: Editora da UFSM, 2009.

EIZIRIK, C. L.; BASSOLS, A. M. S. (Orgs.). **O ciclo da vida humana** – Uma perspectiva psicodinâmica. Porto Alegre: Artmed, 2013.

FEIST, J.; FEIST, G. J.; ROBERTS, T.-A. **Teorias da personalidade**. 8ª ed. Porto Alegre: Artmed e McGrawHill Education, 2015.

GIACOMONI, C. H.; SCORSOLINI-COMIN, F. (Orgs.). **Temas especiais em Psicologia Positiva**. Petrópolis: Vozes, 2020.

GRUBITS, S.; GUIMARÃES, L. A. M. **Psicologia da saúde**: especificidades e diálogo interdisciplinar. São Paulo: Vetor, 2007.

HUFFMAN, K.; VERNOY, M.; VERNOY, J. **Psicologia**. São Paulo: Atlas, 2003.

LEITE, A. J. M.; CAPRARA A.; COELHO FILHO, J. M. **Habilidades de comunicação com pacientes e famílias**. São Paulo: Sarvier, 2007.

MILLER, W.R.; ROLLNICK, S.; BUTLER, C. C. **Entrevista motivacional no cuidado da saúde**: ajudando pacientes a mudar o comportamento. Porto Alegre: Artmed, 2009.

RUDNICKI, T.; SANCHEZ, M. M. (Orgs.). **Psicologia da saúde**: a prática de terapia cognitivo-comportamental em hospital geral. Novo Hamburgo: Sinopsys, 2014.

SCORSOLINI-COMIN, F. **Aconselhamento psicológico**: aplicações em gestão de carreiras, educação e saúde. São Paulo: Atlas, 2015.

SCORSOLINI-COMIN, F. **Psicologia da Saúde aplicada à Enfermagem**. Petrópolis: Vozes, 2022.

SEIBEL, B. L.; POLETTO, M.; KOLLER, S. H. (Orgs.). **Psicologia Positiva**: teoria, pesquisa e intervenção. Curitiba: Juruá, 2016.

SEIDL, E. M. F.; MIYAZAKI, M. C. O. S.; RAMOS-CERQUEIRA, A. T. A.; DOMINGOS, N. A. (Orgs.). **Psicologia da saúde**: teorias, conceitos e práticas. Curitiba: Juruá, 2018.

STRAUB, R. O. **Psicologia da saúde**: uma abordagem psicossocial. 3ª ed. Porto Alegre: Artmed, 2014.

ZIMERMAN, D. E.; OSÓRIO, L. C. **Como trabalhamos com grupos**. Porto Alegre: Artes Médicas, 1997.

Leia também!

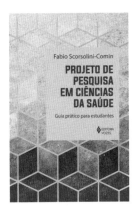
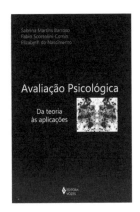
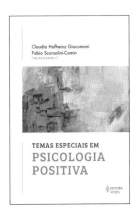

Conecte-se conosco:

facebook.com/editoravozes

@editoravozes

@editora_vozes

youtube.com/editoravozes

+55 24 99267-9864

www.vozes.com.br

Conheça nossas lojas:

www.livrariavozes.com.br

Belo Horizonte – Brasília – Campinas – Cuiabá – Curitiba
Fortaleza – Juiz de Fora – Petrópolis – Recife – São Paulo

  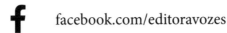 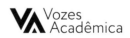

EDITORA VOZES LTDA.
Rua Frei Luís, 100 – Centro – Cep 25689-900 – Petrópolis, RJ
Tel.: (24) 2233-9000 – E-mail: vendas@vozes.com.br